A verdadeira dieta de 2 dias

A verdadeira dieta de

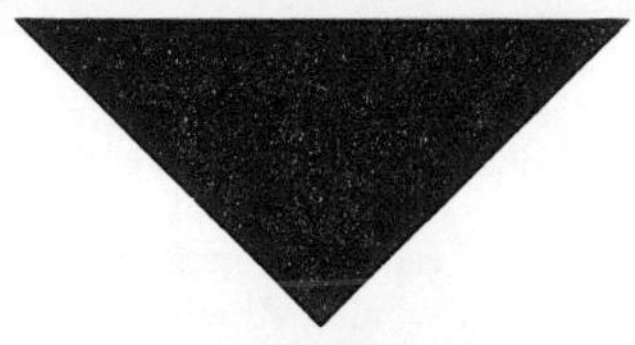

dias

Emagreça fazendo dieta em apenas dois dias na semana

Dra. Michelle Harvie e professor Tony Howell

Tradução
Lourdes Sette

1ª edição

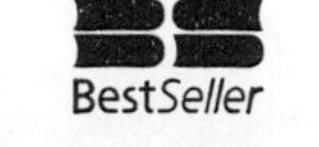

RIO DE JANEIRO | 2013

CIP-BRASIL. CATALOGAÇÃO NA FONTE
SINDICATO NACIONAL DOS EDITORES DE LIVROS, RJ

Harvie, Michelle
H271d A verdadeira dieta de 2 dias. / Michelle Harvie e Tony Howell; tradução: Lourdes Sette. – Rio de Janeiro: Best*Seller*, 2013.

Tradução de: The 2 Day Diet
ISBN 978-85-7684-739-7

1. Dieta de emagrecimento – Receitas. 2. Emagrecimento. I. Howell, Tony. II. Título.

13-2141. CDD: 613.25
CDU: 613.24

Texto revisado segundo o novo Acordo Ortográfico da Língua Portuguesa.

Título original
THE 2 DAY DIET

Publicado mediante acordo com Vermilion, um selo da Ebury Publishing, uma empresa da Random House Group Company.

Organizado por Anne Montague.

Todas as receitas por Kate Santon, exceto as receitas das páginas 171 (acima), 172 (acima), 173, 174, 179, 184, 186, 194, 195, 204-206, 208, 268 por Emily Jonzen

As informações deste livro foram compiladas com o objetivo de fornecer uma orientação geral sobre os assuntos abordados, mas não substituem a avaliação de um médico nem devem ser usadas para fins de aconselhamento sobre medicina, medicamentos, cuidados com a saúde e outros aconselhamentos profissionais. Consulte seu médico antes de mudar, parar ou começar qualquer tratamento. Os autores e editores não assumem qualquer responsabilidade direta ou indireta sobre o uso, ou uso inadequado, das informações contidas neste livro.

Todos os lucros dos autores com a venda deste livro serão doados à Genesis Breast Cancer Prevention (Caridade registrada com o número 1109839) www.genesisuk.org

Adaptação de capa: Gabinete de Artes
Editoração eletrônica: Abreu's System

Direitos exclusivos de publicação em língua portuguesa para o Brasil
adquiridos pela
EDITORA BEST SELLER LTDA.
Rua Argentina, 171, parte, São Cristóvão
Rio de Janeiro, RJ – 20921-380
que se reserva a propriedade literária desta tradução

Impresso no Brasil

ISBN 978-85-7684-739-7

Este livro é dedicado a quatro pessoas especiais que constantemente me inspiram e me apoiam: meus pais, Mary e Terry Harvie; meu companheiro maravilhoso, Mark Garrod; e meu colega e amigo, Tony Howell.

— Dra. Michelle Harvie

Este livro é dedicado à minha mulher, Shelagh, pela paciência e pelo apoio.

— Prof. Tony Howell

sumário

introdução

O fato de estarmos engordando não é surpresa para ninguém. Os índices de obesidade atingiram proporções epidêmicas e, no mundo inteiro, há mais pessoas acima do peso do que com peso saudável. Apesar do grande investimento dos governos em campanhas sobre alimentação saudável e das inúmeras dietas que prometem perda de peso eficaz, o número de pessoas acima do peso não para de aumentar.

Mas, sejamos honestos, perder peso, e até mesmo evitar ganhá-lo, é uma tarefa difícil no mundo de hoje. Somos geneticamente programados para viver em um ambiente onde a disponibilidade de comida é escassa e irregular, no qual teríamos que gastar quantidades imensas de energia caçando-a. Não fomos programados para um mundo em que os alimentos estão disponíveis o tempo inteiro e onde somos constantemente tentados por porções imensas de comida. Com tudo isso trabalhando contra nós, não surpreende que as taxas de obesidade continuem aumentando. Perder peso é uma luta para qualquer um, não importa o quanto estejamos determinados.

Nosso contato diário com pessoas desesperadas para perder peso faz com que entendamos a dificuldade de se fazer dieta e a frustração e dor de cabeça que surgem quando elas perdem peso — e ganham novamente. Sabemos também como o excesso de peso é nocivo à saúde. Nossa pesquisa se concentra, sobretudo, em como o sobrepeso aumenta o risco de câncer e em como a gordura também contribui para doenças cardíacas, diabetes e demência. Como cientistas comprometidos não apenas com nossos pacientes, mas também com a melhoria da saúde das pessoas, decidimos que era hora de desenvolver uma dieta baseada em pesquisas e que ofereça uma forma diferente de perder peso e de não ganhá-lo novamente.

Com tantas dietas variadas por aí, a *dieta de 2 dias* pode realmente fazer diferença? Acreditamos que sim. A *dieta de 2 dias* foi planejada para ajudar você a fazer as escolhas certas, perder peso, mudar os hábitos e melhorar efetivamente sua saúde sem ficar com a sensação de que está se privando de algo.

Nosso trabalho com pessoas que seguem dietas mostrou que essa abordagem singular oferece uma alternativa para qualquer um que luta para seguir uma dieta convencional. Ficamos tão impressionados com os resultados positivos da *dieta de 2 dias* que queremos disponibilizá-la a todos que estejam lutando — ou que tenham lutado — para perder peso. A *dieta de 2 dias* abriu caminho para um futuro mais magro e saudável para muitos seguidores. Esperamos que ela faça o mesmo por você.

1

Por que a dieta de 2 dias funciona?

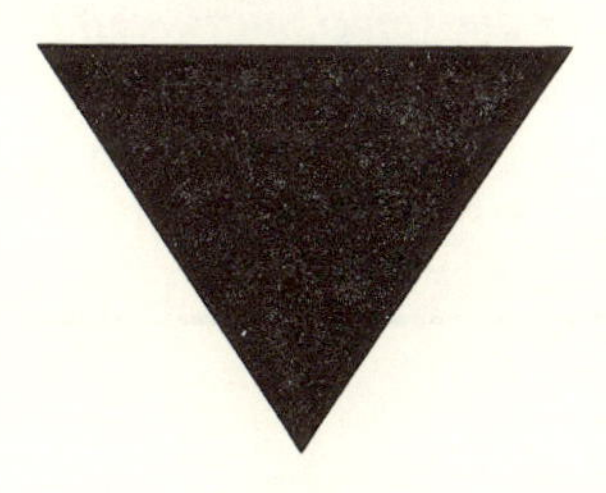

Se você é daqueles que tentou e não conseguiu perder peso, ou se livrou dos quilos a mais apenas para recuperá-los novamente — este livro é para você. A *dieta de 2 dias* tem uma abordagem nova, baseada em pesquisas sobre a perda de peso. E funciona — esteja você lutando com o excesso de peso há anos ou tenha acabado de decidir emagrecer. A *dieta de 2 dias* é simples: você faz dieta por apenas dois dias consecutivos por semana e come normalmente nos outros cinco dias.

> *Eu nunca fiz dieta e consegui manter o peso que perdi antes de tentar a* dieta de 2 dias. *Sempre engordava de novo e, normalmente, mais do que eu perdia. A* dieta de 2 dias *é diferente — é uma mudança de estilo de vida que consigo seguir.* Marie, 33

Estamos acostumados a ouvir os especialistas em dietas dizerem que, se desejamos perder peso, existem regras rígidas que precisamos seguir todos os dias. A abordagem da *dieta de 2 dias* contradiz todas essas teorias. É flexível, fácil de seguir e fará você repensar seu conceito de dieta, além de encontrar uma forma diferente de se livrar dos quilos indesejados.

A ideia de escapar da restrição diária de um regime de sete dias — fazer dieta por apenas dois dias na semana e comer normalmente nos outros cinco dias, e, ainda assim, perder peso — provavelmente é muito boa para ser verdade. Mas nossas pesquisas sobre perda de peso nos últimos 17 anos com pessoas que estavam tentando emagrecer, muitas delas eternas seguidoras de dieta, mostram que essa nova abordagem pode de fato funcionar, até mesmo quando todas as outras opções fracassaram. A *dieta de 2 dias* foi elaborada pela pesquisadora na área de nutrição, Dra. Michelle Harvie, e, além de proporcionar perda de peso saudável e sustentável, a *dieta de 2 dias* é equilibrada do ponto de vista da nutrição e satisfaz todas as necessidades do corpo.

Fazer dieta em dois dias foi muito mais fácil do que eu esperava. Também achei que fiquei muito mais consciente do que comia nos outros cinco dias — eu não queria perder todo o bom trabalho que fiz! Lizzie, 24

Advertência

Você não deve fazer a *dieta de 2 dias* se for criança, adolescente, se estiver grávida, amamentando, sofrendo de depressão ou com algum distúrbio alimentar. Os níveis moderadamente altos de proteínas desta dieta podem causar problemas para qualquer um que tenha doença renal ou risco de adquiri-la. Se você tem diabetes, qualquer outro problema de saúde ou se estiver tomando remédios, busque orientação de um médico antes de embarcar em qualquer dieta e programa de exercícios.

Se você estiver acima do peso, sua principal motivação para fazer uma dieta pode ser melhorar a autoestima para ficar em forma. Você vai perder peso com a *dieta de 2 dias*, mas também vai melhorar a saúde, se proteger contra doenças e aumentar sua energia. Pesquisas mostram que perder até mesmo uma pequena quantidade do excesso de peso (5 a 10% do peso corporal) pode ajudar a reduzir o risco de doenças, tais como diabetes tipo 2, doenças cardíacas e alguns tipos de câncer. Além disso, há indícios de que perder peso com a *dieta de 2 dias* tem o potencial de conferir benefícios até mesmo maiores para a saúde do que os obtidos com um planejamento diário de dieta, como explicarei mais adiante.

A armadilha da dieta

Na teoria, perder peso deveria ser fácil. Comer menos, se movimentar mais, e os quilos deveriam simplesmente derreter. Na prática, perder peso pode ser tudo, menos fácil. Você talvez consiga perder alguns quilos em um curto prazo, mas eles logo voltam sorrateiramente. Apesar de grandes campanhas de saúde pública e milhões gastos a cada ano em produtos de dieta, o número de pessoas que está acima do peso continua aumentando em quase todas as partes do mundo, mas, sobretudo, no Reino Unido e nos Estados Unidos. Uma pesquisa de 2007 feita pelo instituto MORI revelou que a britânica média passa 31 anos de sua vida fazendo dieta, embora elas sejam atualmente as mais pesadas da Europa. Os homens britânicos não se saem melhor — 66% estão acima do peso, o que os classifica como os segundos mais pesados da Europa. Em 2010, 64% das mulheres americanas e 74% dos homens estavam acima do peso. Esses resultados foram divulgados com relatórios que estimam que 108 milhões de pessoas nos Estados Unidos sigam dietas para perder peso todos os anos, gastando US$ 20 bilhões por ano com livros de dieta e remédios para emagrecer, além de cirurgias para perder peso. É evidente que chegou a hora de uma nova abordagem.

Posso ver e sentir a perda de peso, por isso me sinto melhor. Não me sinto cansada, tenho muito mais energia à noite. Jane, 32

A história por trás da dieta de 2 dias

Nossa busca por uma forma diferente de perder peso foi motivada por nosso trabalho durante quase duas décadas com mulheres diagnosticadas com câncer de mama, ou com alto risco de desenvolvê-lo. Sabíamos, com base em nossas pesquisas, que, por um lado, estar acima do peso aumenta significativamente o risco de mulheres contraírem câncer de mama; por outro, perder peso — mesmo que apenas 4,5kg — pode diminuir esse risco entre 25 e 40%, comparando com mulheres que continuam a ganhar peso, o que é a norma.[1] O problema é que perder peso — e não recuperá-lo — é muito difícil. Em geral, os seguidores de dieta com quem trabalhamos já tinham feito de três a cinco tentativas de perder peso. Por mais motivados que estivessem, e por mais que tentassem, menos da metade deles conseguiu eliminar o peso necessário para reduzir seu risco. Muitos tiveram sucesso surpreendente no curto prazo e mostraram força de vontade e determinação extraordinárias, mas, infelizmente, para a maioria, o resultado não foi duradouro.

ESTUDO DE CASO: Anne

A história de Anne é clássica. Ela estava desesperada para perder peso, sabia que estava aumentando seu risco de desenvolver câncer de mama — que já afetara a mãe dela, a tia e a prima — e suas chances de desenvolver diabetes tipo 2, o qual afetara a família do pai. Ela conseguira perder 19kg juntando-se a um grupo de controle de peso por um período de cinco meses. Para isso, ela teve que cortar 900 calorias da alimentação todos os dias, por cinco meses — menos 133 mil calorias em tudo! No entanto, infelizmente, após todo esse esforço, ela recuperou a maior parte do peso em quatro meses.

Normalmente, as pessoas seguem rigorosamente uma dieta por três ou seis meses e perdem cerca de 6,4kg. A maioria delas — 80% — recupera a maior parte do peso, enquanto os 20% restantes recuperam algum peso, mas permanecem 3,6 a 5,4kg mais leves do que antes da dieta.[2]

Portanto, fazer dieta não é um exercício totalmente inútil, justamente por evitar que você ganhe ainda mais peso a longo prazo. No entanto, o processo de perdê-lo e recuperá-lo constantemente é desestimulante, pode baixar a autoestima e minar outras tentativas de reduzir as medidas. Como muitos seguidores de dietas sabem, fazer dieta é um trabalho árduo e constante.

Graças à dieta de 2 dias *sinto-me menos preguiçosa, menos inchada, menos cansada após qualquer exercício físico e muito mais saudável. Minhas roupas agora não estão mais apertadas.* Honor, 45

O tamanho do problema

- Em 1993, 53% dos adultos na Inglaterra estavam acima do peso (em geral, mais de 9,5kg acima do peso ideal) e 16% foram classificados como obesos (em geral, mais de 19kg acima do peso ideal). Os últimos números mostram que 59% das mulheres estão acima do peso e 29%, obesas, enquanto 66% dos homens estão acima do peso, sendo 25% obesos.[3] Grosso modo, você pode dividir esses resultados em terços: um terço de nós tem um peso saudável, um terço está acima do peso e um terço está obeso.

- As mulheres britânicas são as que estão mais acima do peso na Europa e os homens do Reino Unido ocupam o segundo lugar na Europa nessa categoria.[4]
- Atualmente, o sistema de saúde pública britânica (NHS) gasta a quantia imensa de 4 bilhões de libras esterlinas a cada ano com problemas de saúde relacionados ao peso, o que deve aumentar para 6,3 bilhões de libras esterlinas em 2015.
- Uma pesquisa da Gallup de 2011 constatou que os trabalhadores do Reino Unido que estão acima do peso são duas vezes mais propensos a se ausentar do trabalho por motivo de saúde do que os que têm um peso saudável.
- Em 2006, as Nações Unidas anunciaram que, pela primeira vez, o número de pessoas acima do peso no mundo excedeu o número de desnutridos, sendo mais de 1,3 bilhão de pessoas acima do peso e 800 milhões abaixo do peso.

Por que fazer dieta apenas dois dias na semana?

Nossos estudos iniciais, entre 1995 e 2005, usaram a abordagem convencional às dietas e solicitaram aos nossos seguidores que cortassem calorias durante os sete dias da semana. Ficou claro que muitos tinham problemas com essa abordagem padrão, uma vez que acabavam pensando o tempo todo na dieta e no que comiam. Em 2005, estudos instigantes sobre a "dieta intermitente", na qual a ingestão calórica fica restrita a alguns dias da semana e normal nos outros dias, começaram a ser divulgados pelos cientistas que trabalhavam com pesquisa sobre câncer e demência. Trabalhos publicados em 2002 e 2003 descreviam como animais de laboratório, que eram colocados em dietas intermitentes, desenvolviam bem menos câncer e demência do que os que seguiam dietas padrão restritas diariamente.[5, 6] Embora esses estudos originais envolvessem animais e não pessoas, os resultados nos fizeram refletir a respeito. A maioria das dietas exige que as pessoas cortem calorias todos os dias da semana, em geral, comendo 25% menos calorias — todos os dias — e mantendo-se nesse regime. Mas o que aconteceria se você fizesse a maior parte da dieta durante dois dias a cada semana, em que teria em torno de 70% menos calorias nesses dois dias, em vez de tentar cortar os usuais 25% todos os dias? Fazer dieta por apenas dois dias a cada semana poderia representar um alívio da obrigação de precisar fazer dieta todo santo dia e com a qual tantas pessoas lutam. Ao mesmo tempo, dois dias é tempo suficiente para reduzir a ingestão semanal total de calorias, reciclar hábitos alimentares e, principalmente, parecia ter o potencial de ser mais viável. Essa abordagem seria mais fácil de seguir do que uma dieta diária? Seria uma forma melhor e mais eficiente de perder peso?

Assim, nos idos de 2006, começamos a pesquisar dietas de dois dias com o financiamento da Genesis Breast Cancer Prevention e de duas outras entidades filantrópicas (Breast Cancer Camping e a World Cancer Research Fund) — todas procuravam descobrir abordagens à perda de peso mais eficientes para ajudar a reduzir o risco de câncer.

A dieta de 2 dias *é uma dieta muito mais simples do que qualquer outra que já fiz. Os dois dias "de dieta" são fáceis de enfrentar se você tiver um mínimo de planejamento. Fazê-la apenas dois dias na semana realmente faz você respeitar a comida nos dias em que não está na dieta. Perdi 2kg nos primeiros dez dias e não tenho aquela sensação de que "estou de dieta".* Matt, 41

Nossa primeira dieta de 2 dias

A primeira *dieta de 2 dias* que criamos envolvia a ingestão diária de 650 calorias durante dois dias, em que eram permitidos apenas leite, iogurtes, frutas, verduras e legumes e bebidas com baixo teor calórico à vontade, tais como água, chá, café e bebidas dietéticas. Os dias de 650 calorias foram cuidadosamente planejados para assegurar que as mulheres que estavam seguindo a dieta satisfizessem as necessidades nutricionais. As seguidoras da *dieta de 2 dias* faziam essa dieta por dois dias consecutivos a cada semana e comiam uma dieta mediterrânea saudável (ver página 70) nos outros cinco dias. Em seguida, elas foram comparadas a um grupo ao qual foi solicitado que reduzisse a ingestão calórica total em igual quantidade à das seguidoras da *dieta de 2 dias*, mas reduzindo de forma sistemática a ingestão de alimentos todos os dias da semana. Cento e sete mulheres participaram no total.

O que descobrimos

Ficamos animados com as conclusões desse estudo. Havia alguns indícios de que, embora os resultados não fossem substancialmente diferentes da dieta diária padrão, uma dieta de dois dias poderia ser mais fácil de seguir para algumas pessoas, e tinha o potencial para estimular a perda de peso.

Após três meses, 54% das seguidoras da *dieta de 2 dias* e 51% das seguidoras da dieta diária tiveram sucesso e perderam pelo menos 5% de peso. As seguidoras da *dieta de 2 dias* que mantiveram a dieta por seis meses perderam, em média, 7,7kg, dos quais 6kg eram gordura, assim como reduziram 7,6cm na cintura e 6cm no quadril e no busto. Algumas perderam muito mais, com redução de 21kg no peso, passando a vestir, pelo menos, três tamanhos a menos. Para as seguidoras da dieta diária, na média, houve uma perda de peso de 6,3kg, sendo 4,9kg de gordura e 5cm de cintura e de busto.

Além disso, a *dieta de 2 dias* pareceu proporcionar um benefício maior à saúde do que à dieta diária. Ambas as abordagens se mostraram benéficas, mas as seguidoras da *dieta de 2 dias* tiveram uma melhora acima de 25% no funcionamento da insulina em comparação com as seguidoras da dieta diária — cinco dias após a restrição. Elas tiveram uma redução adicional de 25% durante aquele dia e na manhã imediatamente após seus dois dias com restrição.[7] A insulina desempenha um papel vital na regulação dos níveis de açúcar. O funcionamento deficiente da insulina é um problema grave da vida moderna e está na raiz de muitas doenças relacionadas com o excesso de peso, tais como o diabetes tipo 2, doenças cardíacas e alguns tipos de câncer, e, talvez, a demência. Uma cintura larga também está associada ao risco maior de desenvolver muitas dessas doenças; e as seguidoras da *dieta de 2 dias* também perderam proporcionalmente mais peso na cintura do que as seguidoras de dietas de sete dias.

A abordagem da dieta intermitente poderia até ser usada para ajudar na manutenção do peso. As seguidoras da *dieta de 2 dias* que perderam peso mudaram para apenas um dia restrito por semana, mantiveram o peso conquistado e os benefícios à saúde durante os 15 meses do estudo — é importante ressaltar que elas mantiveram as reduções de insulina e a taxa de colesterol que alcançaram com a dieta.

Nossa dieta de 2 dias nova e aprimorada

Baseados no que aprendemos com nossa pesquisa sobre a dieta original, desenvolvemos a *dieta de 2 dias*, que é o tema deste livro.

Como era de se esperar, o principal aspecto negativo da *dieta de 2 dias* original foram as escolhas alimentares muito limitadas. Muitos dos seguidores, durante a experiência, descobriram que era difícil tomar apenas leite e comer iogurte, frutas, legumes e verduras, e apenas um terço deles ainda seguia a dieta 12 meses depois. No entanto, ficamos tão entusiasmados com os resultados da nossa pesquisa inicial que aprimoramos a dieta de modo a incluir maior variedade e adicionamos mais alimentos proteicos para tornar o cardápio mais saboroso, saciador e fácil de seguir a longo prazo. Mais uma vez, testamos a *dieta de 2 dias* com dois grupos de mulheres: um grupo fez a *dieta de 2 dias* nova e aprimorada; o outro, uma dieta diária padrão.

A resposta à *dieta de 2 dias* nova e aprimorada foi muito mais impressionante. Nosso estudo mais recente, o qual acompanhou mulheres durante três meses de dieta e um de manutenção, descobriu que seis em cada dez mulheres que começaram a seguir a dieta tiveram sucesso, perdendo, pelo menos, 4,5kg — comparado com somente quatro de dez seguidoras da dieta diária padrão.[8] Nesses três meses de estudo, a perda de peso foi ligeiramente menor do que a de nossas seguidoras anteriores em dieta por seis meses, uma vez que aquele foi um prazo menor de dieta. No entanto, a perda de peso que alcançamos foi muito animadora, pois essas seguidoras eram mais velhas, mais pesadas e muitas apresentavam problemas de excesso de peso e outros problemas de saúde de longo prazo.

As seguidoras que conseguiram fazer, pelo menos, 85% de seus dois dias com restrição durante o estudo (isto é, 20 entre 24 dias durante três meses) tiveram as maiores recompensas. Em média, elas perderam quase 6,4kg, mais de 4,5kg desse peso em gordura, 5cm na cintura e no quadril e diminuíram um tamanho de roupa. Novamente, algumas perderam muito mais peso — elas diminuíram dois números de roupa em três meses, perdendo até 14,5kg, sendo 10,8kg de gordura, quase 10,9cm na cintura e no quadril e 8,9cm de busto. Assim, como antes, cinco dias após seus períodos com restrição, as seguidoras da *dieta de 2 dias* tiveram reduções muito maiores no nível de insulina do que as seguidoras da dieta de sete dias; e, cinco dias após os dias de restrição, novamente, elas tiveram um bônus de uma redução adicional no nível de insulina nos períodos em que a ingestão de calorias e carboidratos foi reduzida.

Como funciona a dieta de 2 dias

A *dieta de 2 dias* fornece orientações claras sobre o que você pode comer em seus dois dias de "dieta" restritiva. Você ingere alimentos ricos em proteína, gorduras monoinsaturadas saudáveis (tais como nozes) e frutas, verduras e legumes, os quais saciam e reduzem a sensação de fome. Se você se sente saciado, obviamente fica menos propenso a comer demais. A *dieta de 2 dias* é, deliberadamente, reduzida em carboidratos, os quais parecem fazer as pessoas se sentirem mais famintas.[9] Nos outros cinco dias sem restrição, você faz uma dieta normal, saudável e no estilo mediterrâneo (ver página 71).

A *dieta de 2 dias* é programada para ser:

- Bastante pobre em calorias para permitir que você perca peso, mas sem deixá-lo com a sensação de fome.
- Balanceada, em termos nutricionais, de forma a satisfazer todas as suas necessidades de vitaminas, minerais e proteínas.
- Fácil de encaixar em um estilo de vida normal, porém corrido.

Qual a diferença entre a dieta de 2 dias e as outras dietas?

Reduzir por apenas dois dias é mais fácil do que reduzir todos os dias

Em geral, as pessoas têm mais facilidade em manter uma dieta durante dois dias rigidamente do que reduzir calorias todos os dias. Embora ambas as seguidoras da dieta de sete dias e da *dieta de 2 dias* começassem bem, com oito de dez delas seguindo a dieta durante o primeiro mês, a dieta de sete dias se tornou mais difícil. Após três meses, 70% das mulheres que haviam começado a *dieta de 2 dias* ainda estavam seguindo a dieta, contra apenas 40% do grupo de sete dias.

Assim, por que um regime mais rígido é mais fácil de seguir do que uma dieta menos restritiva? A resposta parece ser precisamente porque ela *é* rígida.

A *dieta de 2 dias* tem regras claras. Com base em conversas com seguidores da *dieta de 2 dias* e de pesquisas anteriores, sabemos que, contanto que sejam viáveis, dietas restritivas e com escolhas limitadas podem ser mais fáceis de seguir do que as dietas de ingestão de alimentos saudáveis com poucas calorias que têm regras muito flexíveis.[10]

Na realidade, nossos corpos podem até ser biologicamente programados para esse padrão de ingestão "intermitente". A ideia de ter períodos de ingestão normal e com restrição não é nova, e alguns argumentam que ela reproduz os períodos de abundância e escassez de alimentos vivenciado por nossos ancestrais paleolíticos caçadores, os quais, muitas vezes, passavam por períodos com pouquíssima comida, entremeados por períodos de ingestão maior, quando a comida era facilmente encontrada e abundante. Esse mundo está muito distante da disponibilidade ininterrupta de hoje (e do fato de não precisarmos caçar para obter alimento). No mundo desenvolvido, a maioria das pessoas tem acesso ilimitado a quantidades de comida que quiser, o dia inteiro. Na realidade, muitas pessoas nem mesmo chegam a fazer um jejum noturno genuíno, pois cedem ao desejo de comer tarde da noite na frente da televisão — talvez um lanche de madrugada às 2 horas, com café da manhã apenas cinco horas depois, às 7.

A dieta de 2 dias modifica seus hábitos alimentares

Um dos motivos de ser tão difícil fazer dieta é que isso significa mudar hábitos alimentares arraigados. Hábitos tais como consumir regularmente mais comida do que precisamos, ingerir grandes porções, exagerar no consumo de alimentos ou petiscos gordurosos e açucarados (e tudo isso frequentemente). A *dieta de 2 dias* ajuda a mudar a forma como você come. Perder peso é muito simples: significa cortar as calorias totais em, pelo menos, um quarto e reduzir a ingestão de alimentos com alto teor de açúcar e de gorduras saturadas. Para muitas pessoas, isso é mais fácil de falar do que fazer. A *dieta de 2 dias* lhe proporciona o intervalo necessário em seus hábitos alimentares normais — a cada semana — e o ajuda a ficar vigilante e atento ao que come. Essas são habilidades vitais, que o ajudam a controlar o que come e, consequentemente, seu peso.

A dieta de 2 dias faz você valorizar mais a comida

Cortar calorias drasticamente por dois dias na semana ajuda a reaprender o que é sentir fome e o que é uma porção "normal". Você aprenderá a comer mais devagar, a valorizar quantidades menores e a realmente apreciar a comida nos dois dias com restrição e nos cinco sem restrição. Isso vai ajudá-lo a redescobrir a quantidade de comida de que você realmente precisa. As seguidoras da dieta revelaram que comparar os dois dias restritos à ingestão normal as ajudou a identificar o que as estimulava a comer — e a comer demais. Se você é um eterno seguidor de dietas, pode ter ficado preso a padrões de ingestão de alimentos pobres em gordura e proteína e ricos em carboidratos, uma combinação promovida por muitas dietas convencionais. Embora essa abordagem possa funcionar para muitos, outros acham difícil manter uma ingestão calórica baixa todos os dias; então, muitas vezes, acabam comendo demais. A *dieta de 2 dias* ajudará você a se livrar desses padrões de ingestão pouco saudáveis.

A dieta de 2 dias aumenta sua confiança para fazer dieta

Por dois dias a cada semana você tem a oportunidade de aprender a resistir às tentações. Essa é uma habilidade fundamental quando se trata de fazer dieta, e você precisará praticar até que isso se torne um hábito. Ficar restrito por dois dias lhe dará confiança para controlar sua dieta e a compulsão por comida, além de reforçar o desejo de assumir o controle de sua dieta nos outros dias da semana.

O sucesso da dieta de 2 dias

A dieta de 2 dias ajuda você a perder gordura em vez de músculos

As melhores dietas eliminam as gorduras e preservam os músculos. A massa muscular não apenas faz você parecer e se sentir mais bem-torneado, mas também desempenha uma função importante na queima de calorias. Mesmo quando seus músculos estão em repouso, eles queimam até sete vezes mais calorias que a gordura (ver a seguir). As seguidoras da *dieta de 2 dias* aprimorada descobriram que perderam proporcionalmente mais gordura do que as seguidoras da dieta de sete dias, sendo 80% da perda de peso em forma de gordura — comparados com os 70% do grupo da dieta diária. Se você seguir o que é chamado de uma dieta hipocalórica (em torno de 500 a 600kcal por dia), pode perder somente em torno de 60% de seu peso em forma de gordura e 40% em forma de músculo. Com a *dieta de 2 dias*, para cada 6,4kg perdidos, você pode esperar eliminar 5kg de gordura e apenas 1,4kg de músculo —

comparados com 3,6kg em forma de gordura e 2,7kg de músculo em algumas dietas hipocalóricas. Outro ponto importante é o fato de que permanecer ativo enquanto faz a *dieta de 2 dias* vai ajudá-lo a aumentar a perda de gordura e limitará, ainda mais, a perda de músculos (ver página 111).

A dieta de 2 dias pode ajudar a manter a taxa metabólica

Sua taxa metabólica, a taxa em que seu corpo queima calorias, é afetada por três fatores: seu peso (quanto mais pesado você estiver, maior a taxa metabólica, porque seu corpo precisa de mais calorias para funcionar); o quanto você é ativo (as pessoas ativas queimam mais calorias — ver Apêndice F) e o volume de músculos que tem (quanto mais musculoso, maior a taxa metabólica, porque os músculos queimam sete vezes mais calorias do que as gorduras). Uma das razões da perda de peso ser lenta quando você faz uma dieta é a queda de sua taxa metabólica; em geral, de 10 a 15% à medida que você perde peso e se torna menos musculoso. Uma vez que promove a eliminação de gordura e minimiza a quantidade de músculos que você perder, a *dieta de 2 dias* ajuda a limitar a queda de seu metabolismo. A *dieta de 2 dias* também pode ajudar a queimar mais calorias, por causa de seu alto conteúdo proteico — nosso corpo usa dez vezes mais calorias para digerir e processar proteínas do que faz com gorduras e carboidratos. Embora isso não tenha um efeito muito profundo — a queima é de apenas 65 a 70 calorias adicionais por dia —, quando você está tentando perder peso a soma de todas as pequenas mudanças faz diferença.

Espere por resultados rápidos

Perder peso pode ser um esforço árduo, e aqueles que seguem dietas precisam ter recompensas rápidas, portanto, uma perda de peso rápida é importante para mantê-los no rumo certo. Não há soluções instantâneas — queimar gorduras é um processo complexo, e é difícil perder mais de 2kg de gordura por semana —, mas você não precisa passar semanas na *dieta de 2 dias* para ver a diferença. Desde o início, a *dieta de 2 dias* apresenta resultados melhores do que a dieta de sete dias, além de manter uma taxa mais alta de perda de peso. Aquelas que seguiram a dieta perderam gordura cerca de uma vez e meia mais rápido com a *dieta de 2 dias* do que com a dieta convencional de sete dias. Após o primeiro mês, as seguidoras da *dieta de 2 dias* perderam, em média, de 0,5 a 1,4kg por semana, perda que, mais tarde, diminuiu ligeiramente. Para efeitos de comparação, as seguidoras da dieta de sete dias perderam apenas de 0,3 a 1kg por semana.

As seguidoras da *dieta de 2 dias* perderam mais gordura corporal principalmente porque, no fim das contas, consumiram menos calorias; no entanto, elas eliminaram ainda mais gordura do que o esperado — e mais do que as seguidoras da dieta de sete dias —, levantando a possibilidade de terem tido uma queda menor em sua taxa metabólica à medida que o peso diminuía. Trata-se de uma possibilidade intrigante, mas que ainda precisa de comprovação.

O que acontece com meu corpo quando perco peso?

Enquanto você está diminuindo o tamanho de suas roupas e/ou apertando o cinto em um ou dois furos e se sentindo e aparentando estar mais saudável, mudanças grandes estão ocorrendo em seu corpo. Sua pressão arterial e os níveis de gordura no sangue e de hormônios prejudiciais estão todos baixando, enquanto as gorduras e os hormônios saudáveis estão aumentando. Essas mudanças abrem caminho para uma vida mais longa e saudável. Comer em excesso causa mudanças intracelulares nos níveis mais fundamentais, gerando danos que aumentam o risco de desenvolver câncer, diabetes tipo 2 e até de morte prematura. Comer menos pode deter, e inclusive reverter, esses danos.

Como as células trabalham

O corpo é formado por milhões de células, e embora as células em áreas diferentes do organismo tenham funções específicas — no cérebro, no coração e nos ossos, por exemplo —, todas trabalham de forma semelhante. No centro de cada célula está um núcleo, o centro de controle celular, o qual contém os genes que você herdou (seu DNA). Os genes são o mapa que torna você único (seus cabelos, cor dos olhos e da pele, por exemplo). A atividade celular é controlada tanto pelo núcleo quanto pelas mensagens enviadas do interior de seu corpo, que agem sobre a célula via receptores em sua superfície. As células produzem a própria energia e têm as próprias usinas de força — chamadas mitocôndrias. Cada célula contém cerca de mil dessas minúsculas estruturas em formato de feijão, que fornecem a energia de que a célula precisa para executar seu trabalho essencial. As células também produzem resíduos que precisam ser eliminados; portanto, cada célula também tem sua própria unidade de eliminação de resíduos — conhecida como lisossomo —, que recicla todos os componentes celulares danificados.

O que acontece quando você come e ganha peso?

Se você come demais, suas células farão o mesmo — e células superalimentadas não funcionam bem. Quando você ingere mais comida do que precisa, os níveis dos hormônios insulina e leptina aumentam e enviam mensagens para as células, instruindo-as a crescer e produzir uma porção nova de células. No entanto, quando as células se esforçam tanto para crescer e produzir mais células novas, os lisossomos trabalham com menor eficiência e a manutenção essencial é desprezada; dessa forma, os resíduos se acumulam e os danos deixam de ser reparados.

Se isso acontecer com seu carro, ele pode até continuar funcionando por algum tempo, mas não demorará muito para parar. Quando isso acontece com seu corpo, e você tem uma quantidade cada vez maior de células de qualidade ruim, que não estão reparando os danos nem eliminando os resíduos, aquilo se torna o ponto de partida para muitas doenças, inclusive o câncer.

Comer demais é também ruim para as usinas de energia celular — as mitocôndrias. Elas diminuem em número, são danificadas e param de produzir antioxidantes protetores. Como uma bateria usada, elas começam a deixar escapar substâncias "oxidantes", as quais podem danificar as células e os tecidos próximos. Esses danos causam inflamações, que, se não curadas, podem levar ao câncer, à doença cardíaca e ao diabetes.

Assim como as células superalimentadas tornam-se disfuncionais por causa dos sinais que recebem dos hormônios, comer demais acaba provocando a ativação de determinados genes na célula e a desativação de outros. Um estudo recente revelou que alimentar jovens saudáveis por apenas cinco dias com uma dieta rica em gordura e calorias provocou mudanças prejudiciais para as células, ao ativar genes associados com a inflamação e o câncer.[11] Por outro lado, alguns estudos mostraram que comer menos e ingerir os tipos certos de alimentos, como o resveratrol — antioxidante protetor encontrado nas frutas (sobretudo nas uvas) e no amendoim —, pode, de fato, reverter essas mudanças prejudiciais e "desligar" os genes nocivos.[12]

O que acontece nas células quando você come demais é semelhante ao que acontece no corpo quando você envelhece — então, comer mais do que o corpo efetivamente precisa acelera o relógio biológico e o processo de envelhecimento.

Por que o peso importa?

- Estar acima do peso aumenta o risco de doença cardíaca, derrame cerebral, diabetes tipo 2, demência e mais de 12 tipos de câncer, inclusive o câncer de mama, o de intestino e do esôfago (garganta), da glândula tireoide, do rim, do útero, da vesícula biliar, do pâncreas, melanoma maligno e cânceres do sangue e do sistema imunológico, tais como a leucemia, o mieloma e os linfomas que não são os de Hodgkin.
- As pessoas que estão acima do peso são mais propensas a sofrer de artrite, indigestão, pedras na vesícula, estresse, ansiedade, depressão, infertilidade e insônia.
- Estar muito acima do peso (19kg acima de seu peso saudável) é tão prejudicial à saúde quanto fumar, e pode reduzir a expectativa de vida em sete anos. Se você estiver muito acima do peso e também fumar, pode encurtar sua vida em 14 anos.[13]
- Estar muito acima do peso limita a expectativa de vida. No Reino Unido, as mulheres vivem, em média, até os 82 anos, mas a boa saúde só dura até os sessenta e tantos anos, enquanto os homens vivem até os 78, com boa saúde até os 64, muitas vezes devido a doenças relacionadas com o excesso de peso.[14]

O que acontece quando você corta calorias?

Restringir suas calorias e perder peso ajuda a reverter o ciclo de danos descrito anteriormente e faz uma boa faxina em suas células. Os níveis de insulina e leptina caem rapidamente (em 24 horas) quando você come menos; então, os sinais que fazem as células se multiplicarem diminuem e elas podem ficar em uma condição excelente, reparando danos e removendo resíduos. Mitocôndrias danificadas são eliminadas e novas são produzidas, as quais geram mais antioxidantes, ajudando a reduzir a inflamação das células e dos tecidos próximos. Diminuir a ingestão de calorias também aumenta o número de unidades de eliminação de resíduos (lisossomos) e a eficiência de sua atividade. Esses efeitos rápidos, em 24 horas após o início da dieta, são uma das razões principais por que a *dieta de 2 dias* tem o potencial de oferecer benefícios à saúde durante os dois dias com restrição a cada semana.

Isso acontece com todas as dietas?

Se você estiver acima do peso, cortar calorias e reduzir as medidas aumentam muito suas chances de produzir todos os efeitos benéficos descritos anteriormente. No entanto, a *dieta de 2 dias* combinada com uma dieta mediterrânea de cinco dias, rica em substâncias químicas derivadas de plantas, talvez seja até mais benéfica do que uma dieta regular de redução de calorias. Os dois dias com restrição ajudam a atingir uma redução 40% maior da insulina do que uma dieta padrão de redução de calorias. Isso pode ser fundamental para os benefícios à saúde gerados pela *dieta de 2 dias*, uma vez que o excesso de insulina é um dos principais impactos negativos do excesso de peso sobre as células e uma das causas das doenças crônicas modernas. Há também comprovação de que, quanto mais baixa a ingestão de calorias, melhor o funcionamento da eliminação de resíduos. Assim, a ingestão reduzida de calorias durante os dois dias com restrição talvez proporcione benefícios adicionais. Restringir as calorias pode beneficiar as células do cérebro assim como as do restante do corpo. O trabalho do Dr. Mark Mattson, um neurocientista do National Institute on Aging, em Baltimore, apresenta indícios de que a redução dramática da ingestão de calorias em alguns dias da semana, mas não em todos, poderia proteger contra os males de Alzheimer e Parkinson e contra outras doenças neurológicas degenerativas.

O exercício físico parece ter um efeito benéfico semelhante na redução dos níveis de insulina, melhorando a eliminação de resíduos e aumentando o número de mitocôndrias. O exercício também gera outros benefícios — quando em uso, os músculos produzem hormônios e substâncias químicas protetores. Eles podem ajudar a reduzir o risco de muitas doenças ao melhorarem a capacidade de seu corpo para controlar a glicose, reduzir inflamações e baixar os níveis dos hormônios do crescimento e hormônios associados ao câncer. Podem também estimular as células cerebrais bem como melhorar a saúde do cérebro.

O que acontece com as células gastas?

Até mesmo as células saudáveis têm uma vida útil e precisam ser substituídas por novas. Essa renovação é um processo natural, mas quando seu corpo não funciona bem por causa da superalimentação e da inatividade, ela fica afetada de forma que as células que completaram sua vida útil persistem em permanecer no corpo — essas células usadas, conhecidas como células "senescentes", estão ligadas ao câncer, à doença cardíaca e ao diabetes. Foi comprovado que cortar calorias reduz a probabilidade de essas células gastas persistirem no corpo e assegura que elas sejam eliminadas.

ESTUDO DE CASO: Gillian

Gillian, 47, começou a *dieta de 2 dias* porque percebeu que seu peso estava aumentando gradativamente. Embora estivesse apenas 6,4kg acima do peso ideal, Gillian queria atingir um peso saudável e permanecer com ele. Ela desejava fazer uma dieta que não envolvesse alimentos especiais ou muito planejamento e que fosse bastante simples para se encaixar em sua vida profissional agitada, e ainda que permitisse que ela saísse para jantar com os amigos nos fins de semana. Ela fez a dieta nos dias mais atarefados e comeu a maior parte das calorias à noite. "Saber que você não se priva durante a semana inteira torna essa dieta muito mais fácil e, ao terminar seus dois dias, não sente vontade de sair comendo tudo que vê pela frente, você simplesmente tem prazer em comer normalmente. Eu perdi peso com muita facilidade e consegui manter — frequentemente faço a dieta um dia por semana para manter meu peso atual."

Suas perguntas respondidas

"A dieta de 2 dias não é simplesmente uma dieta 'sanfona'?"

A dieta sanfona e o ganho e perda de peso sanfona ocorrem quando, apesar de tentar permanecer em uma dieta diária restrita, você termina entrando e saindo dela — às vezes, fazendo a dieta e, às vezes, interrompendo-a.

Muitas vezes as pessoas se preocupam com o fato de a *dieta de 2 dias* ser um tipo de dieta sanfona, na qual os seguidores perdem peso durante dois dias a cada semana apenas para ganhá-los novamente quando não há restrição. A *dieta de 2 dias* é diferente porque se você fizer a dieta com restrições dois dias por semana e ainda mantiver uma dieta saudável no intervalo, seu peso diminuirá constantemente enquanto você seguir o plano.

"Por que dois dias?"

Queremos sair da mesmice das dietas diárias. Os dois dias concedem o tempo suficiente para reduzir a ingestão total de calorias, mudar os hábitos alimentares, além de proporcionarem benefícios adicionais ao metabolismo e reduzir o risco de desenvolver doenças. E porque também é totalmente viável.

"Eu preciso fazer dieta por dois dias consecutivos?"

Recomendamos que os dois dias sejam em sequência porque muitos seguidores acham o segundo dia tão fácil, ou mais fácil, do que o primeiro, depois de adquirirem o hábito de comer menos. Fazer dieta por dois dias seguidos também ajuda a assegurar que você realmente fará o segundo dia, podendo conferir benefícios adicionais à saúde, uma vez que isso proporciona um período prolongado em que o corpo fica em estado metabólico mais saudável (ver páginas 22-26).

Se você tiver dificuldade para fazer dieta por dois dias seguidos, toda semana, dois dias separados serão igualmente bons para perder peso, contanto que você realmente cumpra o plano. Em nossa pesquisa, poucas seguidoras — apenas 5% do total — fizeram, muitas vezes, os dois dias separadamente, e ainda assim perderam peso. Você pode escolher quais dias da semana funcionam melhor para você. Muitas de nossas seguidoras optaram por dias de trabalho em que estavam mais atarefadas, quando não tinham tempo para pensar em comida, enquanto outras optaram por fazê-los nos fins de semana, quando tinham mais tempo para se organizar. A escolha dos dois dias é sua, mas pode ser uma boa ideia tentar manter os mesmos dois dias toda semana para estabelecer um hábito que, provavelmente, será mais fácil de seguir. No entanto, uma vantagem de ter de fazer dieta por apenas dois dias é que você pode mudá-los, se necessário, para adequá-los à sua agenda semanal.

"Ouvi dizer que comer apenas uma vez ao dia pode funcionar igualmente bem."

Isso pode ser verdade se você consome menos calorias no total. No entanto, não há perda de peso ou benefícios à saúde quando você passa 24 horas sem comer e consome, em uma única refeição, a mesma quantidade de comida que teria ingerido em várias refeições ao longo do dia[15] (ver página 102).

"Será que as pessoas simplesmente se esbaldam nos cinco dias sem restrição?"

Se você gosta da ideia de fazer dieta por dois dias, mas se preocupa se comerá demais nos outros dias da semana, ficará agradavelmente surpreso de ouvir que as seguidoras da *dieta de 2 dias* não se esbaldaram nos dias sem restrição. Na realidade, a maioria delas desejava comer menos do que, em geral, comia, e esse é o motivo pelo qual a *dieta de 2 dias* é um sucesso. Uma característica importante dessa dieta é que ela parece zerar seu apetite e mudar seus hábitos alimentares a semana inteira.

"Ela funciona para todo mundo?"

Nenhuma dieta funciona para todo mundo, e esta não é exceção. O sucesso de qualquer dieta se deve, sobretudo, às pessoas conseguirem mantê-la de forma duradoura. Nossas pesquisas demonstraram que 60% das seguidoras foram bem-sucedidas, mas 13% daquelas que se dispuseram a fazer a *dieta de 2 dias* enfrentaram problemas com familiares, profissionais ou outras questões pessoais que as impediram de prosseguir. Treze por cento das mulheres que tentaram fazê-la descobriram que não conseguiam aderir à dieta, enquanto outros 14% que estavam tentando seguir obtiveram sucesso apenas parcial.

"Eu estou acima do peso por causa de meus genes?"

É frequente as pessoas pensarem que sua luta com o peso tem raízes genéticas. Durante os cinco últimos anos foram realizadas muitas pesquisas para analisar como a constituição genética de um indivíduo pode afetar seu apetite e sua capacidade de armazenar gordura. No entanto, embora haja claramente diferenças genéticas entre pessoas (32 variáveis genéticas relacionadas ao peso foram descobertas até hoje), acredita-se que elas sejam responsáveis por entre 0,5 e 1% das variações de peso entre pessoas diferentes.[16] Portanto, se você herdou um desses genes, é provável que isso signifique que você está alguns quilos mais pesado do que outra pessoa. Essa é uma área nova de pesquisa. No futuro, poderemos ser capazes de definir a constituição genética de seguidores de dietas e identificar os que podem precisar de apoio adicional para perder peso, ou um tipo diferente de dieta, mas isso ainda está longe de acontecer.

"Os meus genes dificultam minha perda de peso?"

Embora não tenhamos analisado esse fator em relação à *dieta de 2 dias*, diversos estudos recentes mostram que os genes fazem muito pouca diferença na capacidade das pessoas para perder peso, ou na quantidade de peso que perdem. Em um estudo recente na Espanha, em que os seguidores fizeram uma dieta e seguiram um plano de exercícios de 28 dias, aqueles com um determinado tipo de gene perderam 8,6kg, enquanto aqueles que não tinham o gene perderam apenas 680 gramas adicionais.[17] Um estudo japonês recente revelou resultados semelhantes. Então, a mensagem para levar para casa é que, apesar de possuir o "gene do peso", os seguidores de dietas ainda foram capazes de adotar um plano e um programa de exercícios, e ainda assim perder peso.[18]

"Preciso seguir a dieta de 2 dias — não posso simplesmente cortar calorias durante dois dias?"

Não recomendamos ficar sem comer ou planejar sua própria dieta de dois dias com baixa caloria. A *dieta de 2 dias* foi concebida para mantê-lo o mais saciado possível e suprir suas necessidades nutricionais, com proteína suficiente para limitar a perda de massa muscular — o que é importante na manutenção da sua taxa metabólica e perder peso com segurança e de forma duradoura. Se você inventar a própria dieta de baixa caloria, corre o risco de que ela seja difícil de seguir e incompleta em termos de componentes nutricionais, e você pode não obter os efeitos benéficos sobre os músculos e sobre o metabolismo.

"Como a dieta de 2 dias se ajusta à vida familiar?"

Deve ser fácil ajustar a *dieta de 2 dias* às refeições familiares. Nos dois dias com restrição, sua família pode comer igual a você, mas poderão acrescentar carboidratos. Para os cinco dias sem restrição, o plano de ingestão saudável no estilo mediterrâneo (ver página 71) é adequado e benéfico para a saúde e o bem-estar de toda a família.

"Há algum benefício em seguir a dieta de 2 dias se eu já estiver com peso saudável?"

A primeira providência é verificar se você realmente está com peso saudável e um nível saudável de gordura corporal (ver página 35). Uma em cada quatro pessoas que tem um peso saudável na balança pode estar carregando um excesso de gordura ao redor da cintura. Se sua cintura mede mais do que deveria (ver página 38), é muito provável que você também tenha dois ou mais dos seguintes diagnósticos:

- taxas elevadas de gordura no sangue*
- taxas elevadas de açúcar no sangue**
- pressão arterial elevada***

Mesmo que a balança não mostre que você está acima do peso, ter gordura ao redor da cintura traz um risco maior de doença cardíaca, diabetes tipo 2 e, talvez, determinados tipos de câncer. Se isso soa familiar, então, perder peso será benéfico para sua saúde.

Se você tiver peso e medida de cintura saudáveis, fazer a *dieta de 2 dias* não é, provavelmente, uma boa ideia, uma vez que não conhecemos o impacto dela nos indivíduos que têm peso saudável. No entanto, ter um dia com restrição por semana pode ajudá-lo a manter um peso saudável e evitar o ganho de peso, sobretudo se você estiver em um estágio da vida em que poderia estar mais vulnerável ao ganho de peso.

"Sou vegetariano — mesmo assim posso fazer a dieta de 2 dias?"

A dieta deve funcionar tão bem para os vegetarianos quanto para os que comem carne e peixe. O importante é ter certeza que está incluindo proteína suficiente e não exagerando nos carboidratos. Existem muitos alimentos vegetarianos ricos em proteína que saciam, e você encontrará bastantes receitas vegetarianas para os dias com restrição e para os cinco dias sem restrição nos Capítulos 9 e 10.

---

* Triglicerídeos: >1,7 mmol/l.

** > 5,6 mmol/l.

*** >130/85 mm Hg.

Fases arriscadas para ganhar peso

- Maternidade recente, quando é difícil voltar ao peso de antes da gravidez por conta do horário irregular das refeições e da falta de tempo para se exercitar. Você não deve fazer a *dieta de 2 dias* se estiver amamentando. As orientações atuais afirmam que, ao começar a amamentar, as mulheres com sobrepeso podem cortar 500 calorias por dia e fazer 30 minutos de exercícios aeróbicos quatro dias na semana para perder cerca de 0,5kg por semana.[19]
- Morar junto ou se casar — quando as mulheres podem acabar comendo tanto quanto os companheiros, apesar de normalmente precisarem de menos calorias.
- Parar de fumar.
- Período de estresse e turbulência emocional.
- Estudar ou trabalhar por longas horas sentada em uma mesa ou ao computador, horário irregular das refeições, recorrendo, com frequência, a lanches muito calóricos.
- Meses de inverno — quando, muitas vezes, preferimos comidas extremamente calóricas e temos menos vontade de fazer exercícios.
- Férias e períodos festivos, tais como o Natal — quando a média de ganho de peso é de 2,2kg.[20]
- Alguns remédios podem provocar aumento de peso, inclusive os esteroides, contraceptivos orais, betabloqueadores e alguns anticonvulsivos e antidepressivos.

Quanto peso perderei?

A média e o máximo de peso que você pode perder nos primeiros três meses da *dieta de 2 dias* são apresentados a seguir. Como você pode verificar, os benefícios à saúde podem ser sentidos já no primeiro mês de dieta.

As quedas nos níveis de colesterol e na pressão sanguínea indicam uma redução no risco de doença cardíaca de 25 a 30%, e no risco de derrame, de 35 a 40%. Para manter esses benefícios você precisa conservar o peso mais baixo e um estilo de vida saudável (ver Capítulo 7).

O que pode ser alcançado nos primeiros três meses da *dieta de 2 dias*								
	Mês 1		Mês 2		Mês 3		Mais de 3 meses	
	Média	Máxima	Média	Máxima	Média	Máxima	Média	Máxima
Peso	-2,7kg	-6,6kg	-1,8kg	-5,4kg	-1,4kg	-4,0kg	-5,8kg	-14,5kg
Gordura corporal	2kg	-5kg	-1,5kg	-4,3kg	-0,8kg	-4,5kg	-4,5kg	-11kg
Cintura	-2,6cm	-6cm	-2cm	-8,5cm	-1cm	-8cm	-6cm	-19cm
Mudança na insulina	-10%	-74%	de 1 a 3 meses Média -7% Máxima -66%				-12%	-76%
Mudança no colesterol	-6%	-34%	de 1 a 3 meses Nenhuma mudança				-6%	-34%
Mudança na pressão arterial	-11%	-38%	de 1 a 3 meses Nenhuma mudança				-11%	-40%

Resumo

- O percentual de adultos que está acima do peso na Inglaterra é um dos mais altos na Europa, e está crescendo: 59% das mulheres e 66% dos homens estão acima do peso. Nos Estados Unidos, 64% das americanas e 74% dos americanos têm problemas com a balança. Apesar de todo o tempo e dinheiro investidos em dietas, muitas pessoas encontram dificuldade para perder e manter o peso atingido.

- O risco de desenvolver doenças, tais como câncer, doença cardíaca, diabetes e demência, aumenta com a elevação do peso.

- A *dieta de 2 dias* é uma abordagem nova e equilibrada, em termos nutricionais, à perda de peso, tendo sido planejada para mudar seus hábitos alimentares, maximizar a perda de peso e preservar os músculos que queimam calorias.

- A *dieta de 2 dias* requer que você se restrinja a comer proteínas, gorduras saudáveis, frutas, legumes e verduras por dois dias consecutivos a cada semana. Nos outros cinco dias, em que não há restrição, você faz uma dieta balanceada no estilo mediterrâneo.

- A *dieta de 2 dias* parece proporcionar uma perda de peso melhor e mais rápida, trazer maiores benefícios à saúde e, para alguns seguidores, fornecer maior possibilidade de serem bem-sucedidos a longo prazo do que uma dieta padrão com restrição calórica diária.

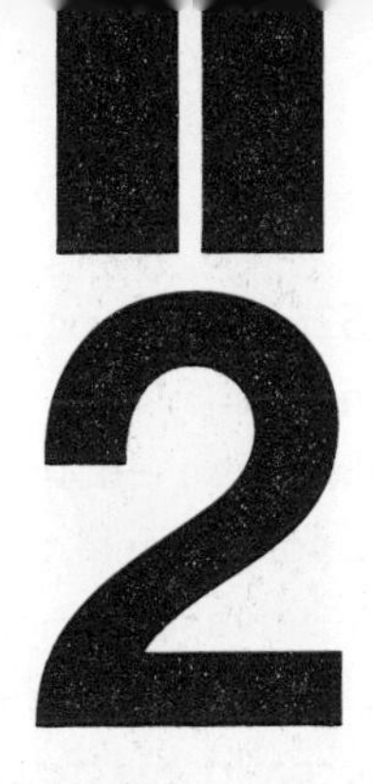

Preciso perder peso?

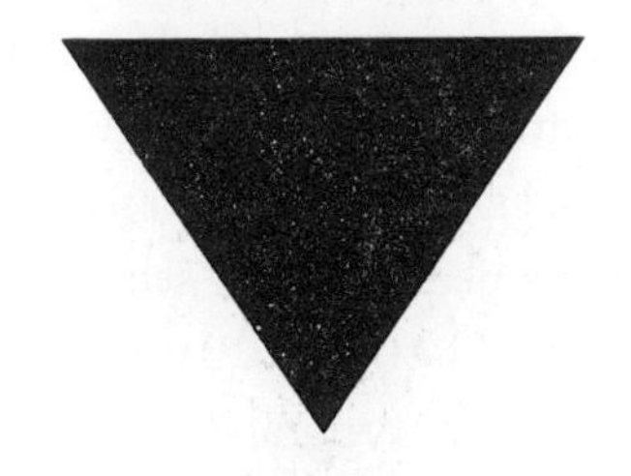

Se seu jeans favorito está um pouco apertado, a ponto de você se sentir desconfortável ao vesti-lo, ou se você percebe que anda comprando roupas um ou dois tamanhos maior, a resposta para a pergunta sobre se você precisa perder peso pode ser óbvia. Mas como você pode saber se seu ganho de peso pode, de fato, ser prejudicial à saúde? Problemas de saúde surgem por causa do excesso de gordura — sobretudo se você tem gordura armazenada nos lugares errados, tais como o abdômen ou os músculos. Portanto, olhar no espelho ou subir numa balança pode não lhe dar uma resposta imediata.

Decidi fazer dieta por causa do que sentia — preguiça e estalos nas juntas, sobretudo nos quadris e joelhos. Quero ficar mais disposta à medida que envelheço. Quero ser saudável. Jean, 61

Qual é o seu índice de massa corporal (IMC)?

Comece descobrindo seu IMC — a forma mais comum de medir se alguém está ou não acima do peso. É preciso levar sua altura em consideração, porque alguém que pesa 76kg e mede 1,52m está acima do peso, enquanto alguém que tem cerca de 1,82m e 76kg está no peso ideal.

O IMC é calculado quando seu peso (em quilos) é dividido por sua altura (em metros) ao quadrado. Assim, por exemplo, a mulher média no Reino Unido pesa 71,2kg e mede 1,62m de altura, o que significa que ela tem um IMC de 27,1 — acima da faixa saudável de 18,5 a 24,9. O IMC de 25 a 29,9 é classificado como acima do peso, com riscos crescentes à saúde; e o IMC igual ou superior a 30 ou mais é classificado como "obeso", com riscos à saúde cada vez maiores. O IMC mais saudável está, na verdade, entre 20 e 22. Um IMC mais alto do que isso pode começar a aumentar seu risco de desenvolver câncer ou outras doenças. Quanto maior o IMC, maior o risco.

Porém, o IMC é apenas parte da história — duas pessoas podem ter o mesmo peso e altura, mas carregarem quantidades muito diferentes de gordura corporal. Uma mulher com um IMC 27, que não se exercita, pode ter até 43% de seu peso em gordura, enquanto outra pessoa pode ser um atleta com músculos bem-definidos e ter apenas 19% de seu peso em gordura. Portanto, embora ambas tenham um IMC que as coloca na categoria de "acima do peso", uma tem o triplo de gordura corporal e, como resultado, enfrenta riscos à saúde.

Como medir sua gordura corporal

Se possível, tente medir sua gordura corporal, uma vez que ela lhe dará a melhor indicação de quanto acima do peso você está. Você pode comprar uma balança ou um monitor manual que medirá sua gordura corporal. Essas máquinas funcionam passando uma corrente elétrica mínima e imperceptível através de seu corpo. Os tecidos magros (por exemplo, os músculos e os órgãos) são constituídos principalmente por água e eletrólitos que conduzem essa corrente, enquanto a gordura, que contém pouca ou nenhuma água, não é uma boa condutora e impede a passagem da corrente. Ao medir a quantidade de tecido magro que você possui, o monitor estima o quanto de gordura você tem a partir de seu peso total (por exemplo, peso total – peso magro = peso da gordura). Balanças que enviam uma corrente elétrica pela parte inferior do corpo são mais precisas do que os monitores manuais que medem apenas os braços, embora elas não sejam infalíveis. Esses monitores manuais subestimarão os níveis de gordura se você tiver líquido ou algo a mais no corpo, como as mulheres na época da menstruação, ou se alguma de suas articulações tiver sido substituída

Calculadora de Indice de Massa Muscular (IMC)

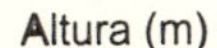

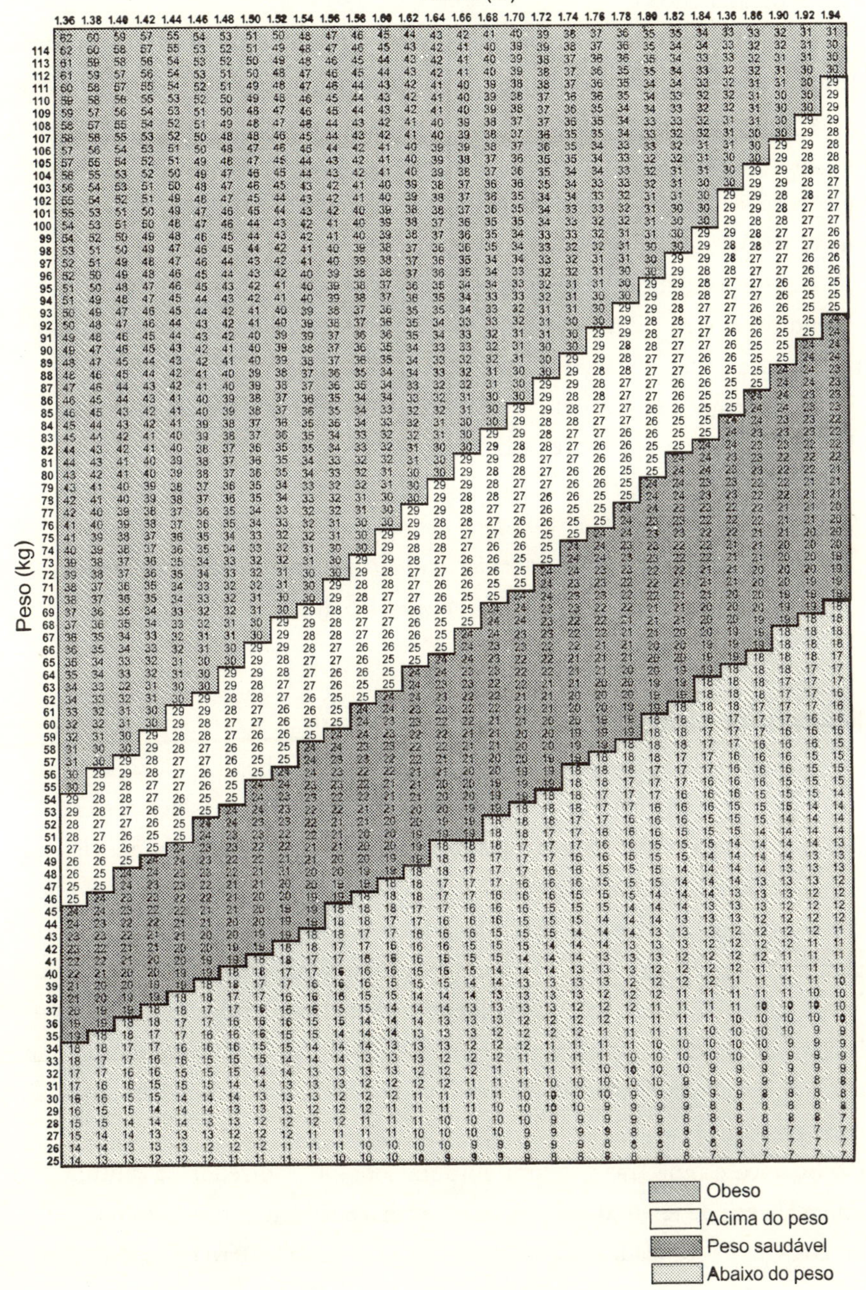

Peso (kg)	1.36	1.38	1.40	1.42	1.44	1.46	1.48	1.50	1.52	1.54	1.56	1.58	1.60	1.62	1.64	1.66	1.68	1.70	1.72	1.74	1.76	1.78	1.80	1.82	1.84	1.36	1.86	1.90	1.92	1.94
	62	60	59	57	55	54	53	51	50	48	47	46	45	44	43	42	41	40	39	38	37	36	35	35	34	33	33	32	31	31
114	62	60	58	57	55	53	52	51	49	48	47	46	45	43	42	41	40	39	39	38	37	36	35	34	34	33	32	32	31	30
113	61	59	58	56	54	53	52	50	49	48	46	45	44	43	42	41	40	39	38	37	36	36	35	34	33	33	32	31	31	30
112	61	59	57	56	54	53	51	50	48	47	46	45	44	43	42	41	40	39	38	37	36	35	35	34	33	32	32	31	30	30
111	60	58	57	55	54	52	51	49	48	47	46	44	43	42	41	40	39	38	38	37	36	35	34	34	33	32	31	31	30	29
110	59	58	56	55	53	52	50	49	48	46	45	44	43	42	41	40	39	38	37	36	36	35	34	33	32	32	31	30	30	29
109	59	57	56	54	53	51	50	48	47	46	45	44	43	42	41	40	39	38	37	36	35	34	34	33	32	32	31	30	30	29
108	58	57	55	54	52	51	49	48	47	46	44	43	42	41	40	39	38	37	37	36	35	34	33	33	32	31	31	30	29	29
107	58	56	55	53	52	50	49	48	46	45	44	43	42	41	40	39	38	37	36	35	35	34	33	32	32	31	30	30	29	28
106	57	56	54	53	51	50	48	47	46	45	44	42	41	40	39	39	38	37	36	35	34	33	33	32	31	31	30	29	29	28
105	57	55	54	52	51	49	48	47	45	44	43	42	41	40	39	38	37	36	35	35	34	33	32	32	31	30	30	29	28	28
104	56	55	53	52	50	49	47	46	45	44	43	42	41	40	39	38	37	36	35	34	34	33	32	31	31	30	29	29	28	28
103	56	54	53	51	50	48	47	46	45	43	42	41	40	39	38	37	36	36	35	34	33	33	32	31	30	30	29	29	28	27
102	55	54	52	51	49	48	47	45	44	43	42	41	40	39	38	37	36	35	34	34	33	32	31	31	30	29	29	28	28	27
101	55	53	51	50	49	47	46	45	44	43	42	40	39	38	38	37	36	35	34	33	33	32	31	30	30	29	29	28	27	27
100	54	53	51	50	48	47	46	44	43	42	41	40	39	38	37	36	35	35	34	33	32	32	31	30	30	29	28	28	27	27
99	54	52	50	49	48	46	45	44	43	42	41	40	39	38	37	36	35	34	33	33	32	31	31	30	29	29	28	27	27	26
98	53	51	50	49	47	46	45	44	42	41	40	39	38	37	36	36	35	34	33	32	32	31	30	30	29	28	28	27	27	26
97	52	51	49	48	47	46	44	43	42	41	40	39	38	37	36	35	34	34	33	32	31	31	30	29	29	28	27	27	26	26
96	52	50	49	48	46	45	44	43	42	40	39	38	38	37	36	35	34	33	32	32	31	30	30	29	28	28	27	27	26	26
95	51	50	48	47	46	45	43	42	41	40	39	38	37	36	35	34	34	33	32	31	31	30	29	29	28	27	27	26	26	25
94	51	49	48	47	45	44	43	42	41	40	39	38	37	36	35	34	33	33	32	31	30	30	29	28	28	27	27	26	25	25
93	50	49	47	46	45	44	42	41	40	39	38	37	36	35	35	34	33	32	31	31	30	29	29	28	27	27	26	26	25	25
92	50	48	47	46	44	43	42	41	40	39	38	37	36	35	34	33	33	32	31	30	30	29	28	28	27	27	26	25	25	24
91	49	48	46	45	44	43	42	40	39	39	37	36	36	35	34	33	32	31	31	30	29	29	28	27	27	26	26	25	25	24
90	49	47	46	45	43	42	41	40	39	38	37	36	35	34	33	33	32	31	30	30	29	28	28	27	27	26	25	25	24	24
89	48	47	45	44	43	42	41	40	39	38	37	36	35	34	33	32	32	31	30	29	29	28	27	27	26	26	25	25	24	24
88	48	46	45	44	42	41	40	39	38	37	36	35	34	34	33	32	31	30	30	29	28	28	27	27	26	25	25	24	24	23
87	47	46	44	43	42	41	40	39	38	37	36	35	34	33	32	32	31	30	29	29	28	27	27	26	26	25	25	24	24	23
86	46	45	44	43	41	40	39	38	37	36	35	34	34	33	32	31	30	30	29	28	28	27	27	26	25	25	24	24	23	23
85	46	45	43	42	41	40	39	38	37	36	35	34	33	32	32	31	30	29	29	28	27	27	26	26	25	25	24	24	23	23
84	45	44	43	42	41	39	38	37	36	35	35	34	33	32	31	30	30	29	28	28	27	27	26	25	25	24	24	23	23	22
83	45	44	42	41	40	39	38	37	36	35	34	33	32	32	31	30	29	29	28	27	27	26	26	25	25	24	23	23	23	22
82	44	43	42	41	40	38	37	36	35	35	34	33	32	31	30	30	29	28	28	27	26	26	25	25	24	24	23	23	22	22
81	44	43	41	40	39	38	37	36	35	34	33	32	32	31	30	29	29	28	27	27	26	26	25	24	24	23	23	22	22	22
80	43	42	41	40	39	38	37	36	35	34	33	32	31	30	30	29	28	28	27	26	26	25	25	24	24	23	23	22	22	21
79	43	41	40	39	38	37	36	35	34	33	32	32	31	30	29	29	28	27	27	26	26	25	24	24	23	23	22	22	21	21
78	42	41	40	39	38	37	36	35	34	33	32	31	30	30	29	28	28	27	26	26	25	25	24	24	23	23	22	22	21	21
77	42	40	39	38	37	36	35	34	33	32	32	31	30	29	29	28	27	27	26	25	25	24	24	23	23	22	22	21	21	20
76	41	40	39	38	37	36	35	34	33	32	31	30	30	29	28	28	27	26	26	25	25	24	23	23	22	22	22	21	21	20
75	41	39	38	37	36	35	34	33	32	32	31	30	29	29	28	27	27	26	25	25	24	24	23	23	22	22	21	21	20	20
74	40	39	38	37	36	35	34	33	32	31	30	30	29	28	28	27	26	26	25	24	24	23	22	22	22	21	21	20	20	20
73	39	38	37	36	35	34	33	32	32	31	30	29	29	28	27	26	26	25	25	24	24	23	23	22	22	21	21	20	20	19
72	39	38	37	36	35	34	33	32	31	30	30	29	28	27	27	26	26	25	24	24	23	23	22	22	21	21	20	20	20	19
71	38	37	36	35	34	33	32	32	31	30	29	28	28	27	26	26	25	25	24	23	23	22	22	21	21	21	20	20	19	19
70	38	37	36	35	34	33	32	31	30	30	29	28	27	27	26	25	25	24	24	23	23	22	22	21	21	20	20	19	19	18
69	37	36	35	34	33	32	32	31	30	29	28	28	27	26	26	25	24	24	23	23	22	22	21	21	20	20	20	19	19	18
68	37	36	35	34	23	32	31	30	29	29	28	27	27	26	25	25	24	24	23	22	22	21	21	21	20	20	19	19	18	18
67	36	35	34	33	32	31	31	30	29	28	28	27	26	26	25	24	24	23	22	22	21	21	20	20	19	19	19	18	18	18
66	36	35	34	33	32	31	30	29	29	28	27	26	26	25	25	24	23	23	22	22	21	21	20	20	19	19	19	18	18	18
65	35	34	33	32	31	30	30	29	28	27	27	26	25	25	24	24	23	22	22	21	21	21	20	20	19	19	18	18	18	17
64	35	34	33	32	31	30	29	29	28	27	26	26	25	24	24	23	23	22	22	21	21	20	20	19	19	18	18	18	17	17
63	34	33	22	31	30	30	29	28	27	27	26	25	25	24	23	23	22	22	21	21	20	20	19	19	18	18	18	17	17	17
62	34	33	32	31	30	29	28	28	27	26	25	25	24	24	23	22	22	21	21	20	20	20	19	19	18	18	18	17	17	16
61	33	32	31	30	29	29	28	27	26	26	25	24	24	23	23	22	22	21	21	20	20	19	19	18	18	18	17	17	17	16
60	32	32	31	30	29	28	27	27	26	25	25	24	23	23	22	22	21	21	20	20	19	19	18	18	18	17	17	17	16	16
59	32	31	30	29	28	28	27	26	26	25	24	24	22	22	22	21	21	20	20	19	19	19	18	18	17	17	17	16	16	16
58	31	30	30	29	28	27	26	26	25	24	24	23	23	22	22	21	21	20	20	19	19	18	18	18	17	17	16	16	16	15
57	31	30	29	28	27	27	26	25	25	24	23	23	22	22	21	21	20	20	19	19	18	18	18	17	17	16	16	16	15	15
56	30	29	29	28	27	26	26	25	24	24	23	22	22	21	21	20	20	19	19	18	18	18	17	17	17	16	16	16	15	15
55	30	29	28	27	27	26	25	24	24	23	23	22	21	21	20	20	19	19	19	18	18	17	17	17	16	16	16	15	15	15
54	29	28	28	27	26	25	25	24	23	23	22	22	21	21	20	20	19	19	18	18	17	17	17	16	16	16	15	15	15	14
53	29	28	27	26	26	25	24	24	23	22	22	21	21	20	20	19	19	18	18	18	17	17	16	16	16	15	15	15	14	14
52	28	27	27	26	25	24	24	23	23	22	21	21	20	20	19	19	18	18	18	17	17	16	16	16	15	15	15	14	14	14
51	28	27	26	25	25	24	23	23	22	22	21	20	20	19	19	19	18	18	17	17	16	16	16	15	15	15	14	14	14	14
50	27	26	26	25	24	23	23	22	22	21	21	20	20	19	18	18	18	17	17	17	16	16	15	15	15	14	14	14	14	13
49	26	26	25	24	24	23	22	22	21	21	20	20	19	19	18	18	17	17	17	16	16	15	15	15	14	14	14	14	13	13
48	26	25	24	24	23	23	22	21	21	20	20	19	19	18	18	17	17	17	16	16	15	15	15	14	14	14	14	13	13	13
47	25	25	24	23	23	22	21	21	20	20	19	19	18	18	17	17	17	16	16	16	15	15	15	14	14	14	13	13	13	12
46	25	24	23	23	22	22	21	20	20	19	19	18	18	18	17	17	16	16	16	15	15	15	14	14	14	13	13	13	12	12
45	24	24	23	22	22	21	21	20	19	19	18	18	18	17	17	16	16	16	15	15	15	14	14	14	13	13	13	12	12	12
44	24	23	22	22	21	21	20	20	19	19	18	18	17	17	16	16	16	15	15	15	14	14	14	13	13	13	12	12	12	12
43	23	23	22	21	21	20	20	19	19	18	18	17	17	16	16	16	15	15	15	14	14	14	13	13	13	12	12	12	12	11
42	23	22	21	21	20	20	19	19	18	18	17	17	16	16	16	15	15	15	14	14	14	13	13	13	12	12	12	12	11	11
41	22	22	21	20	20	19	19	18	18	17	17	16	16	16	15	15	15	14	14	14	13	13	13	12	12	12	12	11	11	11
40	22	21	20	20	19	19	18	18	17	17	16	16	16	15	15	15	14	14	14	13	13	13	12	12	12	12	11	11	11	11
39	21	20	20	19	19	18	18	17	17	16	16	16	15	15	15	14	14	13	13	13	13	12	12	12	12	11	11	11	11	10
38	21	20	19	19	18	18	17	17	16	16	16	15	15	14	14	14	13	13	13	13	12	12	12	11	11	11	11	11	10	10
37	20	19	19	18	18	17	17	16	16	16	15	15	14	14	14	13	13	13	13	12	12	12	11	11	11	11	10	10	10	10
36	19	19	18	18	17	17	16	16	16	15	15	14	14	14	13	13	13	12	12	12	12	11	11	11	11	10	10	10	10	10
35	19	18	18	17	17	16	16	16	15	15	14	14	14	13	13	13	12	12	12	12	11	11	11	11	10	10	10	10	9	9
34	18	18	17	17	16	16	16	15	15	14	14	14	13	13	13	12	12	12	11	11	11	11	10	10	10	10	10	9	9	9
33	18	17	17	16	16	15	15	15	14	14	14	13	13	13	12	12	12	11	11	11	11	10	10	10	10	10	9	9	9	9
32	17	17	16	16	15	15	15	14	14	13	13	13	13	12	12	12	11	11	11	11	10	10	10	10	9	9	9	9	9	9
31	17	16	16	15	15	15	14	14	13	13	13	12	12	12	12	11	11	11	10	10	10	10	10	9	9	9	9	9	8	8
30	16	16	15	15	14	14	14	13	13	13	12	12	12	11	11	11	11	10	10	10	10	9	9	9	9	9	8	8	8	8
29	16	15	15	14	14	14	13	13	13	12	12	12	11	11	11	11	10	10	10	10	9	9	9	9	8	8	8	8	8	8
28	15	15	14	14	14	13	13	12	12	12	12	11	11	11	10	10	10	10	9	9	9	9	9	8	8	8	8	8	8	7
27	15	14	14	13	13	13	12	12	12	11	11	11	11	10	10	10	10	9	9	9	9	8	8	8	8	8	8	7	7	7
26	14	14	13	13	13	12	12	12	11	11	11	10	10	10	10	9	9	9	9	9	8	8	8	8	8	8	7	7	7	7
25	14	13	13	12	12	12	11	11	11	11	10	10	10	10	9	9	9	9	8	8	8	8	8	8	7	7	7	7	7	7

por placas de metal. Eles também superestimarão o nível de gordura se você estiver desidratado.

Para obter resultados melhores, use um monitor de gordura corporal sempre na mesma hora do dia, uma vez por semana, logo após acordar. Vista o mínimo de roupas possível, esvazie a bexiga antes de usar o monitor e evite usá-lo logo após se exercitar, ingerir bebidas alcoólicas ou comer. Observe que você não deve usar os medidores de gordura corporal se tiver um marca-passo.

É possível também usar nossa Calculadora de Gordura Corporal (veja Apêndice A, página 281), que faz uma estimativa da gordura corporal utilizando o peso, a altura, a idade e o sexo.

Como regra geral, as mulheres devem ter entre 20 e 34% do peso corporal delas em forma de gordura, e os homens entre 8 e 25%.[1]

Eu precisava fazer algo — estava constantemente preocupada com meu peso, não me interessava por roupas e estava sempre planejando fazer dieta. Algo tinha de mudar. Sandra, 49

Meça sua cintura

Para alguns riscos à saúde, como doença cardíaca e diabetes, a medida da cintura pode ser ainda mais importante do que o peso. Algumas pessoas engordam nos quadris e nas coxas (transformando o formato do corpo na clássica "pera"), enquanto outras engordam ao redor da cintura (transformando o formato do corpo na clássica "maçã"). O formato do corpo dos homens é, em geral, mais maçã do que o das mulheres, sobretudo se eles têm "barriga de chope", mas, à medida que as mulheres envelhecem, tendem a engordar na barriga em vez de nos quadris e nas coxas. Ao contrário do que muitas pessoas pensam, essa redistribuição de peso pode começar a acontecer antes da menopausa.[2]

Se você é uma "maçã", com gordura sobrando ao redor da cintura, há muita chance de ter ainda mais gordura armazenada no interior, ao redor dos órgãos vitais localizados no abdômen. Essa gordura interna é nociva à sua saúde, porque causa inflamação no corpo, o que, por sua vez, aumenta o risco de diabetes tipo 2, doença cardíaca, derrame e, talvez, alguns tipos de câncer.

Essa "gordura intra-abdominal" pode ser vista claramente nas seguintes imagens.

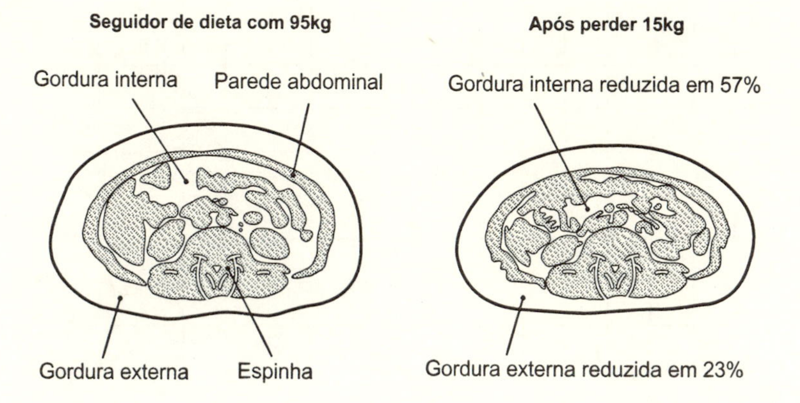

Essas são duas imagens de ressonância magnética do abdômen. Elas pertencem à mesma pessoa e foram feitas antes e depois de ela perder 15kg. Você pode ver que a imagem do lado direito, após a dieta, é menor do que a da esquerda. As áreas brancas são gordura. Você pode vê-la como uma camada subcutânea e também no abdômen. As áreas escuras são o músculo e o osso da espinha, os outros órgãos e a bexiga. Essa mulher de 40 anos, com um histórico familiar claro de câncer de mama, perdeu 15kg em seis meses — entre os dois exames. Isso representa cerca de 15,5% de seu peso corporal total. O IMC dela mudou de 32 para 26.

Em geral, você corre um risco maior de ter problemas de saúde se sua cintura for larga demais. Como orientação geral, sua cintura deve ser inferior à metade de sua altura. Nossa pesquisa com 105 mil mulheres descobriu que as que tinham medidas de cintura igual ou superior a 90cm apresentavam um risco 40% maior de desenvolver câncer de mama se comparadas com as que tinham 73cm.[3] Use o gráfico a seguir para medir sua cintura. Ele ajudará a descobrir se tem gordura interna em excesso e se precisa perder peso.

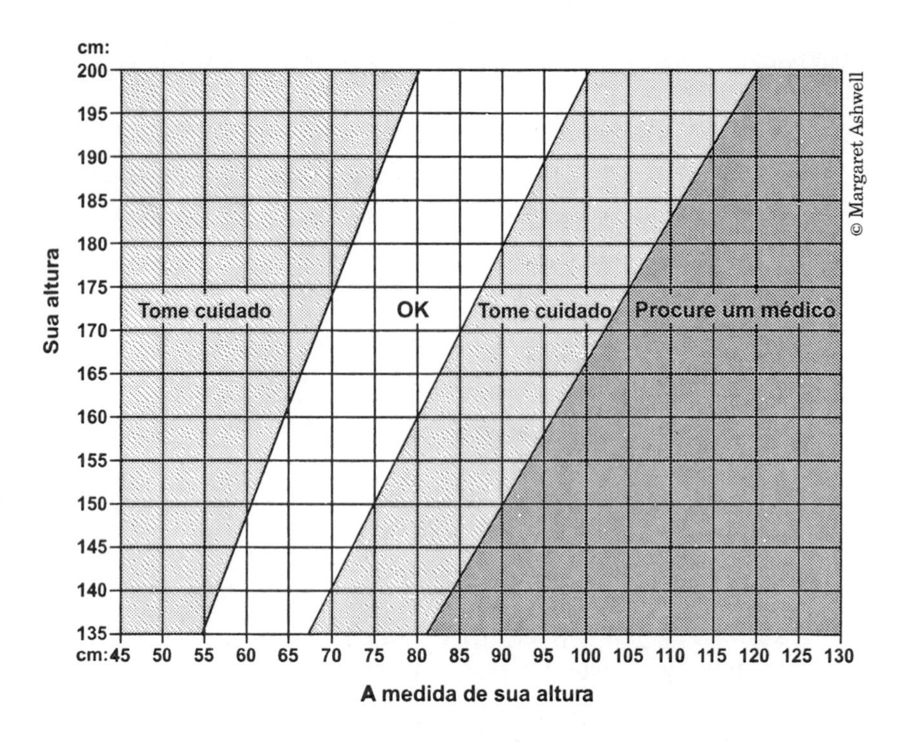

Minhas juntas doíam quando eu acordava. Eu ficava sem fôlego se precisasse subir um lance de escadas correndo. Não cabia em minhas roupas, meus braços eram flácidos, eu parecia desmazelada, velha e de meia-idade... preciso dizer mais? Charlotte, 41

Comprometa-se a mudar

Sabemos pela experiência com nossos seguidores de dietas que o comprometimento é fundamental ter a *dieta de 2 dias* a seu favor, mesmo se outras dietas não funcionaram. Fazer mudanças em sua dieta e em seu estilo de vida não é fácil, mas estar comprometido, motivado e preparado para o desafio é fundamental para a perda de peso ser bem-sucedida.

Por que você deseja perder peso?

Pode haver muitas razões — para melhorar a saúde, reduzir as chances de contrair câncer ou ter mais energia para brincar com os filhos ou netos. Para muitos de nós, o grande motivador é melhorar a aparência, se sentir mais confiante e poder vestir roupas mais bonitas. Frequentemente, descobrimos que muitos seguidores de dietas estão preocupados se essa pode ser uma atitude muito consumista, e não uma razão válida para a perda de peso — e acham difícil admitir que essa seja a motivação. Seja qual for o seu objetivo, é importante perder peso para você mesmo.

Liste suas razões para querer perder peso e os benefícios que pretende obter para melhorar sua saúde, bem-estar e autoestima. Em seguida, escreva "Comprometo-me a perder peso porque..." e acrescente as razões. Coloque isso em algum lugar que você possa ler todos os dias — na parede do escritório, na geladeira ou no quadro de avisos da cozinha. Será um lembrete diário do motivo pelo qual você está fazendo dieta, e isso o ajudará quando tiver um dia difícil ou vontade de desistir.

Estou prestes a completar 50 anos e comecei e larguei dietas a maior parte de minha vida adulta. Simplesmente cansei de todas elas. Precisava de algo duradouro. Vicky, 49

Essa é a hora certa para fazer dieta?

Perder peso não envolve apenas força de vontade. É difícil enfrentar qualquer novo desafio se você estiver estressado demais, se muitas outras mudanças estiverem acontecendo ou se não tiver apoio das pessoas ao seu redor. Pergunte-se:

- Como está meu nível de estresse — sinto que controlo minha vida?
- Tenho o apoio de amigos e familiares?
- Posso convencer amigos, colegas e/ou familiares a fazer a *dieta de 2 dias* comigo para obter apoio moral e motivação? Uma competição leve pode estimular você quando estiver fazendo a dieta, ajudar a se concentrar no plano e focar em seu objetivo.
- Estou confiante de que conseguirei efetuar as mudanças em minha alimentação?
- Existe alguma forma de planejar refeições e encaixar exercícios físicos regulares na minha rotina?

Se sua resposta foi "sim" para a maioria destas perguntas, provavelmente você está pronto para iniciar a *dieta de 2 dias*. Caso contrário, é hora de pensar sobre formas de controlar seu nível de estresse e encontrar o apoio de que precisa para fazer a *dieta de 2 dias* funcionar para você.

Obtendo o apoio que precisa

Se você já fez dieta antes, sabe que existem muitos sabotadores de dieta por aí: o companheiro que deseja que você seja "fofinho"; o amigo que o convence de comer aquela fatia de bolo "só dessa vez" ou sua mãe, que lhe diz que você não tem estrutura para ser magro. Ter o apoio irrestrito dos amigos mais próximos e dos entes queridos pode realmente fazer a diferença para ter sucesso com a dieta; portanto, é importante tê-los por perto desde o primeiro dia. Atenção para o comportamento sabotador das outras pessoas — oferecer a você alimentos proibidos, fazer comentários críticos sobre como a dieta "mudou" o seu comportamento, dando a entender de que você não é mais "um de nós". Essas são questões muitas vezes difíceis e podem envolver amigos ou familiares que estejam acima do peso e que não desejam ver alguém fazer o que eles também precisam. Podem também ser companheiros que se sentem ameaçados ao ver que a outra metade está ficando confiante e mais atraente. É tentador procurar ignorar tais comentários; no entanto, descobrimos que, quando quem está fazendo dieta explica com clareza suas razões para tentar perder peso e, explicitamente, pede o apoio das pessoas, a sabotagem acaba e é substituída por auxílio. Uma das pessoas que segue a nossa dieta escreveu como ficou surpresa com a atitude negativa de seus colegas de trabalho à sua dieta. "Eles colocavam chocolates e biscoitos na mesa e eu ficava impressionada com a resposta deles quando dizia que não queria um biscoito de chocolate; então, um dia, os enfrentei e disse 'Olha, vamos colocar as cartas na mesa', e expliquei que estava de dieta para reduzir o risco de ter câncer de mama. Depois que fiz isso, eles foram positivos e me apoiaram, mas foi preciso tomar essa atitude para eles se envolverem no meu projeto."

Como você se sente?

Poucas pessoas estão plenamente satisfeitas com o próprio tamanho, forma ou aparência, sobretudo quando estão acima do peso. Porém, para algumas, esses sentimentos negativos são tão poderosos que causam um grande impacto na confiança, autoestima e na forma com que vivem a vida. É crucial reconhecer e abordar os sentimentos negativos antes de começar a fazer dieta, porque, se você se sente mal consigo mesmo, pode ser ainda mais difícil fazer mudanças saudáveis no estilo de vida e perder peso.

Se essa descrição se parece com você, pare e reflita cuidadosamente sobre como você se vê e como sua imagem corporal afeta sua vida diária e sua capacidade de lidar com pessoas ou situações novas. Pode demorar algum tempo para você pensar sobre essas questões, mas esse tempo será bem-gasto e tem tudo para aumentar suas chances de sucesso. Tente focar no que gosta em você como pessoa, o que gosta em sua aparência e nos pontos positivos de sua vida em vez de abordar algo que deseja mudar.

Controle o estresse

Alimentos e bebidas podem virar um refúgio quando a vida fica pesada; portanto, o estresse pode ser um fator importante a considerar na luta para controlar o peso. O primeiro passo é identificar as causas de estresse em sua vida e aprender a reconhecer seus sintomas característicos. Em seguida, você precisa encontrar formas de reduzir e controlar o nível de estresse sem apelar para a comida. Os passos seguintes podem levar um pouco mais de tempo para serem executados, mas será um tempo bem-gasto.

Faça uma lista

Liste as principais fontes de estresse em sua vida. Elas podem incluir questões profissionais, de relacionamento, separação, demandas familiares, luto, problemas de dinheiro, desempenho de múltiplos papéis, excesso de compromissos, o ritmo geral da vida, medo do fracasso, falta de apoio, sentimento de culpa com relação ao uso do tempo e do espaço para si mesmo ou atividades práticas, tais como dirigir um carro. As questões que cercam a dieta, o peso, os exercícios físicos e a saúde são, com frequência, fonte de preocupação e culpa.

Aprenda a reconhecer os sintomas do estresse

Sinais comuns incluem o sentimento de que você não consegue desligar, não está conseguindo dar conta de tudo, não está sendo eficiente, se sente tenso, em pânico, incapaz de apoiar os outros e de que está decepcionando as pessoas. Você pode se sentir cansado, ter dor de cabeça, sentir tensão e dores, ter problemas para dormir ou ficar irritado e ansioso. Pode estar comendo mais ou, às vezes, menos, ou ingerindo mais álcool do que de costume.

Desenvolva sua estratégia de adaptação

Como lida com o estresse dependerá do que funciona melhor para você. Analise a lista de itens estressantes em sua vida e reflita bastante sobre como você pode reduzir a pressão sobre si mesmo. Coloque suas fontes de estresse em ordem de prioridade, com as "muito importantes" no topo da lista. Comece pelo fim da lista, pense sobre o que pode descartar ou delegar a outras pessoas. Se a vida parece fora de controle por causa de pilhas de contas para pagar ou entulho para todos os lados, tome a decisão de lidar com isso, um pouco de cada vez. Organizar-se pode ser um grande antídoto para o estresse. E, se você é o tipo de pessoa que está sempre pronta para se oferecer quando alguém precisa de ajuda — e acaba se sentindo sobrecarregada com isso —, comece a dizer "não". Será difícil no início, mas quanto mais você o fizer, mais fácil será.

Encontre formas de criar tempo para si mesmo. Se você sente que está "com as baterias fracas", tente reservar algum tempo durante a semana (é ideal que seja todos os dias) para fazer algo que lhe ajude a descontrair. O que fazemos para reduzir o estresse é muito pessoal, e o que funciona para você pode não agradar a outra pessoa. Algumas das melhores maneiras de reduzir o estresse são também as mais simples: saia para caminhar — mesmo que por apenas dez minutos, de preferência sob luz natural, isso vai ajudá-lo a recarregar as baterias —; faça parte de um coral — já está provado que cantar ajuda a reduzir o estresse e melhora o humor —;[4] ria — assista a um filme engraçado, leia um livro divertido, passe tempo com amigos que o façam rir; vá a um spa, faça massagem ou limpeza de pele; assista a um jogo de futebol; converse com amigos que o façam se sentir bem (não aqueles que fazem demandas infindáveis e sugam sua energia); aumente o volume e ouça sua música favorita aos berros; invista em um relaxamento ou faça aulas de ioga ou meditação; encontre tempo em sua vida para o sexo.

Planeje para ter sucesso

Além de listar os benefícios da perda de peso, dedique algum tempo para pensar sobre os desafios que pode encontrar pelo caminho. Se você fez dieta antes, provavelmente já tem uma boa ideia dos tipos de problema que o esperam, seja perder a motivação, ceder à tentação ou se sentir sem o apoio dos entes mais queridos. Ao reconhecer e abordar essas questões, agora, você estará pronto para lidar com os problemas se e quando eles surgirem. Use a tabela a seguir para se ajudar.

Benefícios de fazer a *dieta de 2 dias*:	**Problemas que posso encontrar com a *dieta de 2 dias***
Ex.: Perderei peso, me sentirei melhor comigo mesmo, terei mais energia	Ex.: Outras pessoas podem tentar me convencer a interromper a dieta, ser tentado a fazer lanches noturnos
Benefícios de não fazer a *dieta de 2 dias*:	**Problemas em não fazer a *dieta de 2 dias***
Ex.: Poder comer o que quiser e sempre que quiser	Ex.: Talvez ganhe peso, sentirei mais preguiça e terei menos energia

Estabeleça seus objetivos para perder peso

Seu objetivo é atingir o peso ideal o mais rápido possível, mas, como todo seguidor de dieta sabe, a perda de peso demanda tempo. Sabemos que o emagrecimento bom e rápido, desde o primeiro dia, aumenta a motivação e é um incentivo real para persistir[5] — e a boa notícia é que você pode esperar resultados rápidos com a *dieta de 2 dias* (ver página 22). Descobrimos que os seguidores da *dieta de 2 dias* não apenas perderam peso 50% mais rápido do que aqueles que fizeram uma dieta diária, mas também conseguiram mudar os hábitos alimentares e reduzir o apetite — o que os ajudou a manter a dieta e a motivação.

É bom ter muita ambição, querer chegar novamente ao tamanho 40 da calça jeans ou a usar jeans masculinos com cintura de 81cm, ou ficar bem em um biquíni ou calção de praia. No entanto, vale a pena ser realista com relação a quanto peso você perderá e quanto tempo demorará para perdê-lo. Como você deve lembrar, os seguidores da nossa *dieta de 2 dias* inicialmente perderam, em média, entre 0,5 a 1,4kg por semana, o que desacelerou ligeiramente, de forma que, ao final de três meses, eles haviam perdido, em média, 5,8kg, e alguns haviam perdido muito mais. Quando se trata de perda de peso, é devagar que se chega longe, e os seguidores da nossa *dieta de 2 dias* que persistiram foram os maiores vencedores e os que viram as maiores mudanças. Portanto, não há razão alguma para sua meta de perder peso não ser ambiciosa, sobretudo se você está convencido de que pode enfrentar os desafios e seguir em frente. Entretanto, seu objetivo também precisa ser realista e viável.

A curto prazo – os três primeiros meses

Perder entre 5 e 10% de seu peso

Pode não parecer grande coisa, e é quase certo que seja muito menos do que seu objetivo maior, mas tente, inicialmente, perder apenas entre 5 e 10% de seu peso — ou seja, de 4 a 8kg se seu peso for 80kg. Você poderá ver benefícios instantâneos à sua saúde e estará reduzindo seu risco de desenvolver diabetes tipo 2 em 60%,[6] assim como o de sofrer de uma doença cardíaca em 70%.[7] Nosso trabalho também já mostrou que essa quantidade de peso perdido diminui o risco de ter câncer de mama de 25 a 40%.[8]

Algumas pessoas perdem peso mais rápido que outras. Se você seguir a *dieta de 2 dias* corretamente, a maior parte do peso que perder será gordura e, mais importante, você deve perder uma quantidade substancial de gordura armazenada ao redor dos órgãos vitais no abdômen. Isso é importante, uma vez que essa gordura intra-abdominal pode ser a maior ameaça à sua saúde. A pesquisa mostrou que a perda de quantidades relativamente pequenas de peso (10%) pode ajudar você a eliminar 40% da gordura armazenada em seu fígado (o que é muito perigoso para a saúde).[9] O fígado é o quartel-general do metabolismo — ele regula os níveis de gordura e açúcares circulantes. Quando um fígado com gordura não funciona com eficiência, os níveis de açúcar e gordura no sangue ficam mais altos, o que, por sua vez, pode levar à doença cardíaca, ao diabetes e ao câncer, assim como a danos hepáticos permanentes.

Seu objetivo de longo prazo

Todo mundo é diferente, e depende de você estabelecer e calcular sua meta pessoal de perda de peso. Você pode querer atingir seu peso ideal escolhido, ou voltar ao peso que achava correto para você no passado. Não tenha medo de ser ambicioso, contanto que seu objetivo seja realista e viável. Muitos dos seguidores da *dieta de 2 dias* emagreceram além do peso que estabeleceram como meta. A dieta pode ajudar a definir objetivos intermediários menores, com prazo de dois ou três meses, que você tenha uma possibilidade concreta de atingir. Isso aumentará sua confiança e motivação para chegar ao seu objetivo final.

Resumo

- Prepare-se. Calcule seu IMC, meça sua cintura e calcule o nível de gordura corporal antes de começar a *dieta de 2 dias* — para ajudá-lo a saber quanto peso você precisa perder.
- Seja claro quanto aos motivos para querer perder peso e tenha certeza de que tem o apoio certo para começar uma dieta, que lhe dará a melhor chance possível de ser bem-sucedido.
- Estabeleça metas claras de curto e longo prazo para que saiba o que pretende atingir.
- Não esqueça! Perder até mesmo um pouco de peso pode melhorar substancialmente sua saúde e diminuir o risco de desenvolver doenças.

3

Como fazer os dois dias com restrição

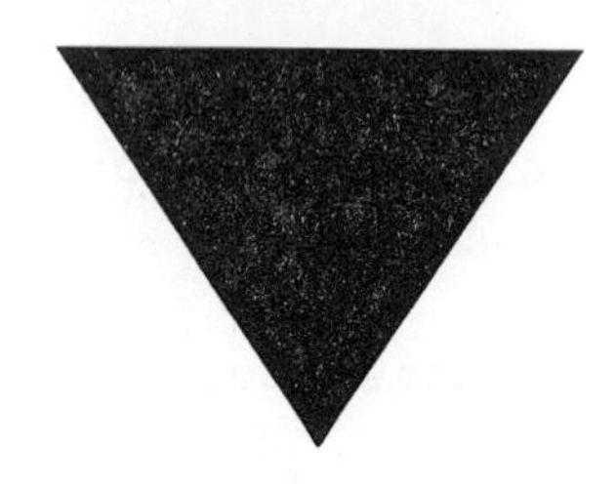

Neste capítulo explicaremos como fazer os dois dias com restrição da *dieta de 2 dias*. Planejamos essa dieta para reduzir seu apetite, de forma que haja menos probabilidade de se sentir faminto; satisfazer as necessidades nutricionais, de forma que não precise tomar suplementos; e assegurar a perda da maior quantidade de gordura possível e a preservação dos músculos que queimam calorias, na medida do possível. Se você é vegetariano, a *dieta de 2 dias* também funcionará, uma vez que as escolhas vegetarianas de alimentos proteicos saciam tanto, ou possivelmente mais, do que a carne.

Alerta!

Não fique tentado a criar a própria dieta de dois dias de baixa caloria. Não só será mais difícil fazê-la, como também, muito provavelmente, você ficará com fome. Além disso, uma dieta "inventada", que não é equilibrada em termos nutricionais, pode não proporcionar os mesmos benefícios à saúde ou a perda de peso que a *dieta de 2 dias* proporciona.

A beleza da *dieta de 2 dias* é a sua simplicidade e o fato de que precisa ser feita apenas em dois dias da semana, de preferência, consecutivos: dois dias com restrição são fáceis ao ponto de poderem ser ajustados a um estilo de vida mais atarefado. Você não precisa contar calorias ou ficar com fome. Tudo que precisa fazer é se limitar aos alimentos recomendados listados, assegurando a inclusão das porções mínimas recomendadas, mas sem ultrapassar os limites. Ao usar essas regras simples para mudar seus hábitos alimentares, a *dieta de 2 dias* o ajudará a retomar o controle do que come e a perder peso.

A dieta de 2 dias

- Por dois dias, todas as semanas, serão permitidos alimentos ricos em proteínas, gorduras saudáveis, laticínios com baixo teor de gordura, alguns legumes, verduras e frutas. Não é preciso contar calorias; use apenas as Calculadoras Rápidas (ver páginas 296-303) para verificar o número mínimo e máximo de porções para cada tipo de alimento que você pode comer, com valores diferentes para homens e mulheres.

- Por dois dias, sua ingestão de carboidratos fica limitada a cerca de 50 gramas por dia. A razão disso é que as pesquisas mostram que os carboidratos provocam fome! Com os carboidratos em níveis mínimos, seu corpo passa rapidamente do armazenamento de gordura para a queima dela. São os subprodutos dessa queima de gordura, as cetonas e outros itens, que controlam seu apetite.

- Recomendamos que você faça seus dois dias com restrição consecutivamente para obter os benefícios completos da dieta. Nossas pesquisas descobriram que fazer os dois dias em sequência facilita a execução da dieta e aumenta as chances de você, realmente, fazer o segundo dia. Isso também pode ter benefícios adicionais para a saúde.

A dieta transformou radicalmente meus hábitos alimentares e eu espero, de fato, por meus dois dias com restrição! Kate, 27

Quanto posso comer?

Não impusemos uma restrição calórica rígida nos dois dias com restrição porque descobrimos que a *dieta de 2 dias* sacia tanto que os seguidores naturalmente restringem a quantidade ingerida. Fornecemos um guia com o número máximo de porções de cada tipo de alimento para ajudar a garantir que você não coma demais. Lembre-se que essas são quantidades *máximas* e que você não precisa comer a quantidade máxima — a maioria dos nossos seguidores não come. As pessoas acostumadas a fazer dieta muitas vezes pensam que, se não comerem o suficiente, não perderão peso, mas isso definitivamente não é verdade. No entanto, é importante consumir proteínas e eletrólitos suficientes nos dois dias com restrição. Por essa razão, recomendamos que coma, pelo menos, as quantidades mínimas recomendadas de alimentos com proteínas e que tente comer laticínios, frutas, legumes e verduras, mas, além disso, coma apenas o que necessita e ouça seu corpo. Se não estiver com fome, coma menos! Você descobrirá mais detalhes sobre todos os tamanhos de porções no Apêndice B nas páginas 283-288 no final do livro.

Eu achava que a dieta de 2 dias *seria difícil, mas foi muito mais fácil do que eu esperava. A gama de alimentos é vasta e é possível variar as refeições para não ficarmos entediadas com o que estamos comendo.*
Kerry, 32

Em cada um dos dois dias com restrição da dieta de 2 dias você pode consumir:

- Alimentos proteicos (isto é, frango, peixe, ovos, carne magra): o máximo de 12 porções para mulheres e 14 para homens.
- Gorduras (isto é, semente de colza — um tipo de couve; azeite de oliva, nozes ou abacate): um máximo de cinco porções para mulheres e de seis para homens.
- Laticínios: três porções.
- Frutas: uma porção.
- Legumes e verduras: cinco porções.

- Pelo menos 2 litros de água, chá, café ou outras bebidas sem açúcar ou de baixa caloria.

Se desejar, pode incluir também:

- Goma de mascar sem açúcar ou raiz de alcaçuz (encontrada em lojas de produtos naturais).
- Até dez pastilhas de hortelã sem açúcar.

Alimentos proteicos

Você pode comer quantidades generosas dos seguintes alimentos proteicos em seus dois dias com restrição da *dieta de 2 dias*:

- Para mulheres: um mínimo de quatro e um máximo de 12 porções da lista a seguir, por dia.

- Para homens: um mínimo de quatro e um máximo de 14 porções da lista a seguir, por dia.

Em uma mesma refeição, você pode comer quantas porções proteicas quiser, mas mantenha-se dentro do limite máximo diário.

Proteína	1 porção equivalente a:
Peixe branco fresco ou defumado* (por exemplo, hadoque ou bacalhau)	60g (dois pedaços de filé de peixe)
Atum em salmoura ou água	45g
Peixe oleoso (fresco ou enlatado) em molho de tomate ou azeite (drenado), por exemplo, cavalinha, sardinha, salmão, truta, atum, salmão, truta ou arenque defumados*	30g
Frutos do mar, por exemplo, camarão, mexilhão, caranguejo	45g

Proteína	1 porção equivalente a:
Frango, peru ou pato (cozido sem pele)	30g (uma fatia do tamanho de uma carta de baralho)
Carne magra, porco, carneiro, coelho, carne de cervo ou tripa (sem gordura)	30g por porção, até o máximo de 500g por semana para mulheres e 600g por semana para homens (incluindo os dois dias com restrição da *dieta de 2 dias*)
Bacon magro*	1 fatia fina grelhada
Presunto magro*	2 fatias de espessura média ou 4 fatias de espessura fina
Ovos	1 grande/médio
Tofu	50g

*Ver página 58

Você pode incluir apenas *um* dos seguintes alimentos proteicos em *cada* dia com restrição, uma vez que contêm algum carboidrato. Eles devem ser incluídos em seu limite proteico diário.

Proteína	Máximo	Porções
Proteína vegetal texturizada (PVT)	Máximo de 30g por dia	3
Soja e edamame	Máximo de 60g por dia	2
Pasta de grão-de-bico com baixo teor de gordura	Máximo de 1 colher de sopa por dia	1
Quorn (carne artificial)	Máximo de 115g por dia	4

Tudo que você precisa saber sobre as proteínas

A proteína é a parte mais importante dos dois dias com restrição da *dieta de 2 dias*, assim como do restante da semana, por ser o alimento que mais proporciona saciedade entre os que você pode consumir. Na realidade, a pesquisa sugere que nosso apetite é fundamentalmente controlado por nossas necessidades proteicas, e que o corpo continuará lhe dizendo que está com fome até que você tenha comido o suficiente daquela substância. Se tiver uma dieta com baixo teor proteico, precisará consumir muitas calorias antes de atingir esse ponto — o que pode ser uma razão para tantas pessoas comerem exageradamente, sobretudo os seguidores de dietas com problemas em manter um dos inúmeros planos de dieta para perder peso baseadas em baixos teores de proteína e gordura. A proteína é vital para manter a massa muscular quando se está fazendo dieta. Os seguidores de dieta que tiveram sucesso na perda de peso parecem ser mais propensos a comer demais e a recuperar o peso que perderam caso tenham perdido muito músculo, junto com gordura. Isso consiste numa "resposta", ou seja, é uma maneira de o corpo tentar recuperar os músculos perdidos durante a dieta. Os alimentos proteicos também são úteis para os seguidores de dietas por queimarem de 65 a 70 calorias adicionais ao serem absorvidos e digeridos.

Gorduras

Você pode comer quantidades generosas dos seguintes alimentos:

- Para mulheres: um máximo de cinco porções da lista a seguir, por dia.
- Para homens: um máximo de seis porções por dia.

Gorduras	1 porção equivale a:
Margarina e creme vegetal com baixo teor de gordura (evite os tipos que lembrem manteiga)	1 colher de chá (8g)
Azeite de oliva e outros óleos (com exceção de palma, coco ou manteiga líquida)	1 colher de sobremesa (7g)
Molho de base oleosa	1 colher de sobremesa (7g)
Nozes sem sal ou salgadas* ou torradas secas (com exceção de torradas com mel)	1 colher de sobremesa ou 3 pedaços de nozes, 3 castanhas-do-pará, 4 amêndoas, 8 amendoins, 10 castanhas-de-caju ou 10 pistaches (com exceção de pinhão)

Gorduras	1 porção equivale a:
Molho pesto	1 colher de chá (8g)
Maionese	1 colher de chá (5g)
Maionese com baixo teor de gordura	1 colher de sopa (15g)
Azeitonas*	10 unidades
Pasta de amendoim (sem óleo de palma)	1 colher de chá (8g)

Você pode comer apenas um dos seguintes alimentos gordurosos em cada um dos dois dias com restrição, uma vez que eles contêm alguns carboidratos. Eles devem ser incluídos em seu limite de porções de gordura.

Gordura	Máximo	Porções
Abacate	o tamanho de ½ pera	2
Guacamole	2 colheres de sopa	2
Guacamole com baixo teor de gordura	2 colheres de sopa	1

Laticínios

Escolha até três porções da seguinte lista por dia:

Laticínios	1 porção equivale a:
Leite (semidesnatado ou desnatado)	200ml
Leite de soja (adoçado ou sem açúcar enriquecido com cálcio)**	200ml
Iogurte de fruta dietético, de soja, grego, natural fresco (todos com baixo teor de gordura)	1 pote pequeno de 120 a 150g ou 3 colheres de sopa cheias

Laticínios	1 porção equivale a:
Iogurte natural integral	80 a 90g ou 2 colheres de sopa cheias
Queijo cottage	75g ou 2 colheres de sopa
Quark	½ pote ou 3 colheres de sopa (90g)
Cream cheese (light)	1 colher de sopa (30g)
Queijos com baixo teor de gordura, cheddar com baixo teor de gordura, edam, defumado bavariano, feta*, camembert, ricota , muçarela, halloumi com baixo teor de gordura	Tamanho de uma caixa de fósforo – 30g por porção até o máximo de 120g para mulheres por semana e 150g para homens nos dias com restrição e nos sem restrição

* Não fique tentado a usar arroz ou leite de aveia no lugar dos laticínios ou do leite de soja. Eles não são adequados para os dias com restrição porque têm um teor de proteínas muito baixo e alto teor de carboidratos. No entanto, você pode usá-los nos cinco dias sem restrição.

** Ver página 58

Fiquei agradavelmente surpresa porque não fiquei desesperada para comer chocolate ou biscoitos nos dois dias com restrição, mas, é verdade, desejei comer pão, cereais e outros alimentos não tão impróprios. Val, 43

Frutas

Você pode incluir um pedaço de fruta, mas somente as frutas com baixo teor de carboidratos da lista a seguir. Se preferir, pode comer uma porção adicional de legumes e verduras no lugar das frutas. Você pode adoçar a fruta com adoçante artificial, conforme necessário, mas não acrescente açúcar.

Frutas	1 porção equivale a:
Damasco	3 frescos ou secos
Amora-preta	1 punhado
Groselha-negra	4 colheres de sopa cheias

Frutas	1 porção equivale a:
Groselha vermelha	4 colheres de sopa cheias
Toranja	½ fruta
Melão	fatia com 5 cm
Abacaxi	1 fatia grande
Mamão	1 fatia
Framboesa	2 punhados
Morangos	7 unidades
Ruibarbos cozidos ou amoras com adoçante	3 colheres de sopa cheias

Foi mais fácil do que eu esperava, e ficou ainda mais fácil com o passar do tempo. Logo adquiri o hábito de comer menos nos dias com restrição, e me acostumei a comer menos. Acho que comer o mesmo tipo de alimento durante os dois dias também ajuda, tornando mais fácil respeitar o tamanho das porções. Lindsey, 35

A dieta de 2 dias *me faz sentir bem porque me dá controle e foco nos dois dias por semana.* Carol, 39

Legumes e verduras

Somente os legumes e as verduras com baixo teor de carboidratos a seguir são permitidos. Escolha cinco porções de verduras da lista, por dia.

Legumes e verduras	1 porção equivale a:
Alcachofra	2 corações
Aspargos enlatados	7 brotos
Aspargos frescos	5 brotos
Berinjela	1/3 de uma média
Vagem manteiga	4 colheres de sopa cheias
Vagem francesa	4 colheres de sopa cheias
Broto de feijão fresco	2 punhados
Brócolis	2 ramos
Couve-de-bruxelas	8 folhas
Repolho	1/6 de repolho ou 3 colheres de sopa de folhas picadas
Couve-flor	8 ramos
Aipo-rábano	3 colheres de sopa cheias
Aipo	3 talos
Endívia	½ de uma "cabeça"
Abobrinha	½ de uma grande
Pepino	5cm por pedaço
Couve cozida	4 colheres de sopa cheias
Funcho	½ xícara fatiada
Cabaça	½
Alho-poró	1 médio
Alface (mix de folhas), rúcula	1 tigela de cereal

Condimentos

Você pode usar os seguintes condimentos sem restrição:

- Suco de limão
- Ervas ou temperos frescos ou secos
- Pimenta-do-reino
- Mostarda/raiz-forte
- Vinagres, por exemplo, vinagre de vinho tinto e branco, balsâmico ou de arroz
- Alho ou gengibre fresco ou pré-cortado
- Pimenta — fresca, em pó ou em flocos secos
- Molho de soja/molho de soja com baixo teor de sal (procure as variedades com pimenta para obter um gosto mais picante!)*
- Massa missô
- Caldo de peixe*
- Molho inglês*

Sal

Uma vez que você estará queimando gordura nos dias com restrição e eliminando água e eletrólitos do corpo, é importante ingerir sal. Você não precisa de quantidades enormes: inclua até 5 a 6g de sal nesses dias (o equivalente a 2.000-2.400mg de sódio).

Se perceber que está tendo dor de cabeça nos dias com restrição, isso pode ser um sinal de que precise de um pouco mais de sal.

Há sempre sal natural em alguns alimentos — por exemplo: laticínios, peixes e frutos do mar. Se desejar, pode incluir de quatro a seis porções de alimentos que sejam ricos em sal nos dias com restrição. Esses alimentos foram indicados nas listas anteriores de alimentos com um *.

Outra alternativa é incluir um dos seguintes:

- ½ cubo de caldo de carne ou 2 colheres de chá de caldo de carne em pó na bebida ou na comida
- 1 colher de sopa de molho de soja
- 1 colher de chá de extrato de levedura ou caldo de carne com água quente
- 3 colheres de chá de caldo de carne em pó, ou granulado, dissolvidos em água quente.

Não inclua bebidas ou alimentos salgados se estiver tomando comprimidos para controlar a pressão arterial alta.

Uma vez que sal em excesso faz mal à pressão e aos ossos, recomendamos que você limite esses alimentos salgados durante o resto da semana para apenas uma porção (ver página 58).

Acho essa dieta muito fácil de seguir. Posso comer uma grande variedade de alimentos e adoro só precisar esperar um ou dois dias se quero comer um pedaço grande de chocolate ou se estiver louca para comer bolo. Melhor ainda, não me sinto culpada quando como uma guloseima. Planejo meus dois dias de dieta em função de minha vida social; assim, uma não interfere na outra, de forma alguma. Planejo meus dois dias cuidadosamente para comer alimentos que me sustentarão, ajudarão a ter energia e, ao mesmo tempo, fornecerão os nutrientes de que preciso. Sinto que estou mais saudável e leve! Andrea, 30

Ideias de bebidas com baixa caloria

É muito importante beber bastante líquido nos dois dias com restrição da *dieta de 2 dias*. Procure beber 2 litros de líquidos da lista a seguir para evitar desidratação, constipação e dor de cabeça e para ajudar a não ter fome:

- Água (sem gás e gasosa)

- Chá e café (preto ou com leite, conforme estabelecido em seu limite diário de leite. Use adoçantes conforme necessário)
- Água gasosa com sabor e sem açúcar — não se esqueça de verificar o rótulo e evite marcas que contenham adição de açúcar
- Suco sem adição de açúcar feito com água sem gás ou gasosa. Evite as variedades de "suco concentrado" porque eles contêm os açúcares naturais da fruta; em vez deles, escolha variedades sem adição de açúcar e adoçados com adoçantes artificiais
- Chás de frutas, ervas ou verde
- Bebidas gaseificadas dietéticas, sem açúcar ou sem adição de açúcar (até 3 litros por semana — ver página 84)
- Gengibre ralado em água fervente (e adoçante a gosto). Beba quente ou deixe esfriar primeiro
- Fatias de limão ou lima em água fervente

Você pode adoçar todas as bebidas com adoçantes artificiais a gosto. Não acrescente açúcar (ver página 73). Ver o capítulo de receitas da *dieta de 2 dias* (ver página 167) para encontrar algumas bebidas refrescantes e prepará-las você mesmo.

A dieta de 2 dias vegetariana

Se você é vegetariano, será fácil seguir a *dieta de 2 dias*. A versão vegetariana é semelhante, porém, uma vez que algumas fontes vegetarianas de proteína contêm carboidratos, você precisará comer um pouco menos de laticínios por conta disso. Sua seleção de alimentos proteicos é mais limitada que a das pessoas que comem carne e peixe, mas é extremamente importante incluir as quantidades recomendadas de proteína e laticínios com baixo teor de gordura para assegurar que você não sentirá fome. A seção de receitas (ver página 167) está repleta de refeições interessantes que você pode preparar com ovos, tofu, grãos de soja e proteína vegetal texturizada (PVT).

Alimentos ricos em proteína

- Para mulheres: um mínimo de 4 porções e um máximo de 12 porções da lista a seguir, por dia.
- Para homens: um mínimo de 4 porções e um máximo de 14 porções da lista a seguir, por dia.

Nos dois dias com restrição da *dieta de 2 dias* você pode comer quantidades generosas de ovos e tofu, dentro do seu limite diário.

Proteína	1 porção é igual a:
Ovos	1 ovo médio/grande
Tofu	50g

Você também pode escolher até 6 porções de proteína da lista a seguir em cada um dos dois dias. Mas não coma mais do que 15g por dia de carboidratos totais dessa lista.

Proteína	1 porção é igual a:
Salsicha/hambúrguer vegetariano com menos de 5g de carboidrato	½
Proteína vegetal texturizada (PVT), não cozida	2 colheres de chá (10g)
Grãos de soja (congelados ou cozidos)	2 colheres de sopa (30g)
Pasta de grão-de-bico com baixo teor de gordura	1 colher de sopa (15g)
Carne de soja	40g
Quorn moído/em pedaços ou em filé	30g
Edamame (soja em grão, congelada ou cozida)	2 colheres de sopa (30g)

Nota: Evite os hambúrgueres e filés à milanesa uma vez que contêm mais carboidratos.

Falando sobre ovos

Os ovos têm uma reputação ruim, mas, ao contrário da crença popular, eles são um excelente alimento dietético que você pode comer sem restrição. São ricos em proteína, têm pouca gordura e uma porção contém apenas 70 calorias, além de serem uma grande fonte de vitaminas A e D (um ovo pode fornecer 10% de suas necessidades diárias de vitamina D), selênio, cálcio, ferro, zinco e ácido fólico.

Embora muitas pessoas temam que os ovos sejam ricos em colesterol, eles não estão ligados à doença cardíaca, e um estudo recente revelou que as pessoas que seguiam uma dieta com baixo teor de gordura e comiam dois ovos todos os dias perderam peso, sem efeitos adversos sobre o nível de colesterol. Na verdade, o nível de colesterol bom delas, o HDL, aumentou.[1]

Laticínios

Você pode consumir até 60g de queijo com baixo teor de gordura, mas não mais do que 120g por semana para mulheres e 150g para homens, incluindo os dois dias com restrição e os cinco sem restrição, tais como:

- Cheddar com baixo teor de gordura
- Feta
- Muçarela
- Queijo defumado bavariano
- Camembert
- Edam
- Ricota
- Halloumi com baixo teor de gordura

Você também pode escolher duas porções, por dia, da lista a seguir:

Laticínios	1 porção é igual a:
Leite (semidesnatado ou desnatado)	200ml
Leite de soja (adoçado ou não adoçado acrescido de cálcio)*	200ml

*Não fique tentado a usar leite de arroz ou de aveia no lugar de laticínios ou leite de soja. Eles não são adequados para os dias com restrição, uma vez que os teores de proteína são muito baixos e os carboidratos muito altos. No entanto, você pode usá-los nos cinco dias sem restrição.

Inclua quantidades limitadas de gorduras, legumes, verduras e frutas nos dias com restrição (ver páginas 53-60).

Suas perguntas respondidas

"Preciso tomar suplementos vitamínicos nos dois dias com restrição da dieta de 2 dias?"

Você não precisa tomar um suplemento vitamínico na *dieta de 2 dias*. Quando se começa qualquer dieta para perder peso e comer menos, muitas vezes a ingestão de vitaminas e minerais diminui. É sempre melhor obter os nutrientes que precisamos da comida, pois isso assegura um fluxo gradual de nutrientes que são mais facilmente absorvidos pelo corpo. A dose única contida em um suplemento pode gerar fluxos altos, os quais talvez não façam bem. Por exemplo, existe hoje uma preocupação com relação aos suplementos com altas doses de cálcio que elevam o nível desse mineral no sangue, o que pode levar à calcificação, danos às artérias e, talvez, à doença cardíaca. A *dieta de 2 dias* foi projetada para assegurar que você ingira os nutrientes de que precisa. E aqueles que podem faltar em sua dieta nos dois dias com restrição são cálcio, ferro, zinco e magnésio. Descobrimos que muitas pessoas, incluindo os seguidores de nossa dieta, já ingerem pouco selênio, ácido fólico e vitamina A em sua dieta normal. Boas fontes desses nutrientes importantes para serem consumidos nos dois dias com restrição são:

- Cálcio proveniente de laticínios com baixo teor de gordura, leite de soja enriquecido com cálcio, peixes oleosos enlatados — se você comer as espinhas —, tofu enriquecido com cálcio, amêndoas, ovos, verduras e legumes verdes e folhas.
- Ferro proveniente de carne magra, ovos, nozes, verduras e legumes verdes.
- Zinco proveniente de carne magra, leite, ovos, nozes e queijo.
- Magnésio proveniente de carne magra, aves, peixe, Quorn, nozes, soja, verduras e legumes verdes.
- Selênio proveniente de carne, peixe, castanha-do-pará e ovos.
- Ácido fólico proveniente de aspargos, verduras e legumes verdes e folhas.
- Vitamina A proveniente de ovos, queijo e margarinas.

É também importante incluir boas fontes desses alimentos nos dias sem restrição. Para obter um guia completo das fontes de bons nutrientes nos dois dias com restrição e nos cinco dias sem restrição da *dieta de 2 dias* acesse www.thetwodaydiet.co.uk (em inglês).

"Eu devo mesmo comer tantas nozes? Elas não são muito calóricas?"

Muitos dos seguidores da *dieta de 2 dias* têm receio de comer nozes porque elas são ricas em gordura e, portanto, calóricas. No entanto, elas são repletas de gorduras monossaturadas saudáveis e de ômega-3 (ver página 75) e, por serem ricas em proteínas, também saciam muito. Elas podem até ajudar a reduzir o risco de doença cardíaca por conterem arginina, uma substância que pode tornar as paredes arteriais mais flexíveis e menos propensas a acumular coágulos. Coma nozes variadas e não salgadas para manter baixa a ingestão de sal, a menos que você as esteja usando como alimento salgado nos dias com restrição da *dieta de 2 dias* (ver página 58).

"É fácil seguir a dieta de 2 dias?"

Muitos dos seguidores da *dieta de 2 dias* ficam surpresos ao perceber como é fácil segui-la. Por ser simples, porém estruturada, eles rapidamente se adaptam a ela e entram na rotina. Apenas 3% dos seguidores da *dieta de 2 dias* relataram problemas para incluí-la no cotidiano e nas refeições familiares. Você precisará planejar com antecedência, mas por fazer dieta apenas por dois dias, preparar quantidades maiores e congelá-las lhe oferecerá uma gama variada de refeições diferentes para escolher. Muitos dos seguidores desta dieta constataram que, na verdade, ela ficava mais fácil à medida que o tempo passava. Como disse uma mulher: "Ao contrário das outras dietas, que são boas no começo e ficam mais difíceis com o passar do tempo, achei a *dieta de 2 dias* bastante difícil no começo, mas ela fica mais fácil à medida que seu corpo e mente se acostumaram com o que você está fazendo."

"Vou ficar faminto nos dias de dieta?"

Você não deve ficar com mais fome nos dois dias com restrição da *dieta de 2 dias* do que normalmente fica. Avaliamos a "fome" em nossos seguidores, antes de começarem a dieta, e enquanto a faziam, usando indicadores de fome. Descobrimos que elas marcavam a "fome" nos dias com restrição e nos dias sem restrição da mesma forma que faziam antes de começar a dieta. Pode ser fácil confundir fome com sede, então, caso sinta fome, procure beber algo e veja se isso ajuda. Nos dois dias com restrição da dieta, tenha à mão alimentos ricos em proteínas, nozes, laticínios, legumes e verduras, os quais são excelentes para mantê-lo saciado. Se você se sentir faminto nas primeiras vezes em que tentar fazer a dieta, persista, pois a maioria dos seguidores descobriu que ela ficou cada vez mais fácil à medida que se acostumaram a ela.

Ideias de lanches para os dois dias com restrição

- Azeitonas
- Um punhado de nozes (com exceção de castanhas)
- Frutas listadas anteriormente
- Legumes e verduras crus, tais como aipo, pepino, pimentão verde, vagem lisa, cebolinha e tomate cereja com salsa, pasta de grão de bico com baixo teor de gordura, patê de atum, tsatsiki ou creme de abacate (ver páginas 180-181)

- Iogurte natural ou dietético
- Tigela de sopa (ver página 174)
- Salada ou legumes e verduras cozidos com queijo cottage, cream cheese ou pasta de grão de bico com baixo teor de gordura
- Metade de um pote de queijo cottage
- Vitamina feita com iogurte, leite desnatado ou semidesnatado e um pedaço de fruta
- Metade de uma lata de sardinha ou arenque
- Bebida salgada (ver página 54)
- Tofu *sautée* ou tiras de frango temperado e ligeiramente fritas
- Ovo cozido
- Espetos ou pilhas feitos com abacate, muçarela, tomate e manjericão
- Talos de aipo recheados com cream cheese com baixo teor de gordura
- Talos de aspargos mergulhados em ovo
- Gelatina sem açúcar
- Picolé feito com refresco congelado, diluído e sem açúcar

"A dieta de 2 dias ajudará a mudar meus hábitos alimentares para sempre?"

Os dois dias com restrição da dieta ajudaram nossos seguidores a reconhecer seus hábitos e comportamentos alimentares "não saudáveis". Os dois dias com restrição os ajudaram a criar o hábito de comer alimentos saudáveis e porções menores, e a praticá-lo toda semana. Além disso, eles começaram a distinguir, muitas vezes pela primeira vez, a fome ou sede "de verdade", em vez de apenas a vontade de comer. Eles aprenderam a desfrutar e saborear, de fato, os alimentos, tanto nos dois dias com restrição quanto nos dias sem restrição. A *dieta de 2 dias* ajuda a colocar você novamente no controle de sua alimentação.

"Por que estou urinando mais?"

Você perceberá que irá ao banheiro com mais frequência nos dois dias com restrição. Isso ocorre por duas razões: primeiro, porque você mobilizará glicogênio, o carboidrato armazenado nos músculos e no fígado; esse produto libera água do corpo, que precisa ser eliminada; segundo, porque a queima de gordura também aumenta os níveis de cetonas no sangue, que agem como um diurético (da mesma forma que o chá e o café), fazendo você ter vontade de urinar mais.

As cetonas são um subproduto natural da queima de gordura no corpo. Elas não têm efeitos nocivos, a menos que se acumulem e atinjam níveis muito altos, o que não acontecerá na *dieta de 2 dias*. As cetonas têm uma reputação ruim porque os níveis atingidos nas dietas ricas em laticínios e muito pobres em carboidratos podem provocar efeitos colaterais, tais como dor de cabeça, náusea ou mau hálito. Os seguidores da dieta, em geral, dobraram o nível de cetonas, ao contrário dos seguidores de dietas de duração mais longa e pobres em carboidratos, os quais tiveram o nível de cetonas aumentado em cinco vezes.

"Vou sentir mais cansaço nos dias de dieta?"

Pelo contrário! A maior parte dos seguidores da *dieta de 2 dias* fez relatos muito positivos de como se sentiam enquanto faziam a dieta. Muitos disseram que se sentiram revigorados, limpos e desintoxicados durante e após os dois dias com restrição a cada semana. Isso aumentou o comprometimento e a motivação para manter a *dieta de 2 dias* em cada semana e, mais importante, para comer de forma saudável durante o resto da semana. Eles relataram que se sentiram menos inchados depois de comer, menos preguiçosos e com mais energia, e quando avaliamos seu humor e bem-estar geral, descobrimos que os indicadores de tensão, depressão, raiva, fadiga e confusão haviam caído pela metade, enquanto em quase todos os casos o humor melhorara.

É muito interessante observar que os seguidores da *dieta de 2 dias* disseram que os dias com restrição lhes deram todos os sentimentos positivos que os seguidores de dietas muitas vezes experimentam durante os primeiros dias de uma dieta normal, com a sensação positiva de aumento de energia e de realização que a acompanha. Revisitar aqueles sentimentos todas as semanas lhes deu um incentivo real e os motivou mais ainda a serem bem-sucedidos.

"Existe algum efeito colateral?"

Nenhum dos seguidores da *dieta de 2 dias* relatou grandes problemas, embora alguns tenham tido dores de cabeça. Se isso acontecer, beba bastante líquido (2 litros por dia, em geral, são suficientes). Você pode beber mais do que isso, mas precisará se assegurar de que também está incluindo bastante eletrólitos, isto é, potássio, sódio (sal) e magnésio, que podem ser obtidos nas porções recomendadas de frutas, verduras, legumes, laticínios e alimentos ricos em proteínas. É possível que você precise incluir uma bebida ou um alimento salgado nos dois dias com restrição (ver página 58). Embora não seja necessário diminuir chá e café durante a dieta, se você perceber que está consumindo menos do que o volume normal dessas bebidas, desde que começou a dieta, suas dores de cabeça podem estar relacionadas à abstinência da cafeína. A queda no consumo de carboidratos nos dois dias também pode causar dor de cabeça, mas isso deve melhorar à medida que seu corpo se acostumar a ela.

Poucos seguidores da *dieta de 2 dias* ficaram constipados. Se isso acontecer, beba bastante líquido e coma a quantidade permitida de frutas, legumes e verduras nos dias com restrição. Em seus dias sem restrição, coma bastante fibras consumindo as porções permitidas de frutas, verduras e legumes, optando por carboidratos que são ricos em fibras (ver página 295), e beba bastante líquido e fazendo exercícios na frequência recomendada.

"Serei capaz de me concentrar no trabalho nos dias com restrição?"

Alguns seguidores da dieta — novamente apenas 3% — revelaram dificuldades de concentração, embora seja possível que já antecipassem problemas e, por isso, quaisquer efeitos tenham sido exagerados. Não há provas consistentes de que tanto as dietas com poucas calorias quanto as com pouco carboidrato afetem a concentração. Em um estudo recente, nos Estados Unidos, estudantes receberam uma bebida com poucas calorias (150kcal, 30g de carboidratos) ou uma bebida que continha suas necessidades calóricas diárias (2.300kcal, 560g de carboidratos) por dois dias, sem saber que bebidas tomavam. Nenhum daqueles que recebeu a bebida com poucas calorias relatou qualquer problema com humor, níveis de energia ou concentração.[2] Outra pesquisa sugere que as dietas pobres em carboidratos e ricas em proteína podem, na verdade, melhorar a memória e a atenção,[3] e elas têm sido usadas em adultos mais velhos com problemas cognitivos.[4]

Se você sente, genuinamente, que está com problemas para se concentrar ou que está tonto:

- Observe se você se mantém bem hidratado e se está ingerindo os alimentos recomendados para obter a quantidade suficiente de sal (sódio) (ver página 58), potássio e magnésio. Veja a lista de nutrientes em www.thetwodaydiet.co.uk.

- Coma os 50g de carboidratos (encontrados nos limites autorizados de laticínios, frutas, verduras e legumes) permitidos nos dias com restrição.

“Terei mau hálito com a dieta de 2 dias?”

Alguns dos seguidores da dieta reclamaram que sentiram um gosto ruim, mas este foi, em geral, pouco significativo e insuficiente para transformá-lo em mau hálito. O gosto ruim é causado pelas cetonas, substâncias que se acumulam quando o corpo queima gordura para usá-la como energia. Embora isso possa ocorrer nos dois dias com restrição, esse inconveniente desaparecerá nos outros cinco dias sem restrição. Beber mais líquidos pode ajudar, e você também pode chupar pastilhas de hortelã sem açúcar (até dez por dia).

“Os dois dias da dieta de 2 dias não são iguais à dieta Atkins ou à Dukan?”

Os dois dias com restrição da dieta são pobres em carboidratos e, portanto, há semelhanças com as dietas pobres em carboidratos e ricas em proteínas, tais como Atkins ou Dukan, mas nossa dieta é diferente. Os dias com pouco carboidrato são planejados para você perder peso e também melhorar a saúde, garantindo o equilíbrio correto de gorduras saudáveis (pobres em gorduras saturadas, ricas em monossaturadas e ômega-3), frutas, legumes e verduras. Lembre-se, você está comendo menos carboidratos por apenas dois dias na semana. Ao combinar os dois dias com uma dieta mediterrânea balanceada e saudável durante o resto da semana, a *dieta de 2 dias* se torna muito diferente das outras dietas.

“Quanto custará a dieta — meus gastos vão aumentar?”

A *dieta de 2 dias* deve custar menos do que você gasta atualmente. Antes de começar a fazer a dieta, nossos seguidores gastavam, em média, 42 libras em alimentos e bebidas por semana. Isso incluía 36 libras em alimentos e quase 6 libras em álcool. Do dinheiro gasto com alimentos, quase 6 libras eram gastos em refeições prontas, 4,50 libras em comida entregue em casa e 3 libras em doces, bolos e biscoitos. Na *dieta de 2 dias* o total de despesas com alimentos caiu 9 libras por semana. Agora os seguidores gastam 33 libras por semana em alimentos e bebidas porque cortaram as refeições prontas, o álcool e os doces. Você pode guardar a diferença ou usá-la para se presentear quando atingir os objetivos de sua dieta. Uma mudança importante foi que o valor que gastavam por caloria aumentou em função da melhor qualidade nutricional de sua dieta — ele subiu de menos de 6 centavos por caloria para 6,5 centavos por caloria.

No entanto, por estarem ingerindo menos calorias, as despesas totais com alimentação diminuíram. As receitas e ideias para refeições deste livro (ver páginas 157-288) incluem muitas opções saudáveis e de custo razoável; assim, fazer a *dieta de 2 dias* não significa que você precisará gastar mais com comida.

Resumo

- Nos dois dias com restrição da *dieta de 2 dias* você fica limitado a comer proteína, gorduras, cinco porções de legumes e verduras com baixo teor de carboidratos, uma porção de fruta e alguns laticínios com baixo teor de gordura. É importante comer apenas os alimentos restritos, não exceder o número máximo de porções permitidas e ingerir o máximo de proteína possível, o que vai ajudá-lo a sentir-se saciado e a preservar seus músculos.
- Os alimentos ricos em carboidratos, tais como pão, bolo, doces ou álcool, não são permitidos nos dois dias com restrição.
- Você não precisa tomar qualquer suplemento vitamínico, uma vez que a *dieta de 2 dias* é balanceada de forma a suprir todas as suas necessidades nutricionais.
- Para obter os benefícios máximos da dieta, faça os dois dias com restrição consecutivamente (um após o outro).
- A maioria dos seguidores da dieta acha fácil se adaptar aos dois dias com restrição e encaixá-los em seu estilo de vida.
- A maioria dos seguidores não sente fome. Muito pelo contrário, eles se sentem mais saudáveis e com mais energia. Uma pequena minoria pode sentir efeitos colaterais pequenos, os quais são facilmente remediados.

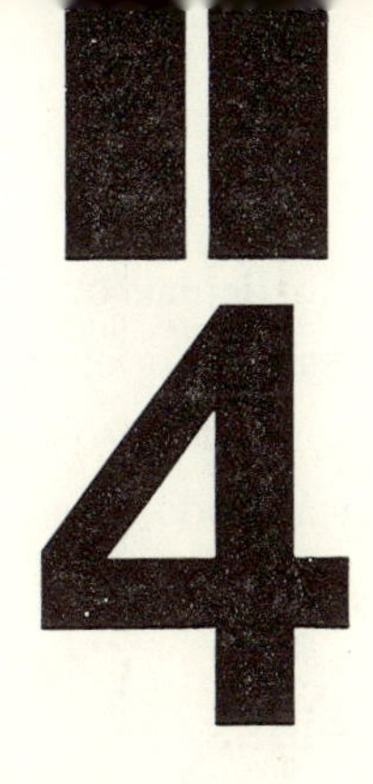

Como comer nos cinco dias sem restrição

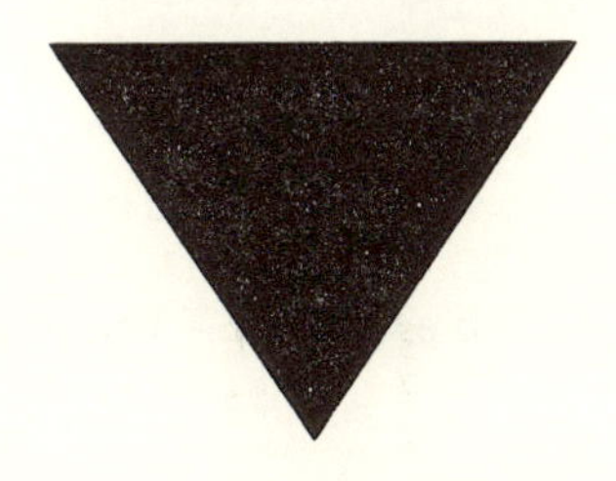

Sua alimentação nos dias sem restrição deve se basear em uma dieta saudável, no estilo mediterrâneo. Isso inclui os alimentos mais integrais e menos processados possível, muitas frutas, legumes, grãos integrais, feijões, grãos de leguminosas, nozes e azeite de oliva, assim como peixes, aves, laticínios com baixo teor de gordura, além de também poder incluir pequenas quantidades de carne vermelha magra — mas não grandes volumes de massa, pizza e vinho tinto!

A dieta mediterrânea

A dieta mediterrânea é repleta de antioxidantes, vitaminas e flavonoides que combatem doenças, e os benefícios de comer dessa forma são muito numerosos para serem listados. Há provas contundentes de que ela não apenas diminui o risco de doenças cardíacas e diabetes tipo 2, mas que também pode oferecer proteção contra alguns tipos de câncer e do mal de Alzheimer.[1] Seu plano alimentar para esses cinco dias sem restrição contém alimentos ricos em proteínas e fibras para ajudá-lo a se sentir saciado e reduzir as chances de comer além da conta. Não fique tentado a comer demais ou a comer comida de lanchonete nesses cinco dias sem restrição — siga as orientações a seguir para ter todas as chances de ser bem-sucedido na perda de peso. Um guia completo das porções recomendadas nos dias sem restrição pode ser encontrado no Apêndice C (ver páginas 289-294).

Alimentos ricos em proteínas

Incluem:

- Peixe branco ou oleoso e frutos do mar.
- Frango, peru ou pato (cozido sem pele).
- Cortes magros de carne vermelha — por exemplo, carne bovina, porco, carneiro ou tripa, caça magra, cervo, coelho ou faisão (máximo de 500g por semana para mulheres e 600g por semana para homens, incluindo os dois dias com restrição e os cinco sem restrição da *dieta de 2 dias*).
- Sementes, feijões, grão de bico e lentilhas — use-os para agregar volume a seus pratos.

Limite para "uma vez" durante os cinco dias sem restrição

- Cortes gordurosos de carne vermelha, aves e caça (estes possuem grandes quantidades de gordura saturada).
- Carne processada com alto teor de gordura e produtos feitos com carne (por exemplo, salsichas e carne enlatada, que possuem alto teor de sal e gordura saturada).
- Peixe e carne grelhada e bem-passada (estes alimentos são limitados devido à suspeita de que o consumo de carne grelhada possa causar câncer).
- Peixe empanado ou à milanesa (são muito calóricos e possuem muito menos proteína do que o peixe sem cobertura).
- Carnes processadas com baixo teor de gordura, bacon, presunto e peixes salgados, tais como arenque, salmão, cavalinha e peixe branco defumados, para limitar sua ingestão total de sal na semana.

Você pode incluir alimentos salgados nos dois dias com restrição, pois talvez esteja perdendo líquido e sal (ver página 58).

Tudo sobre carboidratos

Os carboidratos fornecem a maior parte da nossa energia — cerca de 50 a 60% de nossas calorias. Ao contrário da crença popular, uma dieta mediterrânea tradicional não se baseia em alimentos como massas e pizza, pois na verdade os carboidratos representam menos de 45% das calorias ingeridas. Uma vez que seus dois dias com restrição contêm muito pouco carboidrato, sua *dieta de 2 dias* para a semana tem cerca de 40% da energia derivada de carboidratos — mais alinhada com nossos ancestrais caçadores-coletores, que, acredita-se, tiravam dos carboidratos entre 20 e 40% das calorias.

Quando se trata de carboidratos, escolha as variedades integrais sempre que possível. Elas contêm mais fibras e nutrientes do que as versões processadas ou brancas, demoram mais para serem digeridas e absorvidas e podem deixar você saciado por mais tempo. Diminua os carboidratos e açúcares brancos e refinados e tente evitar lanches açucarados, tais como doces e bolos. Esses carboidratos são rapidamente digeridos e causam picos de açúcar no sangue e níveis de insulina elevados, os quais, por sua vez, aumentam seu apetite e deixam você suplicando por mais!

O açúcar tem quatro calorias por grama, mas não tem qualquer outro nutriente, sendo essa a razão pela qual o produto é frequentemente chamado de caloria "vazia". Uma quantidade excessiva de qualquer tipo de açúcar não faz bem, mas seja cauteloso com alimentos que contêm frutose adicionada (muitas vezes rotulada como "xarope de milho rico em frutose" ou "xarope de frutose com glicose"), encontrada em alguns cereais matinais, barras de cereal, sucos de frutas adoçados ou refrescos, iogurtes, arroz-doce, queijos frescos, biscoitos, bolos e sorvetes.

Há uma crescente preocupação com relação aos efeitos nocivos da frutose, tanto por ser extremamente calórica quanto por ser diretamente convertida em gordura, que se acumula no fígado. Um fígado com gordura é menos eficiente na remoção da gordura que circula no sangue (ver página 46), portanto, ela fica depositada nos vasos sanguíneos, o que leva ao estreitamento deles e à elevação da pressão. Em um estudo recente, as pessoas que comeram mil calorias a mais em doces e bebidas açucaradas por três semanas triplicaram a quantidade de gordura no fígado. Essa condição foi revertida depois que elas seguiram uma dieta mediterrânea de baixa caloria.[2]

A frutose também é encontrada naturalmente nas frutas, em quantidades bem menores do que nos alimentos processados: uma maçã, por exemplo, contém apenas um quinto da frutose de uma lata de Coca-Cola. A frutose das frutas não parece ter qualquer efeito adverso sobre a saúde, uma vez que as frutas também contêm polifenóis vegetais com efeito protetor. Uma das causas dos efeitos nocivos da dieta ocidental moderna é a grande quantidade de carboidratos refinados listados na coluna da esquerda da tabela a seguir.

Troque esses carboidratos...	...por estes
Pão branco, baguete, bagels, croissants, bolinhos	Pão: de grãos, árabe, de centeio, multigrão, integral
Arroz branco, cuscus, espaguete	Arroz basmati ou integral, triguilho, quinoa, massa integral, cuscuz integral
Cereal de flocos de milho, cereal de arroz branco, cereais açucarados, ceral de aveia instantâneo	Mingau, cereais ricos em fibras, biscoito integral, muesli sem açúcar adicionado
Batatas fritas, doces, biscoitos, pipoca doce, roscas doces, bolos	Iogurte, nozes, pipoca natural
Purê de batata, batata frita	Batatas doces, batatas pequenas cozidas com pele, bata assada
Biscoitos de água e sal, biscoitos de arroz	Panqueca de aveia, biscoitos de centeio, biscoitos integrais
Refrigerantes com açúcar	Água, refrescos sem açúcar e refrigerantes dietéticos

A dieta é fácil, mas é preciso se organizar. Não sinto necessidade de comer chocolate, batata frita etc. Posso fazer dieta sem me sentir faminto e perder peso sem me sentir privado. Chris, 63

Seus "cinco por dia"

Precisamos de frutas, legumes e verduras para nos proteger de doenças cardíacas e derrames, ajudar a controlar a pressão arterial e manter nossos ossos saudáveis. Frutas, verduras e legumes também podem ajudar a nos proteger contra determinados tipos de câncer, embora a ligação com a prevenção do câncer não seja tão forte ou convincente como é no caso da doença cardíaca.[3] Esses alimentos também podem reduzir o risco de demência.

Nos dois dias com restrição da dieta, você pode ingerir cinco porções de legumes e verduras e uma fruta, todos com pouco carboidrato, mas nos cinco dias sem restrição acrescente uma variedade de frutas, legumes e verduras (incluindo aqueles com muito carboidrato). Você pode consumir duas porções de fruta e cinco de legumes e verduras por dia. Não pressuponha que comer frutas, legumes e verduras significa que, naturalmente, você sentirá menos vontade de comer outros alimentos. Na verdade, quando os pesquisadores pediram às pessoas acima do peso para incluírem de seis a oito porções de fruta, legumes e verduras por dia em sua dieta, muitas acrescentaram essas porções a tudo que normalmente comiam e ganharam 2kg ao longo das oito semanas do estudo.[4]

Recomendamos comer mais legumes e verduras do que frutas, uma vez que eles, em geral, fornecem menos calorias — por exemplo, uma banana pode conter entre 80 e 160 calorias, dependendo do tamanho, enquanto 20 cogumelos contêm apenas 16 calorias e uma porção grande de brócolis, apenas 12 calorias. Os legumes e as verduras são uma excelente maneira de encher um prato e, ao mesmo tempo, aumentar muito pouco as calorias ingeridas. Por fazer dieta, você já deve saber que uma barra de chocolate pequena tem 300 calorias. Pelo mesmo número de calorias você pode comer uma quantidade colossal (9kg) de brócolis!

É muito bom perder peso e saber que estou comendo de forma saudável. Adoro peixe, frango e saladas nos dias de dieta mediterrânea. Anna, 43

Fatos gordurosos

Todos precisam de gordura em suas dietas, mas em excesso ela se converte em quilos (1 grama de carboidrato contém 4 calorias, ao passo que 1 grama de gordura contém 9). Portanto, tente não acrescentar gorduras extras quando estiver cozinhando e opte por grelhar, use o micro-ondas ou cozinhe no vapor quando possível e, se usar óleo, coloque apenas um pouco de azeite de oliva, gotículas de óleo de soja ou azeite de semente de colza.

Reduza as gorduras saturadas, uma vez que são nocivas e bloqueiam as artérias. As gorduras saturadas são encontradas na carne vermelha gordurosa, carnes e salsichas processadas, laticínios com teor original de gordura, óleo de palma, chocolate e óleo de coco. Tente substituí-los por gorduras "saudáveis", sobretudo as monossaturadas das azeitonas, do óleo de colza, abacates, nozes (tais como amendoim, amêndoa, avelã, castanha-de-caju e pistache), que podem ajudar a diminuir os níveis de colesterol.

As gorduras ômega-3 desempenham um papel importante na saúde, uma vez que ajudam a manter o coração saudável, além de baixar a pressão arterial e os níveis de gordura no sangue. Elas também têm efeitos anti-inflamatórios, que ajudam a manter saudáveis o cérebro e o sistema nervoso e a reduzir o risco de diabetes e determinados tipos de câncer. Nosso corpo também precisa de gorduras ômega-6; no entanto, a alimentação moderna contém pouco ômega-3 e um excesso de ômega-6, o que resulta em um trabalho deficiente do ômega-3.

A melhor forma de restaurar o equilíbrio é consumir mais ômega-3, encontrado em peixes oleosos, tais como salmão, sardinhas, arenque e atum fresco (não enlatado); e, para os vegetarianos, em ovos, linhaça, nozes e óleo de colza enriquecidos com ômega-3. Não exagere no consumo de alimentos enriquecidos com ômega-6, tais como milho, óleo de girassol, carne de peru e de caça, moluscos, atum enlatado, pinhas e sementes de gergelim.

Sempre achei as dietas difíceis — uma vez que a vida tende a se intrometer. A dieta de 2 dias *tem sido muito fácil, porque posso adaptá-la a tudo mais que está acontecendo. É possível ir a festas, casamentos, comer fora e ainda perder peso!* Mary, 31

Beba bastante líquido

A maioria de nós não bebe a quantidade de líquidos que deveria, e é muito importante permanecer bem hidratado quando se está tentando perder peso. Recomendamos, pelo menos, oito copos de líquido todos os dias (2 litros) para ajudá-lo a se sentir saciado, mantê-lo hidratado e evitar a constipação. Muitas vezes, confundimos sede com fome; assim, se você está com vontade de comer, beba algo antes e veja se passa. Na verdade, pesquisas sugerem que beber água antes de comer pode ajudá-lo a ingerir menos alimento durante a refeição — e beber água fria pode, na verdade, acelerar sua taxa metabólica até uma hora após ser ingerida.[5] Entretanto, não se entusiasme demais! Ela só queimará cinco calorias por dia, mas isso, ao longo de um ano, é bastante caloria queimada — de grão em grão... Algumas pessoas temem beber líquidos em excesso, tendo havido relatos ocasionais de como a ingestão excessiva de água (acima de 5 litros por dia) pode levar à intoxicação, pela diluição dos sais no sangue. Isso só se torna um problema se um volume grande de água for bebida em um curto espaço de tempo; o ideal é que você não beba mais do que 1 litro em uma hora.

Os refrigerantes normais e dietéticos são um grande problema na dieta ocidental. Eles são cheios de açúcares (cerca de dez colheres de chá por lata), têm cerca de 150 calorias, mas não contêm nutrientes e são rapidamente convertidos em gordura no corpo.

O que beber

Você precisa ingerir, pelo menos, oito porções de bebida ou 2 litros por dia:

- Água (com ou sem gás)
- Chá — preto ou verde, com cafeína ou descafeinado
- Café — com ou sem cafeína
- Chás de ervas ou frutas
- Refrescos sem açúcar ou refrigerantes dietéticos (menos de 3 litros por semana — ver página 84)

Consuma com moderação

- Álcool
- Açúcar nas bebidas
- Refrigerantes não dietéticos
- Suco de frutas (máximo de 200ml por dia)
- Suco de legumes e verduras (máximo de 200ml por dia)

Suco de frutas

As pessoas acreditam que um copo de suco de fruta puro e não adoçado durante as refeições é bom. Não há problema em tomar um copo por dia, mas é sempre melhor comer um pedaço de fruta em vez de tomar um suco. Não apenas o suco de fruta é cheio de calorias, mas ele não contém fibras e não sacia tanto quanto comer um pedaço de fruta. Em um estudo, as pessoas receberam uma maçã ou um suco de maçã e foram solicitadas a comer uma refeição até se sentirem satisfeitas. As que comeram a maçã comeram menos e ingeriram 15% menos calorias no total do que as que tomaram o suco.[6]

A razão de as fibras serem importantes para nossa saúde e nosso peso

As fibras são encontradas nos alimentos vegetais que comemos e são vitais para todos que tentam perder peso e seguir a *dieta de 2 dias*. As fibras ajudam você a se sentir saciado por mais tempo, mantêm o nível de açúcar estável e melhoram o funcionamento dos intestinos. Há dois tipos de fibra, ambas importantes para os seguidores da dieta.

Fibras insolúveis

Elas são encontradas nos cereais e grãos de leguminosas. Protegem contra a constipação e ajudam a manter seu intestino saudável ao impedir o acúmulo de substâncias tóxicas (os subprodutos da proteına digerida), as quais estão associadas ao câncer de intestino. Uma vez que a *dieta de 2 dias* inclui muita proteína, é importante que você coma bastante esse tipo de fibra nos dias sem restrição.

Fibras solúveis

Encontradas em aveia, cevada, grãos, frutas, legumes e verduras, as fibras solúveis desaceleram a velocidade com que os alimentos deixam seu estômago.

Por que as fibras são vitais para sua saúde

As fibras desempenham um papel vital na manutenção do equilíbrio das bactérias benéficas que habitam o intestino. Cada um de nós tem cerca de 100 trilhões de bactérias no intestino (pesando cerca de 1,8kg). O número delas dá uma indicação da importância que têm para a nossa saúde. Estudos recentes indicam que existem combinações de bactérias saudáveis, as quais, se interrompidas por uma dieta pobre, podem realmente levar a doenças e até mesmo à obesidade. As bactérias fermentam a fibra que comemos e produzem gorduras conhecidas como gorduras "de cadeia curta". Cada vez mais pesquisas revelam que comer muita fibra resulta em bactérias certas nos intestinos, que depois produzem as gorduras corretas. Elas desempenham três papéis importantes na proteção de nossa saúde:

- As gorduras são um combustível essencial para as células que forram o intestino, mantendo-as saudáveis.
- Algumas das gorduras produzidas no intestino são absorvidas, circulam na corrente sanguínea e reduzem os níveis de açúcar e de gorduras que produzem doenças no sangue.
- Ter as bactérias certas no intestino também pode afetar seu peso. As pessoas com excesso de peso têm um equilíbrio diferente de bactérias intestinais, o que pode resultar em ganho de peso.[7]

Elas também desaceleram a absorção de nutrientes, evitando picos de açúcar no sangue após as refeições e ajudando a mantê-lo estável. As fibras solúveis também ajudam a baixar o colesterol.

Inclua frutas, legumes e verduras permitidos nos dois dias com restrição da *dieta de 2 dias*. Procure comer, pelo menos, 24g de fibras por dia em seus dias sem restrição, com uma boa mescla de tipos solúveis e insolúveis (ver Apêndice E, página 305). Uma lista mais abrangente pode ser encontrada no site da *dieta de 2 dias*, que o ajudará a calcular a quantidade consumida. Observe que você não conseguirá consumir 24g de fibras nos dois dias com restrição e, em geral, consumirá cerca de 14g. Se não está acostumado a comer fibras, é melhor incrementar sua ingestão gradualmente ao longo de duas ou três semanas — é inevitável que o consumo de mais fibras provoque um acúmulo de gases, e consumir fibras em excesso e rápido demais pode causar inchaço, desconforto e flatulência. Beba mais líquidos quando aumentar a ingestão de fibras — pelo menos oito copos de água ou outra bebida de baixa caloria diariamente.

Laticínios

Da mesma forma que os ovos, os laticínios têm sido malvistos nos últimos anos. As acusações de que esses alimentos podem causar câncer de mama levaram muitas mulheres a parar de ingeri-los, embora, apesar de inúmeras pesquisas, não existem provas de um elo causal. E para os seguidores de dietas, os laticínios com pouca gordura são benéficos. A proteína do leite parece saciar muito, e há provas de que o cálcio contido nos laticínios age quase como um detergente, agarrando a gordura antes que ela seja absorvida — o efeito é modesto, mas é provável que totalize cerca de 45 calorias por dia, que você não precisa tirar de outro lugar em sua dieta. O cálcio dos laticínios também pode beneficiar a pressão arterial, e é vital para a saúde dos ossos. Tomamos cuidado para que a *dieta de 2 dias* fosse rica em proteína, cálcio, vitamina D, frutas, verduras e legumes, os quais ajudam a manter a saúde dos ossos. Isso é importante, uma vez que há uma pequena redução inevitável na densidade dos ossos quando você faz dieta, por estar mais leve e por seus ossos estarem suportando menos peso. Não esqueça de que os exercícios com peso também exercem um papel essencial na manutenção de ossos fortes (ver página 116).

Procure ingerir, pelo menos, 800mg de cálcio por dia — o equivalente a 200ml de leite, um iogurte e meia lata de salmão, contanto que você coma as espinhas também. Se você não gosta de laticínios ou tem intolerância a eles, escolha outro alimento em sua dieta para consumir a quantidade de cálcio de que precisa (ver a seguir).

Calculadora rápida de cálcio

Alimento	Cálcio (mg)
Sardinha (enlatada), se comida com espinhas (100g)	500
Arenque (enlatado), se comido com espinhas (100g)	300

Alimento	Cálcio (mg)
Salmão (enlatado), se comido com espinhas (100g)	300
Queijo, tais como edam e cheddar com baixo teor de gordura (30g)	240
Soja, arroz, avelãs, leites de aveia (enriquecidos com cálcio) (200ml)	240
Suco de frutas enriquecido com cálcio (200ml)	240
Leite semidesnatado ou desnatado (200ml)	235
Iogurte (150ml)	225
Queijo fresco com baixo teor de gordura (150g)	165
Broto de brócolis roxo (cru) (80g)	160
Espinafre ou couve (no vapor) (100g)	150
Quiabo (cru) (80g)	130
Queijo cottage (100g)	125
Iogurte de soja (enriquecido com cálcio) (110g)	120

* A quantidade de cálcio no tofu varia muito de marca para marca. Escolha o tipo de tofu que tenha sido preparado com cálcio e que contenha cálcio em seus ingredientes.

Como ingerir menos sal

Sal em excesso pode ter um efeito nocivo à sua saúde — pode aumentar a pressão arterial e o risco de desenvolver doença cardíaca e de ter um derrame, além de provocar a perda de cálcio nos ossos, aumentando o risco de osteoporose. As diretrizes atuais recomendam não passar de 6g por dia (cerca de uma colher de chá) — no entanto, a pessoa média no Reino Unido consome 8g por dia.[8] Muitos especialistas acreditam que seríamos mais saudáveis se diminuíssemos o consumo para 3g por dia. Cerca de três quartos do sal estão embutidos nos alimentos que compramos, sobretudo nos processados, tais como refeições prontas, sopas enlatadas, salsichas, pizzas e refeições para entrega em domicílio. Ao comprar alimentos, leia o rótulo para verificar a quantidade de sal contida em cada 100g — um teor de sal baixo deve ser inferior a 0,3g ou 0,1g de sódio; um teor médio deve ser de 0,3 a 15g ou 0,1 a 0,6g de sódio e um teor alto deve ser superior a 1,5g ou 0,6g de sódio.

Como diminuir sua ingestão de sal

- Limite a ingestão de refeições e molhos prontos.
- Diminua os salgadinhos, tais como batatas fritas e nozes salgadas.
- Evite adicionar sal enquanto cozinha ou está à mesa. Para dar gosto aos alimentos, use pimenta-do-reino, ervas frescas ou secas e suco de limão.
- Escolha versões com pouco sal de feijões assados ou sopas.
- Escolha legumes enlatados e grãos de leguminosas conservados em água.
- Limite a ingestão de peixes salgados, tais como arenque e salmão defumados, e de produtos feitos com carne salgada, tais como bacon e presunto.

Falemos sobre rótulos de alimentos

É sempre bom saber o que contêm os alimentos que compramos, sobretudo quando você estiver seguindo uma dieta. Você não precisa contar as calorias na *dieta de 2 dias*, mas deve ler os rótulos dos alimentos. Atualmente, há dois tipos principais de rotulagem de alimentos.

Rótulo do sinal de trânsito

Esse modelo existente no Reino Unido mostra rapidamente se a gordura, a gordura saturada, o sal e o açúcar contidos no alimento são baixos (verde), médios (âmbar) ou altos (vermelho). Se você compra um alimento com as três luzes verdes, sabe imediatamente que ele é uma escolha mais saudável.

Valores diários de referência (VDRs)

Os VDRs indicam a quantidade aproximada de nutrientes ou calorias que uma pessoa precisa para ter uma dieta saudável. A rotulagem VDR mostra a contribuição, expressa em forma de porcentagem, dos nutrientes e calorias específicos naquele alimento para o VDR total. Assim, por exemplo, um iogurte pode ser rotulado com as quantidades de gordura, açúcar, sal, gordura saturada e calorias que contém e com os percentuais com que elas contribuem para o valor diário de referência desses nutrientes.

Qual a utilidade dos sistemas para os seguidores da dieta?
Uma vez que os dois sistemas estão baseados em um adulto "médio", é importante lembrar que essas avaliações podem não ser adequadas para o seu caso específico. Sua ingestão recomendada pode ser mais baixa, sobretudo se você estiver seguindo a *dieta de 2 dias* e quiser perder peso. Nenhum dos dois sistemas inclui todos os nutrientes benéficos; por exemplo, eles não vão ajudá-lo a escolher um alimento rico em fibras ou um que contenha ômega-3.

Suas perguntas respondidas

"E as gorduras trans?"

As gorduras trans ocorrem naturalmente em pequenas quantidades na carne. Até pouco tempo, a principal fonte alimentar de gorduras trans eram os alimentos manufaturados que continham gorduras insaturadas e foram processados (hidrogenados) para se tornarem saturados. Isso era feito para ajudar a solidificar e preservar alimentos como margarinas, biscoitos, bolos, batatas fritas e biscoitos de água e sal.

As gorduras trans são nocivas à saúde e foram associadas à doença cardíaca. Felizmente, como resultado da pressão dos consumidores e do governo, muitos fabricantes as retiraram dos alimentos no Reino Unido. No entanto, elas ainda estão presentes em uma quantidade pequena de alimentos; então, verifique os ingredientes dos alimentos e evite os que contêm gordura vegetal hidrogenada ou parcialmente hidrogenada em sua composição.

"Eu devia estar ingerindo apenas alimentos com IG baixo?"

Algumas dietas focam em alimentos com Índice Glicêmico (IG) baixo como forma de perder peso, e você verá os índices de IG nos rótulos de alguns alimentos. O grau de IG do alimento mede a velocidade com que o nível de açúcar aumenta na corrente sanguínea quando você come aquele alimento, e ele se aplica apenas a carboidratos. Alimentos como a carne e o queijo não possuem uma classificação IG. O IG dos alimentos é classificado de 0 a 100 (sendo o açúcar 100).

Os alimentos com IG alto são absorvidos e elevam o nível de açúcar no sangue rapidamente, enquanto os alimentos com IG baixo são digeridos devagar, liberando açúcar gradualmente na corrente sanguínea. Entretanto, para complicar ainda mais, o impacto do alimento no nível de açúcar do sangue depende não apenas de seu IG, mas também da quantidade de carboidrato que ele contém (conhecido como Carga Glicêmica). Alguns alimentos com um IG alto, tais como a melancia (IG de 72), contêm muito pouco carboidrato e, por isso, terão um efeito mínimo sobre o nível de açúcar do sangue. Além disso, o IG dos alimentos com carboidrato lhe diz apenas o que acontece quando o alimento é ingerido isoladamente, e isso raramente ocorre — o IG é reduzido, por exemplo, quando os alimentos com carboidrato são consumidos em combinação com proteína e gordura. Ademais, nem todos os alimentos com IG baixo são saudáveis — chocolate e sorvete, por exemplo, têm IG baixo! Tudo isso pode ser muito confuso, então nossa recomendação é que você esqueça o IG — foque apenas em fazer uma dieta que tenha alimentos não refinados e bastante fibra.

"Os adoçantes são seguros?"

Existem dois tipos principais de adoçantes. Os adoçantes intensos, tais como o aspartame e a sucralose, são mais doces do que o açúcar e tendem a ser usados em refrigerantes. Existe uma certa preocupação de que eles possam estimular o apetite e perturbar o equilíbrio benéfico das bactérias do intestino, embora isso ainda não tenha sido confirmado. Os adoçantes a granel, tais como o xilitol e o sorbitol, contêm metade das calorias do açúcar e são usados em confeitarias para acrescentar volume e textura, assim como para adoçar. Doses altas dessas substâncias (mais de 30g por dia) podem provocar náuseas e diarreia e também perturbar o equilíbrio das bactérias do intestino, embora mais pesquisas a esse respeito sejam necessárias. Qualquer adoçante usado nos alimentos na União Europeia precisa ser submetido a rigorosos testes de segurança, mas há um nível de ingestão diário aceitável e acordado (IDA), o qual incorpora grande margem de segurança.

Embora as diretrizes atuais para o aspartame recomendem um consumo diário inferior a 40mg — o equivalente a cerca de 12 latas de uma bebida dietética —, os resultados de dois estudos recentes aumentam a preocupação de que o aspartame possa estar relacionado a determinados tipos de câncer no sangue, o que despertou um alerta para o uso desse adoçante. A relação foi observada tanto em estudos com animais, em que o consumo foi equivalente a seis latas de bebida dietética por dia, e em um estudo populacional em que a ingestão de até 3 litros de bebidas dietéticas por semana foram relacionadas a taxas mais altas de câncer no sangue nos homens, mas não em mulheres.[9] Embora esses resultados sejam preliminares, é aconselhável limitar a ingestão de bebidas dietéticas para menos de 3 litros, isto é, nove latas de bebidas dietéticas por semana (ver página 84). Não fique tentado a substituir as "bebidas dietéticas" por bebidas açucaradas, as quais são ruins tanto para a saúde quanto para seu peso. No estudo anterior, as bebidas açucaradas estavam tão fortemente associadas ao câncer no sangue quanto as dietéticas.

"Posso tomar álcool?"

Você pode tomar bebidas alcoólicas de vez em quando, mas tente não beber mais do que sete unidades por semana, e nenhuma nos dois dias com restrição da *dieta de 2 dias* (ver tabela para saber quantas unidades de álcool há em uma determinada bebida). O álcool traz problemas em dobro para os seguidores de dieta. Ele é repleto de calorias — uma taça de vinho com 250ml contém 260 calorias e um drinque alcoólico gasoso padrão, 200 calorias — e o deixa menos inibido, então é mais provável que você ceda à tentação de comer! Sabemos que o álcool consumido antes ou durante as refeições faz você comer mais. Até mesmo um aperitivo pode aumentar sua ingestão em 30%.[10] Se, por um lado, beber um pouco pode ajudar a protegê-lo contra doenças cardíacas, por outro, o álcool pode aumentar o risco de vários tipos diferentes de câncer, incluindo os de mama, intestino, fígado, boca e esôfago. A melhor escolha, com menos calorias, é uma mistura de álcool destilado e algo para diluí-lo (por exemplo, gim e tônica dietética, uísque e refrigerante dietético ou vodca e limonada dietética). Estabeleça um limite máximo para seu consumo de álcool antes de sair de casa. Comece com um refrigerante de baixa caloria ou com água e evite os salgadinhos, os quais lhe darão sede (e, em geral, são cheios de calorias). Tente beber mais refrigerantes de baixa caloria ou água gasosa do que álcool.

Álcool	Unidades	Calorias
Taça de vinho 13% (250ml)	3.3	240
Sidra (568ml)	2.3	210
Copo de cerveja ou chope 4% (568ml)	2.3	170
Taça de vinho 13% (175ml)	2.3	170
Champanhe (125ml)	1.5	100
Álcool com bebida gasosa 5% (275ml)	1.4	200
Vinho do Porto (50ml)	1	79
Xerez (50ml)	1	58
Gim-tônica dietético (25ml)*	1	50

*Uma medida padrão de bar, não caseira.

"Devo cortar a cafeína?"

Muitas pessoas acreditam que o chá ou o café descafeinado é "mais saudável" e que a cafeína pode aumentar a pressão arterial e o risco de doença cardíaca. Na verdade, não há provas de que o chá e o café, com ou sem cafeína, são ruins para a saúde. Ambos podem ser bebidas satisfatórias que podem manter sob controle a vontade intensa de fazer um lanche. Os especialistas concordam que para a maioria das pessoas não existe uma associação clara entre o consumo de cafeína e o risco de pressão alta ou doença cardíaca,[11] embora para as pessoas com pressão alta a cafeína possa causar um aumento ligeiro e temporário. Tanto o chá quanto o café são repletos de antioxidantes que combatem doenças, os quais podem diminuir seu risco de doença cardíaca e de desenvolver alguns tipos de câncer. E, contanto que você tenha cálcio suficiente, a cafeína não é ruim para os ossos: na verdade, os polifenóis do chá e do café podem, de fato, ter um efeito protetor.

Você pode preferir tomar descafeinados porque as bebidas com cafeína causam insônia em algumas pessoas. As versões descafeinadas ainda contêm antioxidantes benéficos, e não existe qualquer preocupação óbvia com as substâncias químicas usadas no processo de descafeinização.

Faz sentido, no entanto, limitar seu consumo de chá, café e outras bebidas com cafeína para não mais do que a metade de sua ingestão total de bebidas durante o dia porque elas são diuréticas e, portanto, farão você urinar mais e perder água. Uma pesquisa recente concluiu que é seguro consumir 400mg de cafeína por dia, sem que nenhum efeito adverso ocorra. Mulheres grávidas não devem consumir mais do que 200mg de cafeína por dia (ver caixa a seguir), e crianças não devem consumir mais do que 2,5mg por quilo do peso do corpo/dia.[12]

Qual é a sua ingestão de cafeína?

- 1 caneca de café torrado (125mg)
- 1 caneca de café instantâneo (100mg)
- 1 caneca de chá (65mg)
- 1 lata de refrigerante dietético (40mg)
- 30g de chocolate com 70% de cacau (24mg)

"É seguro comer peixes oleosos?"

Comer peixe faz bem para você e é parte importante da *dieta de 2 dias* — sobretudo peixes oleosos, uma das poucas fontes alimentares de vitamina D. No entanto, a orientação atual do NHS (Sistema Nacional de Saúde Pública do Reino Unido) e da FSA é no sentido de limitar determinados tipos de peixe, porque eles contêm níveis baixos de poluentes ambientais, tais como dioxinas e bifenilos policlorados ou mercúrio, os quais podem ser nocivos se acumulados. Tente não comer mais do que quatro porções de peixes oleosos e determinados peixes brancos e frutos do mar (pargo, garoupa, rodovalho, halibute, cação e caranguejo-marrom) por semana. As crianças, ou as mulheres que estejam ou que planejam ficar grávidas, devem se restringir a duas porções por semana. Também devem evitar totalmente os peixes-espada, tubarões e marlins. Todas as outras pessoas devem se restringir a uma porção desses peixes por semana, uma vez que eles podem conter mercúrio. Você pode comer com segurança quantidades ilimitadas de peixes como bacalhau, hadoque, linguados diversos, escamudo, solha, tainha vermelha, peixe-aranha e carne branca de caranguejo.

"Ainda posso comer doces?"

Descobrimos que os seguidores da *dieta de 2 dias* se dividiam em dois grupos — os que estavam propensos a incluir guloseimas na dieta porque isso os fazia se sentirem menos restritos e os que sentiam ser importante cortar o chocolate e outros lanches açucarados. Somente você saberá o que funciona no seu caso, mas lembre-se de que restringir um alimento pode provocar uma vontade incontrolável de se empanturrar dele. Se você deseja incluir alguma guloseima em sua dieta, recomendamos limitá-la a três porções por semana (ver a tabela a seguir). Observe que alguns alimentos que são, muitas vezes, considerados saudáveis, tais como torrões de cereal com frutas secas, têm muitas calorias — logo, uma guloseima significa apenas duas "mordidinhas" (3cm^2).

Se você acha que não consegue viver sem chocolate, não se preocupe. Embora não possa comer chocolate nos dois dias com restrição da *dieta de 2 dias*, não há problema se você comer um pouco de chocolate, ou outra "guloseima", durante os cinco dias sem restrição. O chocolate tem muitas calorias, açúcar e gorduras saturadas, então, não exagere (ver na tabela as quantidades recomendadas) e escolha um chocolate amargo com bastante teor de cacau (70 a 85%), que pode ajudar a reduzir a pressão arterial e a melhorar o controle do nível de açúcar no sangue. Na verdade, um estudo recente alocou mulheres para consumirem diariamente 20g de chocolate 80% amargo ou 20g de chocolate ao leite durante quatro semanas. A boa notícia é que as mulheres que comeram chocolate 80% amargo tiveram uma redução na pressão arterial e nos níveis de insulina; no entanto, o grupo que consumiu chocolate ao leite sofreu o efeito exatamente oposto, tendo tido ainda uma redução de 20% na eficiência de sua insulina.[13]

Porções de doces	
Batatas fritas com baixo teor de gordura	1 pacote pequeno (25-30g)
Biscoitos simples ou com chocolate	2 unidades
Chocolate (de preferência amargo > 70% cacau)	5 quadrados pequenos ou 30g
Sorvete	2 bolas (100g) padrão ou 1 bola (50g) de supercremoso
Pão de malte	1 fatia
Pão doce	1 unidade
Bolinho com frutas	1 unidade
Bolo confeitado	2 pequenos com cobertura fina ou sem cobertura
Barra de cereais com frutas secas	2 "mordidinhas" (3cm)
Bolo com recheio de geleia de laranja ou biscoitos com gotas de chocolate	3 unidades
Trufa ou bombom	3 unidades

*Uma medida padrão de bar, não caseira.

Sugestões de lanches para os cinco dias sem restrição

- Bolo de aveia, pão sueco ou biscoitos de água e sal integral com pasta de grão de bico com baixo teor de gordura, cream cheese ou queijo cottage com baixo teor de gordura.
- Frutas.
- Verduras e legumes crus, como aipo, pepino, pimentões verdes, vagem lisa, cebolinha e tomate cereja com salsa, pasta de grão de bico com baixo teor de gordura, tsatsiki ou creme de abacate.
- Iogurte simples ou de frutas, dietético.

- Pão de malte, com ou sem margarina, ou margarina artificial com baixo teor de gordura.
- Pequeno punhado de nozes sem sal (por exemplo, nozes, pistache, castanha-do-pará) ou fruta seca (por exemplo, damasco, figos, passas ou manga).
- Um copo de suco de legumes (cenoura, tomate ou a mistura dos dois).
- Pipoca simples (feita com óleo vegetal sem adição de açúcar ou sal).
- Tigela de sopa (ver páginas 174-179).
- Vitaminas feitas com leite desnatado ou semidesnatado, iogurte e um pedaço de fruta.
- Ervilha desidratada.
- Gelatina sem açúcar.
- Picolé feito com refresco congelado, diluído e sem açúcar.

Resumo

- Os cinco dias sem restrição da *dieta de 2 dias* são baseados em uma dieta mediterrânea saudável com muitos legumes e verduras, grãos integrais, feijões, peixes, grãos de leguminosas, frutas, nozes e óleos saudáveis, e podem ter pequenas quantidades de carne vermelha magra.

- Comer alimentos ricos em fibras solúveis e insolúveis vai ajudá-lo a se sentir saciado e a manter o nível de açúcar no sangue estável e seu intestino, saudável.

- Consuma muitos alimentos proteicos saudáveis nos cinco dias sem restrição da *dieta de 2 dias*, uma vez que eles vão ajudá-lo a se sentir saciado e evitarão que você coma em excesso. Isso maximizará sua perda de peso com a dieta.

- Os laticínios com baixo teor de gordura ajudam a mantê-lo saciado e a fortalecer seus ossos.

- É importante manter uma boa hidratação e beber pelo menos oito copos de líquido por dia.
- Você pode consumir guloseimas de vez em quando, tais como álcool e chocolate, mas limite esses eventos a duas ou três vezes por semana.

5

Fazendo a dieta de 2 dias funcionar

Você tomou a decisão de começar esta dieta e já iniciou o processo. O foco deste capítulo é estabelecer a base para garantir que você tenha as melhores chances de sucesso, ajudá-lo a lidar com qualquer problema que possa surgir e responder suas perguntas sobre a dieta.

Oito passos para perder peso com sucesso

Passo um: planeje com antecedência

Prepare uma lista antes de sair para fazer suas compras semanais — e atenha-se a ela. Se você tem os alimentos certos em casa, provavelmente continuará a fazer a *dieta de 2 dias*, mas se os armários de sua cozinha estão lotados de tentações, como biscoitos, salgadinhos e chocolates, sua vida será muito mais difícil. "Longe dos olhos" de fato significa "longe do pensamento", e alimentos reconfortantes que instigam desejos incontroláveis são muito fáceis de evitar se não estiverem por perto para tentá-lo. Um estudo mostrou que simplesmente afastar os pratos de doces da mesa das pessoas para bem longe delas fez com que comam menos.[1] Se você mantém lanches no armário "para as crianças" e frequentemente acaba atacando eles, pergunte-se se já não está na hora de esses lanches pararem de entrar em sua casa e de melhorar a dieta de seus filhos também. Se isso não for possível (se você não consegue enfrentar a rebelião!), guarde-os em uma vasilha especial rotulada "Só para as crianças!".

Experimente as seguintes dicas:

- Nunca compre alimentos com o estômago vazio: é tentador demais comprar (e depois comer) alimentos e, mais tarde, se arrepender de tê-los comido.
- Prepare um almoço saudável, feito em casa, para levar para o trabalho, e mantenha lanches saudáveis (se você acha que vai precisar deles) na gaveta de sua mesa no escritório, na bolsa ou no carro, para ajudá-lo a evitar a tentação de comer algo que não devia. Para mais ideias, veja os planos de refeições no Capítulo 8 (ver páginas 157-166).
- Não tenha medo de contar para as pessoas que está tentando perder peso e que prefere não ganhar chocolates, doces ou bolos como presente. Também não tema se eles o persuadirem a se esbaldar quando os encontrar para tomar um café.
- Peça a seus amigos e familiares para o apoiarem ativamente em seus esforços para perder peso (ver página 41). Fale sobre isso e deixe as pessoas importantes de sua vida saberem como você está se saindo e sentindo. Se você estiver com problemas e precisando de algum incentivo, seja franco — simplesmente peça apoio.
- Visite www.thetwodaydiet.co.uk para obter mais informações, apoio e dicas, ou procure-nos no Facebook para se conectar com outros seguidores da *dieta de 2 dias* e compartilhar suas experiências.

Sempre tive predileção por massas, chocolate e bolos, e a falta deles é o único ponto negativo da dieta. Mas estou me adaptando bem, agora que entendo os efeitos deles sobre meu corpo e minha saúde. Susie, 35

Passo dois: fique de olho nas calorias líquidas

Bebidas podem funcionar a seu favor ou contra você. Está provado que tomar um copo de água ou outra bebida não calórica quando você está fazendo uma refeição reduz a quantidade de alimentos ingeridos,[2] mas algumas bebidas são carregadas de calorias. Uma lata com 330ml de refrigerante normal contém 145 calorias — enquanto que a versão dietética contém apenas 1 caloria. Mais importante ainda, essas calorias líquidas contornam os controles normais do apetite, facilitando demais o consumo em excesso. Se você precisa de bebidas gasosas em sua vida, inclua um refrigerante dietético ocasional em seu plano alimentar. Apesar de algumas preocupações, não há provas convincentes de que eles aumentem o risco de desenvolver osteoporose por retirar cálcio dos ossos, contanto que você esteja ingerindo cálcio suficiente em sua dieta.

O mesmo se aplica a outras bebidas — alguns cafés com leite podem aumentar bastante as calorias totais, até mesmo se você escolher a versão desnatada. Um café com leite integral, grande, chega às colossais 223 calorias, enquanto a versão com leite desnatado ainda assim contém 131 calorias. Em contrapartida, um "americano" com leite semidesnatado contém apenas 20 calorias. Então, no lugar deles, beba café ou chá com um pingo de leite, ou chás de ervas.

Passo três: cuidado com o tamanho distorcido da porção

A maioria de nós já percebeu que o tamanho das porções cresceu extraordinariamente nas últimas décadas e que elas estão ficando cada vez maiores, uma vez que as indústrias alimentícias e as lojas desejam vender-nos mais comida, e já nos acostumamos a essas porções maiores. Há 20 anos, uma fatia média de pão pesava 30g e continha 65 calorias; hoje ela pesa 45g e contém 90 calorias. Da mesma forma, os pãezinhos doces cresceram de tamanho, de 50g para 75g e de 155 para 220 calorias.

Muitos lanches com alto teor calórico estão duas ou até três vezes maiores do que eram há 30 anos — e isso significa duas ou três vezes mais calorias. Pesquisadores mostraram que quando nos apresentam porções maiores do que precisamos, a maioria de nós come mais, sem nem mesmo pensar sobre isso.[3] A boa notícia é que, inversamente, se nos oferecem porções menores e poucas calorias, comemos menos sem nos sentirmos privados.[4] Essa é a razão pela qual, além de lhe dizer os tipos de alimentos que deve comer, a *dieta de 2 dias* fornece orientações claras sobre as quantidades a serem ingeridas para que você tenha sucesso com sua dieta. Isso não deve ser um problema nos dois dias com restrição, quando os alimentos ricos em proteínas significam que as pessoas tendem a limitar o que comem. Certamente, não esperamos que você pese toda a sua comida — fornecemos orientações simples para você medir as porções de alimentos juntamente com o peso delas, tanto para os dois dias com restrição quanto para os cinco sem restrição da *dieta de 2 dias*. Até se acostumarem aos tamanhos das porções recomendadas, muitos dos seguidores da dieta consideram útil pesar alguns alimentos, tais como cereais do café da manhã, massas e arroz, por serem fáceis de despejar e poderem exceder a medida.

Poder variar os dias com restrição da dieta de 2 dias *significa que posso encaixá-los entre eventos sociais e feriados e, portanto, não sinto que estou perdendo algo.* Jane, 49

Passo quatro: sente-se à mesa para comer

Comer correndo ou enquanto assiste televisão, sentado à mesa de trabalho ou no computador, ou até mesmo ouvindo rádio, significa que você está focado em outra coisa e não perceberá que consumiu mais calorias — simplesmente porque você não percebe o que ou quanto está comendo.[5] Em um estudo, pessoas que comiam batatas fritas enquanto assistiam televisão consumiam 40% mais do que em outra ocasião, em que não assistiam televisão.[6]

A melhor maneira de evitar a comilança descontrolada é sentar para comer, à mesa, comer devagar e saborear cada mordida — sem fazer nada além disso, como assistir televisão, ao mesmo tempo. Demora aproximadamente 15 minutos para o cérebro informar a seu estômago que você comeu o suficiente; portanto, espere, pelo menos, 15 minutos após terminar uma refeição para decidir se ainda está com fome e se realmente precisa repetir ou comer sobremesa.

A dieta de 2 dias *é apropriada para mim, uma vez que me ensinou a comer os tipos de alimentos certos e a experimentar alimentos diferentes. Estou perdendo centímetros na barriga. As calças que estavam apertadas agora estão confortáveis, e não me sinto mais inchada.* Ruth, 53

Passo cinco: evite os alimentos "dietéticos"

Os supermercados estão cheios deles — alimentos com baixo teor de gordura e açúcar, "dietéticos" que prometem uma forma fácil de comer menos calorias e perder peso. Não recomendamos basear sua dieta nesses alimentos dietéticos muito processados, mas sim continuar comendo os alimentos integrais e não processados que recomendamos nos dias com restrição e nos sem restrição da *dieta de 2 dias*. Claro que pode ser útil saber o conteúdo calórico dos alimentos. Não esqueça que as calorias serão listadas por 100g, 100ml ou por produto; assim, você precisará multiplicar para cima (ou para baixo) para descobrir quantas calorias há em cada porção.

Não confunda "baixo teor de gordura" com "baixo teor calórico". Muitos alimentos rotulados "light", ou de "baixo teor de gordura", podem, mesmo assim, conter uma quantidade grande de gordura e, portanto, de calorias. Os fabricantes muitas vezes substituem a gordura dos alimentos com baixo teor de gordura por açúcar, para melhorar o sabor; logo, esses alimentos podem fornecer um número igual de calorias e, muitas vezes, eles contêm frutose (ver página 74). Os únicos alimentos "dietéticos" que podem ser úteis são aqueles com baixo teor de gordura e que usam adoçantes artificiais sem adição de açúcar, tais como as bebidas dietéticas. Lembre-se de permanecer dentro dos limites, ou seja, não mais que 3 litros (nove latas) de bebida dietética por semana.

Passo seis: controle suas expectativas

Siga as regras da *dieta de 2 dias* rigorosamente, siga as orientações (ver Capítulo 6) e conseguirá perder peso com rapidez. No entanto, isso não acontecerá da noite para o dia, e você pode passar por alguns retrocessos. Você queimará gordura nos dois dias com restrição da dieta, mas perceberá uma queda em seu peso durante e imediatamente depois, à medida que também perde água — em geral, entre 0,5kg e 1kg nos dois dias. A queima de gordura é um processo complexo e a maioria das pessoas não perde muito mais do que 2kg de gordura por semana. Qualquer perda de peso superior a isso será apenas perda de água.

Se você pensar sobre quanto tempo levou para acumular o excesso de peso, terá de ser realista e se conformar que levará algum tempo para se livrar dele também. Uma quantidade de 0,5kg de gordura corporal contém cerca de 4.500 calorias; assim, em teoria, para perder 1kg de gordura em uma semana você deveria, seja queimando mais ou consumindo menos, reduzir a ingestão em 4.500 calorias — cerca de 640 menos calorias por dia. Infelizmente, não é tão simples assim, porque, quando você faz dieta, sua taxa metabólica cai e seu corpo se adapta à redução de calorias. Pesquisas que monitoraram a ingestão, o gasto de calorias (da taxa e atividade metabólicas em repouso) e a perda de gordura revelaram que, para perder 1kg de gordura por semana, em média, é preciso ingerir 850 calorias a menos do que precisamos consumir todos os dias.[7] São muitas calorias, e de longe a melhor forma para atingir esse objetivo seria através de uma combinação de dieta e exercícios. Se você faz trinta minutos de exercícios, cinco dias por semana, só precisa comer 700 calorias a menos por dia para perder peso. Se você se exercita por uma hora, cinco vezes na semana, só precisará comer 550 calorias a menos. Você pode estar um pouco decepcionado em saber que os exercícios queimam tão poucas calorias, mas lembre-se de que ele melhora a saúde geral e reduz o risco de desenvolver muitas doenças (ver página 112). E mais, consistentemente constatamos que a prática de exercícios físicos pode ajudar os seguidores da dieta a persistirem na perda de peso.

Tenho 30 anos e perdi pouco mais de 3kg em três semanas. Percebi os resultados em uma semana. Todo inverno sempre tendo a aumentar um número do meu "casaco de inverno" (isto é, engordo porque como comidas reconfortantes!). Essa dieta realmente me ajudou a baixar meu peso, o qual nunca fui capaz de eliminar com exercícios e outras dietas.

Sally, 30

Passo sete: monitore seu progresso

Monitorar o peso é parte vital de qualquer plano de emagrecimento. Sabemos que os seguidores da *dieta de 2 dias* que se monitoraram alcançaram melhores resultados. A forma como você se sente em suas roupas lhe dará pistas sobre o que está acontecendo com seu peso, mas você deve se pesar e medir a cintura e o quadril uma vez por semana, anotando os resultados. Você pode usar essas medidas para reavaliar a porcentagem de sua gordura corporal e pesá-la — preferencialmente a cada duas semanas — usando a calculadora rápida do Apêndice A (páginas 281-282).

Como se monitorar

- O peso pode variar de um dia para o outro (para mais ou para menos, de 1 a 2kg); logo, não é uma boa ideia se pesar todos os dias, porque isso pode lhe dar um quadro distorcido de seu progresso.
- O peso pode variar durante o dia; logo, sempre se pese e se meça no mesmo horário (o ideal é ao acordar, uma vez que geralmente estamos mais pesados ao final do dia) e antes de fazer uma refeição.
- Use a mesma balança confiável. Não coloque balanças de banheiro sobre superfícies irregulares ou macias, como tapetes — a maioria das balanças funciona melhor em cima de pisos duros e nivelados.
- Tire todas as roupas e os sapatos antes de se pesar ou vista apenas roupas leves.
- Meça sua cintura e seu quadril sem roupas, uma vez que algumas roupas podem ser apertadas e lhe dar medidas pouco confiáveis e, às vezes, equivocadas.
- Para as mulheres, o peso e as medidas da cintura são, muitas vezes, maiores logo antes do período menstrual, por causa da retenção de líquidos — você pode ganhar de 2 a 5kg, dependendo de seu peso.
- Devido ao fato de você perder água nos dois dias com restrição da *dieta de 2 dias*, sugerimos que se pese imediatamente antes e não após esses dias. Se subir na balança logo após os dois dias com restrição, estará mais leve, por haver perdido líquido e alguma gordura.

Como fora com muita frequência. Os restaurantes sempre foram a cena de meus crimes de quebra de dieta, mas tem sido bem fácil escolher um cardápio normal — até mesmo nos dias com restrição. É provável que eu tenha comido fora em, pelo menos, um de meus dois dias com restrição toda semana, desde que comecei a dieta, e ainda vejo excelentes resultados. Essa tem sido a dieta mais fácil de se ajustar ao meu dia a dia.

Alison, 26

Passo oito: a cada sucesso, uma recompensa

Embora sua recompensa final — perder peso — esteja um pouco distante, é importante reconhecer e recompensar-se até mesmo pelos pequenos sucessos ao longo do caminho. Emagrecer exige concentração e compromisso, e você merece incentivos constantes por seu trabalho árduo. Você já deve ter estabelecido metas de curto prazo para perder peso e fazer exercícios. Elaborar um sistema de recompensas é um incentivo a mais, espanta o tédio e estabelece um motivo para você se empenhar.

Recompensa é algo muito pessoal, e só você sabe o que seria um verdadeiro prazer — e isso obviamente não deve envolver alimentos ou álcool! Essa poderia ser a oportunidade de você usar o dinheiro que economizou com a *dieta de 2 dias* para se presentear (ver página 69). Compre uma roupa nova ou aquele par de sapatos que deseja há algum tempo; marque uma limpeza de pele, manicure ou faça um novo corte de cabelo; tire um dia de folga do trabalho e simplesmente relaxe; compre entradas para o cinema, jogos ou algum show que deseja ver. Para os homens, por que não dar umas voltas em um circuito de kart ou comprar aquela máquina para sua caixa de ferramentas que deseja há tanto tempo?

ESTUDO DE CASO: Sarah

Sarah estava desesperada para perder peso. Ela pesava mais de 92kg. A mãe dela fora diagnosticada com câncer de mama aos 40 anos, e dez anos depois o câncer voltara. Uma chocólatra confessa, Sarah, 39 anos, sabia que estar acima do peso aumentava o risco de ter câncer de mama. Ela tentou clínicas de emagrecimento e muitas dietas diferentes em casa, e, embora tenha perdido algum peso, sempre voltava a engordar. Quando Sarah começou a *dieta de 2 dias*, já tinha perdido as esperanças. "Sabia que seria um desafio, mas criei uma rotina, fiz os dois dias de dieta nos mesmos dias, toda semana, e comi os mesmos alimentos. Escolhi os dias de trabalho mais intensos para serem meus dois dias de dieta e, assim, não sentir falta da comida. O que me surpreendeu foi que eu não quis comer demais nos dias em que não estava fazendo dieta — talvez porque me tornara mais consciente do que comia. Perdi 6,4kg no primeiro mês e emagreci 25kg em um período de seis meses. É a forma mais fácil de fazer dieta que já experimentei."

Suas perguntas respondidas

"É importante comer em determinados horários do dia?"

A hora em que comemos é influenciada por muitos fatores — hábitos familiares, pressões sociais e conveniência — além do fato de realmente sentir fome. Não há provas conclusivas de que comer mais cedo durante o dia, evitar comer após determinados horários à noite ou fazer refeições menores e mais frequentes em vez de refeições maiores terá qualquer impacto sobre sua taxa metabólica ou na capacidade de seu corpo em queimar ou armazenar gordura.[8] No entanto, o que *importa* é a sua resposta individual ao horário e à frequência com que se alimenta, os quais podem torná-lo propenso a comer demais em determinadas situações. Se você sabe que sempre tem vontade de fazer um lanche no final da tarde ou acha difícil deixar de comer muito no jantar, mesmo que não esteja com fome, então, é importante ter consciência disso e tomar precauções nos momentos em que poderia comer demais. O fim da tarde é uma hora perigosa para muitas pessoas, e muitas vezes manter-se ocupado ajuda, por exemplo, separando jornais, passando roupa ou fazendo algo prático com as mãos (como tricotar) enquanto assiste televisão. Se um chá com biscoitos na frente da televisão for sua "recompensa" após um dia exaustivo e você não consegue se limitar a um biscoito, encontre outra forma de se recompensar — como tomar um longo banho aromático ou sair à noite. Escovar os dentes após a última refeição do dia para sinalizar ao seu corpo que não comerá mais nada naquele dia também ajuda.

"Comer depois das 17h engorda mais?"

Muitas pessoas acreditam nisso, mas a ciência mostra claramente que é o número total de calorias consumidas em 24 horas que determina se você ganha ou perde peso. Os alimentos comidos à noite têm a *mesma* probabilidade de serem armazenados como gordura que os ingeridos mais cedo no dia. Vários estudos revelaram que os alimentos que comemos à noite são processados exatamente da mesma forma como se fossem consumidos em várias refeições pequenas durante o dia.[9]

"Ouvi dizer que a falta de sono pode engordar. É verdade?"

Temos um relógio interno que é controlado pelo cérebro e que nos ajuda a coordenar os hormônios que regulam nosso apetite e o processo metabólico da comida. O relógio biológico está preparado para funcionar com nosso padrão normal de vigília e sono, o qual, por sua vez, é fundamentalmente controlado pelo ciclo da luz diurna e da escuridão. Se nosso estilo de vida não é compatível com esse relógio, nosso metabolismo e controle do peso podem ser afetados. Embora essa seja uma área nova de pesquisa, crescem os indícios de que, se você tem pouco sono e prefere ficar acordado e fazer a maior parte de suas refeições à noite, ou precisa fazê-lo porque trabalha à noite, você pode estar correndo um risco maior de ganhar peso devido ao aumento de apetite e, possivelmente, a reduções em sua taxa metabólica e queima de gordura.

Pesquisas mostram que dormir apenas cinco a seis horas por noite aumenta o apetite e a ingestão diária de calorias em 200 calorias.[10] Em um estudo recente, conduzido em um ambiente semelhante a um hotel, em Boston, voluntários passaram três semanas em condições nas quais puderam dormir apenas cinco horas e meia por noite. O relógio biológico deles foi perturbado pela falta de acesso à luz solar e por serem colocados em um ciclo de 28 horas. Após apenas três semanas, a taxa metabólica basal caiu em 8% — uma queda que se traduziria em ganho de peso de cerca de 5,8kg em um ano.[11]

Se você trabalha no turno da noite

Trabalhar à noite e fazer dieta para perder peso envolve mais planejamento e disciplina do que se você trabalha durante o dia, uma vez que alguma perturbação em seu relógio biológico é inevitável. Mas isso pode ser feito — o estudo intitulado "Australian POWER (Preventing Obesity Without Eating like a Rabbit!)" [Prevenindo a obesidade sem comer como um coelho] pediu a um grupo de trabalhadores do turno da noite em uma usina de alumínio para seguir uma dieta saudável com calorias controladas e incluiu exercícios usando as dicas apresentadas mais adiante. Funcionou! Após 14 semanas, os homens tinham perdido, em média, quase 4kg e 4cm na cintura.[12]

Dicas para quem trabalha no turno da noite

- Se você trabalha à noite, faça uma refeição leve no meio da noite e tome um café da manhã pequeno quando terminar seu turno.
- Planeje com antecedência comer da forma mais saudável possível, sobretudo nas situações em que a comida disponível for de lanchonete, gordurosa e com alto teor calórico. Tenha sempre frutas, legumes e verduras por perto para fazer lanches durante o trabalho e limite a ingestão de bebidas gasosas e com cafeína. Beba água.

- Quem trabalha à noite costuma ter problemas para conseguir um período de sono de boa qualidade. Verifique se seu quarto é tranquilo, escuro e não muito quente. Feche as cortinas ou persianas, use protetores auriculares e máscara sobre os olhos se necessário. Informe aos amigos e parentes que essa é a sua "noite" e que você não deve ser perturbado. Crie uma programação de sono e cumpra-a, dormindo na mesma hora durante a semana de trabalho e nos fins de semana.
- Faça exercícios nos intervalos de trabalho. Caminhe por dez minutos e faça alongamentos simples.
- Faça exercícios cardiovasculares e de contrarresistência (ver páginas 116-117) após descansar ou acordar.
- Entre para uma academia de ginástica que fique aberta 24 horas por dia caso deseje se exercitar em horários alternativos. Corra, caminhe, ande de bicicleta, dance ou faça qualquer atividade que acelere seus batimentos cardíacos e queime calorias.
- Converse com outras pessoas que trabalhem à noite e compartilhe dicas sobre como permanecer saudável trabalhando nesse horário. Crie com seus colegas um grupo de apoio ou participe de um que já exista.

"Preciso tomar café da manhã?"

Sabemos que um bom café da manhã é essencial para o desempenho físico e mental, porque seu corpo não foi alimentado durante a noite inteira e precisa de comida para se reabastecer. O café da manhã é frequentemente citado como uma refeição vital para quem está de dieta porque aciona o metabolismo e ajuda a controlar a ingestão de alimentos em excesso mais tarde. Nosso conselho é que você não deve se obrigar a tomá-lo se não tem vontade. Algumas pessoas são "diurnas", sentem fome e precisam tomar café da manhã para começar o dia, mas se você não aguenta tomar café da manhã logo ao acordar e, portanto, tende a não tomá-lo, siga os sinais dados por seu corpo e espere até ficar com fome. Quando pesquisadores da Roehampton University pediram a homens que normalmente não tomavam café da manhã para passar a fazê-lo, eles não comeram menos pelo resto do dia; na verdade, ingeriram 300 calorias além do normal. No entanto, quando pessoas que sempre tomam café da manhã foram solicitadas a não tomá-lo, comeram demais durante o dia.[13] A lição que tiramos disso é que, provavelmente, somos todos diferentes; assim, faça o que o seu organismo pede. Se você gosta de tomar café da manhã, não precisa ser torrada e cereal — um café da manhã com alto teor de proteína, como ovos, o ajudará a se sentir satisfeito por mais tempo. Quando os pesquisadores compararam um café da manhã com ovos, de 400 calorias, com outro com o mesmo número de calorias em carboidratos (*bagels*, nesse caso), aqueles que comeram ovos consumiram menos 400 calorias durante o dia do que os que comeram *bagels*.[14]

"Tentei perder peso tantas vezes que não sei se vale a pena tentar novamente. As dietas bagunçaram meu metabolismo?"

Descobrimos que a *dieta de 2 dias* funciona não apenas para as pessoas que estão fazendo dieta pela primeira vez, mas também para as que já tentaram diversas vezes perder peso. Alguns dos seguidores da dieta fizeram mais de dez tentativas anteriores com dietas. Os pesquisadores do Fred Hutchinson Cancer Research Center, em Seattle, descobriram que os seguidores de dieta "sanfonas", que tentaram sem sucesso perder peso três ou mais vezes anteriormente, foram tão capazes de perder peso e reduzir a insulina e as inflamações no corpo (o efeito benéfico esperado com a perda de peso) quanto os que nunca estiveram de dieta.[15]

Falando sobre lanches

Lanchar ou não lanchar? Este é um eterno debate. Algumas pessoas afirmam que os lanches ajudam a controlar o apetite porque evitam que você fique faminto e depois coma em excesso durante as refeições. Outros dizem que o lanche apenas estimula a focar na comida e comer mais. Muitas vezes encontramos seguidores de dieta que já tentaram comer algo religiosamente a cada uma hora, acreditando que isso melhoraria seu metabolismo, embora esse não seja o caso.

Não há provas de que lanchar entre as refeições ajuda a controlar a fome ou reduzir os níveis dos hormônios do "apetite". E o lanche também não afetará sua taxa de metabolismo se você fizer duas refeições grandes, ou seis ou sete menores, ao dia, se, no total, você consumir a mesma quantidade. É possível que você possa queimar menos gordura corporal após uma refeição grande, mas o impacto disso será extremamente pequeno.[16]

No fim das contas, o número de refeições por dia depende muito de você, e o que importa não é quando, mas quanto você come em 24 horas. É provável que você saiba que padrão de alimentação funciona melhor no seu caso e o que o ajuda a controlar seu apetite. Se não sabe, tente ver se funciona melhor para você continuar a fazer duas ou três refeições grandes ou cinco ou seis menores.

Vale a pena lembrar que, contanto que você não coma demais, pode, na verdade, ser bom para a saúde passar intervalos mais longos sem se alimentar. Sabemos que mudanças benéficas ocorrem quando nossas células não estão sendo constantemente alimentadas com calorias (ver página 23). Portanto, manter intervalos longos entre as refeições, quando suas células não estão sendo "alimentadas", pode ter um efeito benéfico. Para a maioria das pessoas, isso ocorre todas as noites, quando passam 12 horas sem ingerir qualquer alimento entre a última refeição do dia e o café da manhã — embora esse possa não ser o caso se você fica acordado vendo televisão e fazendo lanches até as 2h e depois toma café da manhã às 7h, quando levanta da cama.

TROQUE! Veja quantas calorias você pode poupar!

✗	✓
Lata de refrigerante e bolinho de chocolate (465 calorias)	Refrigerante dietético e maçã (45 calorias)
Barra de chocolate ao leite (280 calorias)	Iogurte dietético (100 calorias)
Pacote de salgadinhos (160 calorias)	Palitos de legumes e verduras e pasta de baixa caloria (25 calorias)

"Socorro – saí da dieta!"

Até mesmo o seguidor de dieta mais dedicado escorrega de vez em quando — e o escorregão significa, em geral, comer alimentos "proibidos". Essa é uma das razões para insistirmos na inclusão de guloseimas na *dieta de 2 dias*! Se escorregar, não se castigue por isso ou pense que fracassou — e, claro, não desista. Durante uma dieta, deslizes acontecem com todo mundo, e o melhor a fazer é voltar para ela o mais rápido possível. Para nossos seguidores, as férias eram a época mais perigosa. Alguns enfrentaram dificuldades quando estressados, sem tempo, quando participavam de determinados eventos sociais e, no caso de mulheres, quando estavam prestes a menstruar. Muito embora não haja restrições por cinco dias em cada semana, pode haver momentos em que seja útil fazer um "intervalo" na dieta, o que talvez seja uma boa maneira de lidar com os períodos de crise ou de combater o tédio da dieta. Um estudo recente examinou o impacto de "férias" planejadas de duas semanas no sucesso a longo prazo das pessoas em dieta. O resultado? Após as férias elas conseguiram voltar à dieta, e o sucesso a longo prazo não foi prejudicado.[17] Se você sabe que em breve participará de um evento ou de uma ocasião especial, pense com antecedência e se planeje para sair da dieta temporariamente — em vez de tentar se convencer de que conseguirá manter a restrição no dia e depois ficar decepcionado porque caiu em tentação.

Não se esqueça: se sair da dieta, tente aprender com a experiência para evitar fazer o mesmo da próxima vez — pergunte-se: "Como me senti depois?" e "O que poderia fazer diferente desta vez?".

"Por que minha perda de peso está mais lenta?"

Perder peso fica mais difícil após você fazer dieta por algum tempo; em geral, após cerca de seis meses. Parte disso pode ser devido à inevitável redução de 10 a 15% na taxa metabólica, que acontece quando seu corpo se adapta à perda de peso e à ingestão de menos comida (mesmo se você se exercita). Mas a perda de peso, muitas vezes, fica mais lenta porque você talvez não esteja seguindo a dieta com tanto rigor ou se exercitando tanto quanto no início.

Se você sente que não está perdendo o previsto (0,5kg) por semana, observe o seguinte:

- Você está seguindo o plano de dieta correto para alguém do seu sexo, com seu peso e idade (ver Apêndice D, páginas 295 a 303)?
- Você está comendo demais nos dois dias com restrição da *dieta de 2 dias*?
- Você está comendo ou bebendo álcool demais nos cinco dias sem restrição da dieta?
- Você está fazendo a quantidade recomendada de exercícios (ver Capítulo 6)?

- Você está aproveitando todas as oportunidades para incorporar atividades físicas à sua rotina diária? Por exemplo, subindo escadas ou tendo como meta caminhar em vez de dirigir sempre que possível?
- Mantenha um cálculo de suas porções de comida e registre suas atividades diárias por quatro dias para saber quanto está comendo e quanta atividade física está fazendo. Lembre-se de incluir os dias da semana e os fins de semana.

"Como faço para dominar o desejo incontrolável por comida?"

A maioria das pessoas tem desejos intensos de comer determinados alimentos de vez em quando. Infelizmente, quando você está tentando fazer dieta, esses desejos podem se exacerbar. Embora alguns deles sejam motivados pela fome, muitos são emocionais — quando você fica entediado ou ansioso, pode ter o hábito de comer chocolate para se sentir melhor. Seu desejo incontrolável pode também ser despertado por causas externas, tais como ver um chocolate quando já está na fila do caixa, pronto para pagar por uma salada saudável para seu almoço; ver outra pessoa comendo uma guloseima ou estar em um determinado evento social. É interessante observar que nossos seguidores da *dieta de 2 dias* pararam de desejar comer alimentos mais doces, mas às vezes ansiavam por pão, cereais e outros carboidratos nos dois dias com restrição, os quais, claro, podiam comer nos cinco dias sem restrição.

Tente identificar gatilhos específicos. Quando é mais provável que você sinta esses desejos e quais os fatores mais comuns que os desencadeiam? Tem a ver com a maneira como você se sente, com o que está acontecendo ao seu redor ou é uma combinação dos dois? A boa notícia é que você pode reprogramar seu cérebro para controlar esses desejos. Se você tiver um desejo simplesmente incontrolável de comer algo, tente tomar uma bebida quente, uma bebida dietética, chupar pastilhas de hortelã sem açúcar ou mascar chiclete sem açúcar.

Duas sugestões que podem ser úteis:

- **Distração.** O desejo por comida é como uma onda que fica cada vez maior, mas depois diminui. Então, embora o desejo possa parecer avassalador — e irresistível — à medida que cresce, você precisa se lembrar de que ele passará. Tente surfar a "onda" se distraindo. Você pode descobrir que o desejo passará se puder se distrair por 15 a 20 minutos focando em algo diferente. Ocupe-se com o trabalho doméstico, telefone para um amigo, faça uma caminhada, tome banho ou escove os dentes.

- **Aceitação.** (sinta o desejo e enfrente-o). Sinta a força total do desejo, tenha plena consciência dele e tente perceber no que está pensando e o que está sentindo, sem se entregar a ele. Essa abordagem pode ser mais difícil no início, mas aprender que você é capaz de resistir ao desejo de comer o alimento de que gosta tanto pode lhe dar uma sensação genuína de realização, e facilitar dominá-lo na próxima vez, porque você sabe que é capaz de assumir o controle e escolher o que vai comer.[18]

"Como faço para parar de comer alimentos reconfortantes?"

Muitas pessoas comem demais quando estão estressadas ou deprimidas. Embora comer possa ser uma solução rápida, as comidas reconfortantes não fornecem muito consolo a longo prazo, sobretudo se você estiver tentando perder peso; além do fato de que esse tipo de alimento frequentemente o torna mais ansioso e estressado. A verdadeira solução é reconhecer quando você está estressado e encontrar formas de lidar com o estresse (ver página 43).

"Sempre fico com vontade de comer uma guloseima quando estou para menstruar. O que devo fazer?"

A semana anterior à menstruação é um momento difícil para muitas mulheres. Além de se sentirem mal-humoradas e ansiosas, é comum haver uma vontade incontrolável de comer, sobretudo alimentos com alto teor de carboidratos. Acredita-se que esses desejos são causados pelo corpo que tenta extrair a quantidade de carboidratos necessária para equilibrar os níveis de substâncias químicas no cérebro.

Cerca de metade de nossas seguidoras da dieta teve dificuldade em administrar o desejo incontrolável que surge com a tensão pré-menstrual (TPM) nos dois dias com restrição. Sugerimos que você observe como se sente. Se for difícil demais fazer seus dois dias com restrição quando estiver no período pré-menstrual, tente reprogramar esses dias para quando não estiver sofrendo de TPM.

Procure lidar com o desejo de comer carboidratos nos cinco dias sem restrição ingerindo carboidratos integrais em vez de refinados (ver página 74).

Acredita-se que cálcio, magnésio e vitamina B6 ajudam a reduzir os sintomas da TPM e a amenizar o desejo de comer,[19] portanto, coma muito desses alimentos ricos nos nutrientes descritos mais adiante (ver www.thetwodaydiet.co.uk). O cálcio é encontrado em alimentos lácteos com baixo teor de gordura, ovos, espinafre, legumes e verduras verdes, sardinha em lata, arenque e salmão (incluindo as espinhas); algumas boas fontes de magnésio são cereais integrais, legumes e verduras; e fontes boas de vitamina B6 são carne magra, ovos, cereais integrais, soja, amendoim e leite.

A boa notícia é que muitas mulheres descobrem que os sintomas da TPM melhoram quando perdem peso e fazem exercícios regularmente.

"Tenho tendência a sofrer de transtorno afetivo sazonal (TAS) no inverno. Como faço para aplacar meu desejo incontrolável por comida?"

Muitas pessoas têm um pouco de "tristeza de inverno", fase em que nos sentimos tristes e letárgicos, mas cerca de meio milhão de pessoas no Reino Unido sofre muito mais e tem o que é conhecido como transtorno afetivo sazonal (TAS). Ele é causado pela falta de luz solar e afeta o equilíbrio químico do cérebro por meio da redução dos níveis de serotonina, uma substância química que promove o relaxamento e a felicidade. O TAS é mais comum entre mulheres, sobretudo aquelas na faixa entre 22 e 50 anos. Se você sente a tristeza do inverno ou sofre de TAS, provavelmente perceberá um desejo incontrolável de comer alimentos açucarados e com amido, os quais ajudam a elevar os níveis de serotonina no cérebro. Então, qual é a solução? O exercício é uma ótima terapia, porque ajuda a restaurar o equilíbrio químico do cérebro, o que fará você se sentir melhor consigo mesmo. Caminhar ao ar livre por uma hora também ajuda quem sofre de TAS.

Muitas vezes, o verão é o melhor período para perder peso, talvez porque os alimentos de baixa caloria sejam mais desejáveis e por ser menos tentador comer alimentos "reconfortantes" indigestos quando faz calor, e fica mais fácil sair e se exercitar. Durante essa estação, nossos seguidores da dieta perderam em média 6,8kg, enquanto no inverno foram apenas 5,3kg. Isso não significa que você deve adiar o início de sua dieta (e os exercícios) até o verão. Apenas saiba que perder peso pode ser mais desafiador — e se você realmente adiar, isso pode significar mais um inverno em que ganha peso, tendo que perder ainda mais quando começar a fazer dieta.

Comer fora de casa e delivery

Inevitavelmente haverá ocasiões durante sua *dieta de 2 dias* em que você precisará comer fora de casa por causa do trabalho ou de eventos sociais. Como manter a dieta?

- As refeições fora de casa são, em geral, maiores e contêm mais calorias do que as preparadas em casa, além de, muitas vezes, conterem muita gordura oculta. No entanto, cada vez mais restaurantes e estabelecimentos que entregam em domicílio informam aos seus clientes sobre o conteúdo calórico de suas refeições para ajudar a conscientizar as pessoas a fazerem escolhas alimentares mais saudáveis. Use essa informação se ela estiver disponível. Tente evitar cardápios com preço fixo porque acabará comendo mais e acumulando mais calorias do que precisa ou deseja — apenas porque está incluído no preço. Da mesma forma, é melhor evitar os "bufês" — e a tentação de encher o prato só porque pode será grande demais!
- Não passe fome no dia anterior a um evento — você pode comer demais quando sentar mais tarde para fazer a refeição.
- Divida pratos com seus companheiros de refeição para não comer demais.
- Peça apenas duas entradas em vez de uma entrada mais um prato principal.
- Coma devagar e saboreie cada mordida.
- Não tenha medo de pedir exatamente o que deseja e solicitar que o cardápio seja adaptado à sua necessidade. A maioria dos restaurantes está disposta a fazê-lo.
- Peça que os molhos com alto teor calórico sejam servidos à parte para que você possa decidir quanto colocar em sua comida.
- Não tenha medo de perguntar como a comida é preparada se o cardápio não for claro. A maioria dos garçons fica muito satisfeita em explicar esses detalhes.
- Tente evitar comer muitos petiscos antes da refeição, tais como pão ensopado em azeite de oliva, batatas fritas, pão indiano ou biscoitos de camarão, uma vez que tudo isso contém muitas calorias.

- Beba muita água e menos vinho. Água filtrada deve estar disponível gratuitamente e diminuirá seu gasto com bebidas, assim como reduzirá o total de calorias.
- As palavras e frases a seguir significam que gordura e calorias extras foram acrescentadas: *à la créme*, *au gratin*, Béarnaise, bechamel, *beurre blanc*, à milanesa, na manteiga, crocante, molho de queijo, *cordon bleu*, cremoso, *en croûte*, escalope, massa folhada, florentina, frito, *hollandaise*, *meunière*, frito na frigideira, parmegiana, *sauté* e *tempura*.

Resumo

- Planeje com antecedência, monitore sua perda de peso e a quantidade de exercícios e controle o tamanho de suas porções de alimentos para aumentar suas chances de ser bem-sucedido.
- Encontre um padrão de alimentação que funcione para você: fazer poucas refeições grandes ou várias pequenas.
- A perda de peso bem-sucedida leva tempo. Não fique desmotivado se o peso não diminuir tão rapidamente quanto esperava ou se a perda ficar mais lenta. Se seguir a *dieta de 2 dias*, será bem-sucedido.
- Durma o suficiente e controle os níveis de estresse, uma vez que negligenciar qualquer um dos dois pode tirá-lo do caminho do sucesso.
- Gratifique-se a cada sucesso e não fique decepcionado se, de vez em quando, algo der errado — simplesmente retorne à dieta.

Cortar pão e batata me fez sentir menos cheia. Meu estômago diminuiu, portanto, não me sinto tão faminta. Georgina, 53

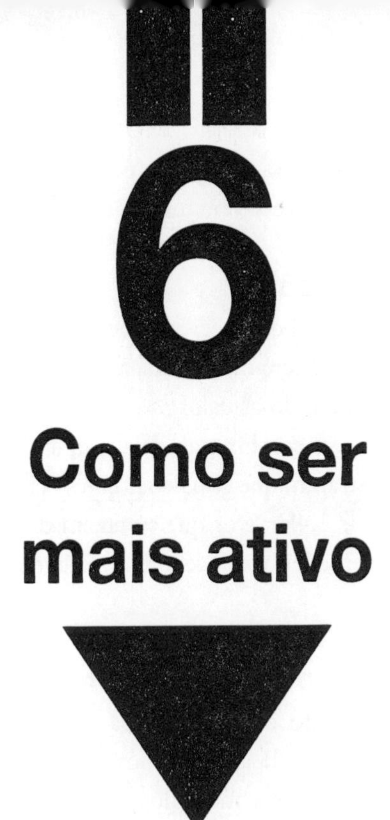

6 Como ser mais ativo

O movimento e a atividade aceleram a perda de peso, aumentando os benefícios à saúde gerados pela *dieta de 2 dias*, além de melhorarem seu humor e seus níveis de energia. A boa notícia é que, mesmo que você tenha sido um preguiçoso de marca maior até agora, nunca é tarde para começar a se movimentar, e ser ativo não é difícil. Os seguidores da *dieta de 2 dias* nos mostraram que, mesmo que nunca tenha se exercitado, você pode fazer da atividade física uma parte de sua vida. Mostraremos como começar devagar, aumentar gradualmente e permanecer motivado para poder atingir seus objetivos de perder peso e ficar em forma.

Por que você precisa se movimentar?

Se não forem estimuladas, as pessoas tendem a se movimentar menos quando iniciam uma dieta. As pesquisas mostram que os níveis de atividade podem cair em cerca de 40% quando a pessoa está de dieta, e quanto menos movimento, menos necessidade do consumo de calorias, o que torna a perda de peso mais difícil.[1]

Movimente-se e o efeito será inverso; a perda de peso será maior e sua saúde ficará mais forte, porque você terá uma aparência e se sentirá melhor.

Você perderá mais peso

Ao perder peso, sua taxa metabólica cai porque seu corpo precisa de menos calorias para funcionar. O exercício físico ajuda a combater esse ciclo e a manter seu peso sob controle queimando as calorias extras. O exercício por si só não eliminará os quilos a mais, é a combinação dele com a dieta que realmente faz a diferença. Pesquisas mostraram que as pessoas que só praticam exercício e não fazem dieta perdem apenas 1,4kg, e os que só fazem dieta e não se exercitam perdem 7,5kg, sendo os verdadeiros vencedores os que fazem dieta e exercícios — esses eliminam 9,5kg.[2]

Você manterá músculos que queimam calorias

Todos perdem músculos junto com a gordura quando emagrecem, mas o exercício pode cortar pela metade a perda muscular. Portanto, se você perde 8,6kg, perderá 2,7kg desse valor em músculos caso não se exercite. Com exercício, você perde apenas 1,4kg de músculos. Manter aqueles músculos a mais é importante para a queima de gordura, uma vez que os músculos queimam sete vezes mais calorias do que gordura. Um dos efeitos mais importantes do envelhecimento é a perda muscular, e a mulher ocidental média perde cerca de 0,3kg de músculos todos os anos. Se exercitar enquanto faz dieta reduzirá a velocidade do processo de envelhecimento e economizará seis anos de perda muscular natural.

Eu estava um pouco preocupada se o exercício, em meus dias com restrição, me deixaria faminta e dificultaria a continuidade da dieta. Na verdade, nadar após o trabalho faz parte de uma rotina, não me deixa sair da linha e evita que eu faça lanches noturnos. Pat, 54

Seu corpo vai adorar!

Nosso corpo foi feito para se movimentar — e quando não o faz, sofre. Ossos e músculos enfraquecem, e o coração e os pulmões se tornam menos eficientes no bombeamento do sangue pelo corpo. A atividade pode, de fato, melhorar o sistema imunológico, ajudando a proteger contra infecções virais. Uma única sessão de exercícios pode baixar a pressão arterial, aumentar a eficiência da insulina (o que é chamado de "sensibilidade à insulina") e baixar os níveis da gordura nociva que circula no sangue por 24 a 48 horas.[3] Praticar atividades físicas por 150 minutos por semana — o que significa apenas meia hora, cinco dias por semana — reduz o risco de desenvolver diabetes tipo 2, doença cardíaca e derrame em 30%, e diminui o risco de morte prematura por qualquer causa em 50%.[4] Os benefícios à saúde proporcionados pelo exercício são considerados tão importantes quanto parar de fumar. Se exercitar um pouco mais — três a quatro horas por semana —, pode diminuir o risco de câncer no seio e no cólon em 30%. Além disso, o exercício beneficia os ossos e as articulações, ajudando a proteger contra a osteoporose e a artrite.

> *Sempre achei que consigo seguir minha dieta melhor quando estou ativa. Uma caminhada acelerada ou uma corrida pode melhorar muito meu humor e reforçar a determinação de não comer demais.* Rachel, 44

Seu humor vai melhorar

Você não apenas sentirá os benefícios físicos do exercício, mas ele também pode ajudá-lo a se energizar, dormir melhor, aliviar a depressão e estimular a liberação de substâncias químicas no cérebro que causam bem-estar, que ajudam você a se sentir mais feliz e relaxado. Na verdade, para começar, o exercício combate muitas das causas que podem nos fazer comer demais — estresse, depressão e baixa autoestima.

Começando

Não importa quanto tempo faz ou o quanto está fora de forma, você *pode* dar o primeiro passo e se comprometer a fazer mais atividade física. O corpo nunca esquece como se adaptar positivamente ao exercício, mesmo após vários anos de sedentarismo. Comece completando o questionário rápido sobre atividade física (Q-RAF) a seguir.

Q-RAF e você (um questionário para pessoas entre 15 e 69 anos)[5]

A atividade física regular é divertida e saudável, e mais pessoas ficam cada vez mais ativas todos os dias. Fazer exercícios é muito seguro para a maioria das pessoas. No entanto, algumas devem procurar um médico antes de aumentar suas atividades físicas.

Se você planeja ficar muito mais ativo fisicamente do que é no momento, comece por responder as sete perguntas a seguir. Se você tem entre 15 e 69 anos, o Q-RAF lhe dirá se deve procurar um médico antes de começar. Se você tem mais de 69 anos e não costuma ser muito ativo, procure um médico.

O bom senso é seu melhor guia quando responder o questionário. Leia as perguntas com cuidado e responda cada uma honestamente: marque SIM ou NÃO.

Algum médico já lhe disse que você tem uma doença cardíaca e que só deve fazer atividade física recomendada por ele?

Sim ❑ Não ❑

Você sente dor no peito quando faz atividades físicas?

Sim ❑ Não ❑

No último mês, você sentiu dor no peito quando não estava fazendo atividades físicas?

Sim ❑ Não ❑

Você perde o equilíbrio por causa de tonteira? Já perdeu a consciência alguma vez?

Sim ❑ Não ❑

Você tem algum problema nos ossos ou nas articulações (por exemplo, costas, joelho ou quadril) que possa piorar com a mudança em sua atividade física?

Sim ❑ Não ❑

Algum médico receitou remédio (por exemplo, diuréticos) recentemente para sua pressão arterial ou para algum problema cardíaco?

Sim ❑ Não ❑

Você sabe se há alguma outra razão pela qual você não deva fazer qualquer atividade física?

Sim ❑ Não ❑

Se você respondeu "sim" para uma ou mais perguntas

Converse com um médico ANTES de começar a fazer mais atividade física ou ANTES de fazer uma avaliação de preparo físico. Fale com um médico sobre o Q-RAF e sobre as perguntas para as quais respondeu "sim".

- Você pode fazer qualquer atividade que deseje, desde que comece devagar e aumente gradativamente. Ou pode ter que se restringir a atividades que sejam seguras para você.
- Fale com o médico sobre os tipos de atividade que deseja fazer e siga os conselhos dele.

Se você respondeu "não" para as perguntas do Q-RAF, pode ficar razoavelmente confiante de poder:

- começar a aumentar sua atividade física — comece devagar e vá aumentando aos poucos. Essa é a maneira mais segura e fácil;
- fazer uma avaliação de preparo físico — essa é uma maneira excelente de determinar sua forma física. É extremamente recomendável que você verifique sua pressão arterial. Se o resultado for maior que 144/94mmHg, consulte um médico antes de aumentar os exercícios.

Adie aumentar a carga de atividade física:

- se não se sentir bem por causa de uma doença temporária, como um resfriado ou uma febre — espere até se sentir melhor; ou
- se estiver ou suspeitar que está grávida — fale com seu médico antes de começar qualquer atividade.

> OBSERVE: Se sua saúde mudar de forma que sua resposta passe a ser SIM para quaisquer das perguntas anteriores, consulte um médico ou preparador físico. Pergunte-lhe se deve mudar seu plano de atividade física.

Torne-se mais ativo

Movimentar-se mais em sua vida diária — andar a pé em vez de dirigir, subir escadas em vez de pegar o elevador — ajuda a queimar mais calorias. Simplesmente ficar em pé e andar é melhor do que ficar sentado. Os cientistas agora acreditam que até mesmo se você se exercita regularmente, ficar sentado por muito tempo pode afetar negativamente sua saúde, aumentando o risco de diabetes tipo 2 e de doença cardíaca,[6] enquanto apenas levantar e andar por dois a cada 20 minutos ajuda a reduzir esse risco.[7] Assim, além da carga de exercícios planejados, procure aumentar a quantidade de atividades que você faz durante o dia e as faça com mais energia. A soma de sessões curtas ajuda a aumentar a queima total de calorias. Fazer atividades durante o dia pode queimar mais calorias do que uma única sessão de ginástica. Para obter ideias de como incluir mais atividade física em sua rotina diária veja o Apêndice F, página 307.

Que tipo de exercício?

Para perder peso, é preciso combinar:

- exercícios cardiovasculares (aeróbicos) — tais como caminhar aceleradamente, andar de bicicleta ou nadar —, que aceleram os batimentos cardíacos e fazem você se sentir quente e ligeiramente sem fôlego;
- exercícios contrarresistência — usando pesos leves, faixas de látex resistentes ou o próprio peso do corpo para trabalhar os músculos.

Exercícios cardiovasculares

Esse tipo de exercício ajudará a queimar calorias e a melhorar o condicionamento físico. Ele diminui o risco de desenvolver doenças cardíacas e alguns tipos de câncer, ajuda a diminuir a pressão arterial, a melhorar os níveis de colesterol, queimar a gordura corporal e é um excelente antídoto para combater o estresse. Os exercícios com peso em que ficamos de pé, andando ou correndo, são importantes para manter a densidade óssea, reduzindo o risco de fraturas, que aumenta com a idade.

Se passo uma hora fazendo aeróbica, queimando 350kcal, meu último desejo é substituir essas calorias comendo. Para se ter uma ideia, você pode comer 350kcal de chocolate ou batatas fritas em questão de minutos. Angela, 35

Exercícios de resistência

Eles aumentam a massa muscular e melhoram a força e a resistência. Mais músculos significam que sua taxa metabólica se elevará, portanto, mais calorias serão queimadas, mesmo em repouso, e você adquirirá tônus muscular. O trabalho contrarresistência também pode ajudar a reduzir a pressão arterial e o colesterol, além de melhorar a sensibilidade à insulina. É importante também para preservar os ossos fortes e ajudar a manter saudáveis as articulações, uma vez que os músculos que apoiam as articulações se fortalecem e fornecem mais apoio. Músculos mais fortes também podem significar um risco menor de sofrer quedas e se machucar, pois eles ajudam a melhorar o equilíbrio.

Exercícios de flexibilidade

Essa é outra parte vital do preparo físico geral, mas que muitas vezes não recebe a devida atenção. A flexibilidade tende a declinar à medida que envelhecemos, mas ela é essencial para a vida cotidiana — você não consegue fazer atividades simples, como amarrar os cadarços ou esfregar as costas no banho, se perder a flexibilidade. Ela é específica a cada articulação ou conjunto de articulações e se refere à extensão máxima de movimento ao redor daquela articulação. Se você se alongar regularmente como parte de seu programa de preparo físico, manterá e melhorará sua flexibilidade. Manter a flexibilidade ajuda a reduzir o risco de contusões durante o exercício.

Seus objetivos ao fazer exercício

No curto prazo (os primeiros seis meses) você deve procurar chegar a 150 minutos de exercícios cardiovasculares moderados ou a 75 minutos de exercícios mais intensos por semana. A atividade intensa elevará seus batimentos cardíacos e queimará mais calorias do que o exercício moderado. Essa quantidade de exercício pode parecer assustadora se você não estiver acostumado a se movimentar, por isso, aumente o tempo gradualmente. Você pode dividir esse tempo em sessões mais curtas e ainda assim obter benefícios significativos para a sua saúde. Você pode ter visto pesquisas recentes sugerindo que devemos fazer apenas exercícios de alta intensidade por alguns minutos por semana. Embora tenha sido comprovado que fazê-lo realmente traz algum benefício à saúde, essa forma de se exercitar não causará grande impacto em seu peso. Para garantir que a *dieta de 2 dias* tenha eficiência máxima você precisa se exercitar na quantidade recomendada para cada semana.

Exercício moderado Queima de 3 a 5 vezes o número de calorias queimadas em repouso	Exercício vigoroso Queima, pelo menos, seis vezes as calorias queimadas em repouso
Andar de 4 a 6,4km/h	Caminhada acelerada (7,2km/h ou 6,4km/h em subidas) trote (6,4km/h) ou corrida mais rápida
Cortar a grama	Cortar lenha
Jogar peteca	Jogar squash
Dança de salão	Aeróbica de alto impacto
Ciclismo moderado a 9,6km/h	Ciclismo rápido (16km/h)
Nado recreativo em velocidade moderada	Nado (10 voltas em uma piscina de 25m em 5 minutos – qualquer estilo)

Você pode dividir a duração do exercício em cinco sessões mais curtas (5 x 30 minutos de exercício moderado e 5 x 15 minutos de exercício intenso) ou fazer sessões mais longas e menos frequentes (isso não inclui o aquecimento ou os exercícios de desaquecimento). Se optar por sessões mais longas, tente se exercitar três vezes por semana, uma vez que alguns benefícios importantes à saúde (por exemplo, a redução do colesterol) duram por apenas 48 horas após o exercício. Você pode combinar exercícios moderados com intensos e variar os níveis de exercício de um dia para o outro de acordo com a sua programação — em um dia atarefado, por exemplo, você talvez consiga correr apenas 15 minutos, enquanto que em outro dia você pode ter tempo para nadar por uma hora.

No longo prazo (seis meses após começar a se exercitar), você deve ter como meta fazer trezentos minutos de exercícios moderados ou 150 minutos de exercícios intensos por semana, porque esse é o nível em que o exercício o ajudará a perder peso, não ganhá-lo de volta e obter mais benefícios à saúde.[8]

Assim como o exercício cardiovascular, procure incluir duas ou três sessões de exercícios de resistência, para fortalecer os músculos, todas as semanas e duas ou três de flexibilidade para reduzir o risco de contusões e permanecer o mais flexível possível. Embora possa parecer assustador, você pode combinar as sessões. Alongue-se ao fazer aquecimento e desaquecimento todas as vezes que se exercitar e inclua também algum treinamento de resistência em seu programa duas vezes por semana.

Em suas marcas...

Pense cuidadosamente sobre onde quer chegar — e, mais importante, o que é realista para você. Sua atividade física deve ser viável, agradável, ter um custo razoável e ser compatível com seu estilo de vida e com quaisquer impedimentos físicos que você possa ter.

Que exercício é mais indicado para mim?

Se você é iniciante, caminhar é a melhor opção e o melhor programa de exercício que existe — além de ser gratuito. Para os que têm problemas respiratórios e nas articulações, nadar exercita o corpo inteiro, embora não envolva levantar peso e, por isso, não o ajude a manter seus ossos saudáveis. O ciclismo é outro exercício que não envolve o levantamento de peso, mas é bom para as articulações. Bicicletas reclinadas, em que as pernas ficam para a frente, em um ângulo de 90 graus em relação ao corpo, são melhores para pessoas com problemas na coluna e nos ombros. Correr também é uma excelente atividade, mas pode forçar os joelhos ou a articulação do quadril, sobretudo se o fizer em superfícies duras — você precisa usar um calçado de boa qualidade para proteger as articulações. Se acha difícil se manter motivado, as aulas em grupo fornecem variedade, um excelente ambiente social e são ótimas para os iniciantes. Se você é tímido demais para fazer exercícios em grupo ou para usar roupa de banho, invista em um DVD de exercício ou alugue um na locadora mais próxima. Encontre a melhor opção para você.

Estar mais magra me motiva a fazer exercícios e me faz mais positiva.
Lorna, 53

Não importa por onde começar, o importante é estabelecer um compromisso. Como você, a maioria dos que se exercitam regularmente tem uma vida atarefada. A diferença é que, para eles, o exercício é prioridade. O hábito de fazer exercício demora cerca de três meses para se consolidar; assim, inclua-o em sua vida. Analise o que pode tirar de sua agenda ou identifique qualquer tempo livre que pode ser usado para inserir alguma atividade e pense na possibilidade de diminuir a inatividade (como assistir televisão) para poder encaixar seus exercícios.

Escolha a melhor hora do dia para você. Exercitar-se de manhã cedo ajuda a melhorar o humor e a elevar os níveis de energia naquele dia. É importante fazer um aquecimento apropriado, porque a temperatura do corpo é mais baixa de manhã, o que pode aumentar o risco de contusões. Ao se exercitar à tarde ou à noite, a tendência é que você se esforce mais, uma vez que a sensação é de que os exercícios ficam mais fáceis e os músculos estão mais aquecidos.

Os exercícios ao ar livre têm benefícios adicionais, sobretudo nos meses de verão, quando a exposição aos raios solares aumenta a produção de vitamina D (no inverno os raios ultravioletas não são muito fortes).

Preparar...

Como ocorre com a perda de peso, estabelecer metas de curto e longo prazo lhe dá uma ideia clara de onde quer chegar e o ajuda a acompanhar seu progresso.

- **Seja específico.** Especialistas concordam que as pessoas que se exercitam com sucesso são aquelas que estabelecem objetivos específicos — decidir apenas "ficar em forma" ou "andar mais" não é muito específico e não será atingido. Tente estabelecer objetivos para as atividades específicas com uma distância e um tempo para cumpri-los. Você pode querer estabelecer objetivos de curto prazo, tais como conseguir andar até as lojas e voltar sem perder o fôlego, ou conseguir jogar uma partida rápida de futebol com os netos. Para os objetivos de longo prazo, você deve estabelecer metas mais ambiciosas, tais como um desafio de 12 semanas para conseguir dar trinta voltas na piscina, caminhar 10km ou correr de 5 a 10km.
- **Estabeleça metas viáveis.** Seja ambicioso, mas realista. É sempre possível rever suas metas se atingir seu objetivo muito rapidamente.
- **Estabeleça prazos.** Calcule um prazo realista para atingir sua meta. Você pode dividir seu objetivo em metas semanais mais alcançáveis.
- **Assine um contrato consigo mesmo.** Escreva o que deseja realizar e por que, como planeja fazer isso e como outras pessoas podem ajudá-lo. Faça cópias de seu contrato e pregue-as pelas paredes de sua casa. Pense em criar um blog ou criar uma página no Facebook para dizer o que está pretendendo fazer e como planeja fazê-lo. Se outras pessoas sabem de seus pla-

nos, é mais difícil desistir deles, e você deve divulgá-los para que os outros o motivem.

- **Programe seus exercícios.** Marque sessões de exercício em sua agenda ou no calendário e cumpra-as rigorosamente; levante-se meia hora mais cedo, troque meia hora de televisão por exercícios ou arranje (ou pegue emprestado) um cachorro para caminhar!

Cuide-se

- Aumente gradualmente seu programa de exercícios para reduzir a possibilidade de contusões.
- Vista roupas soltas e confortáveis e escolha o calçado certo que apoie o arco do pé, sobretudo se vai caminhar ou correr.
- Aqueça-se devagar antes de se exercitar e desaqueça lentamente após o exercício para ajudar a evitar contusões e para que seu corpo se adapte e se recupere (veja a seguir).
- Faça sempre alongamento no início e no fim de seu treino.
- Não se exceda; sinais de esforço exagerado incluem náuseas, enjoo, vertigem, tontura e dor no peito.
- Não se exercite ao ar livre se o tempo estiver quente ou frio demais, ou se você não estiver se sentindo bem.
- Não faça uma refeição grande antes de se exercitar. Espere pelo menos uma hora antes de praticar exercícios.
- Beba muita água.

Aquecimento

Preparar suas articulações para os exercícios ajuda a reduzir o desgaste delas. Você pode fazer esses exercícios de mobilização enquanto marcha parado — para fazer os batimentos cardíacos acelerarem e preparar o corpo para a atividade. Fique atento à postura ao começar o exercício e tente mantê-la enquanto se exercita. Fique em pé, reto, e contraia ligeiramente a barriga para trabalhar os músculos abdominais. Olhando para a frente, relaxe os ombros, abaixando-os, e mantenha-os retos contraindo as escápulas. Posicione os pés na mesma largura do quadril. Os joelhos devem estar relaxados e ligeiramente flexionados. É importante completar os movimentos de maneira suave, sem forçar as articulações ou levá-las a um ponto em que se sinta desconfortável. Repita cada exercício de mobilidade de seis a dez vezes.

Articulação	Exercício de mobilidade	Descrição
Cabeça/ pescoço	Inclinação do pescoço	Incline a cabeça, aproximando a orelha do ombro esquerdo, retorne-a à posição central e depois incline-a na direção do ombro direito.
	Rotação da cabeça	Vire a cabeça para a esquerda, olhando o mais longe possível, retorne-a para o centro e depois gire-a e olhe para a direita o mais longe que puder.
	Retração do queixo	Leve a cabeça para trás sem inclinar o queixo para baixo como se tentasse fazer um queixo duplo.
Ombros	Contração dos ombros	Eleve os ombros na direção das orelhas e depois os relaxe.
	Giro dos ombros	Com os braços soltos ao longo do corpo, gire os ombros em círculos para trás, começando por elevá-los na direção das orelhas, depois retornando à posição inicial, para baixo, fazendo um círculo.
	Círculo dos braços	Incremente o giro dos ombros colocando as mãos sobre eles e fazendo círculos com os cotovelos. Em seguida, estenda os braços até que fiquem retos e continue a girá-los. Se sentir qualquer desconforto, tente fazer com um braço de cada vez.
Coluna torácica (parte superior das costas)	Torção do tronco	Mantendo o quadril virado para a frente, torça apenas a parte superior do corpo para que os ombros e a cabeça permaneçam em linha. Torça primeiro para a esquerda e depois para a direita.
Coluna lombar (parte inferior das costas)	Flexão lateral	Tente permanecer o mais ereto possível, como se estivesse entre duas tábuas. Mantenha os pés no chão e incline o corpo todo, primeiro para a esquerda e depois para a direita.
Coluna lombar e quadril	Círculos do quadril	Faça círculos com o quadril, primeiro na direção horária e depois na anti-horária.

Articulação	Exercício de mobilidade	Descrição
Joelho e quadril	Joelho levantado à frente	Levante sua perna esquerda para a frente, com o joelho flexionado até chegar à altura do quadril.
Tornozelos	Ponta do pé para fora e para dentro.	Sem colocar peso sobre a perna, posicione os dedos do pé para fora e depois posicione-os para dentro, empurrando o calcanhar para fora.

Alongamento antes do exercício

Alongar ajuda a preparar os músculos aquecidos para fazer mais exercícios e a reduzir o risco de contusão. Mantenha cada posição por dez a 15 segundos de cada lado.

Panturrilha (gastrocnêmio)

Em pé, dê um passo à frente, mantendo o pé direito na mesma linha do quadril. A perna esquerda permanece esticada para trás. Incline-se suavemente para a frente, colocando as mãos sobre o joelho direito para se apoiar. Você deverá sentir o alongamento na parte superior da panturrilha esquerda. Tente manter o pé bem reto para a frente e em paralelo. Não deixe o calcanhar da perna esquerda virar para dentro.

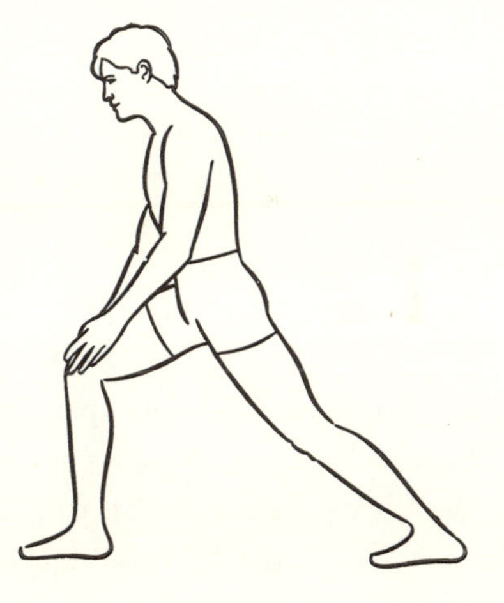

Parte posterior da coxa (tendão)

De pé, dê um pequeno passo à frente com a perna direita. Mantenha essa perna reta e esticada à sua frente enquanto suavemente dobra a esquerda (como se estivesse agachando) e empurre o traseiro para trás. Você deve sentir esse alongamento atrás da perna, na extremidade superior dela. Pode colocar as mãos sobre o joelho dobrado para se apoiar.

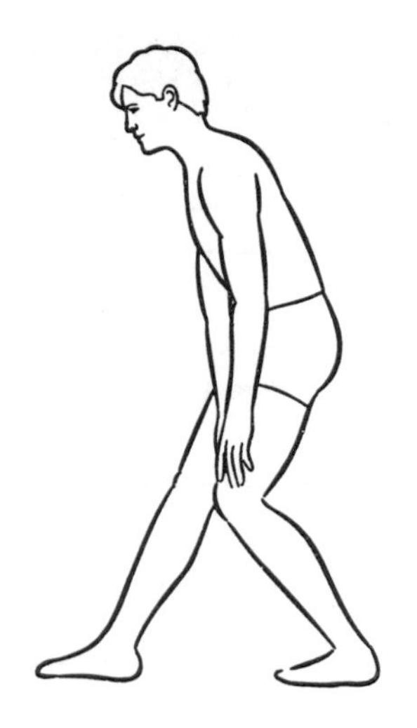

Parte anterior da coxa (quadríceps)

De pé, apoie-se na parede. Dobre a perna direita, trazendo o calcanhar para perto do traseiro. Mantenha a posição com uma das mãos (você pode usar a outra para se equilibrar). Você deve sentir esse alongamento por toda a parte anterior da coxa. Caso contrário, incline a pélvis suavemente para a frente, até sentir o alongamento.

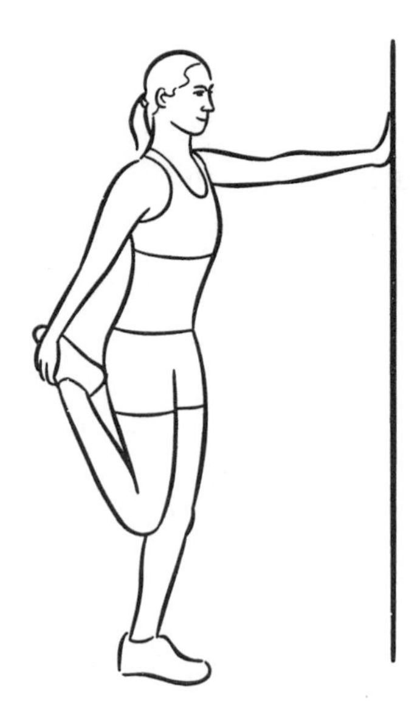

Lateral (oblíquos)

De pé com os pés bem retos para a frente e afastados na largura do quadril, coloque a mão direita sobre o lado direito do quadril e leve o braço esquerdo esticado por cima da cabeça, alongando a lateral esquerda do corpo. Ao mesmo tempo, dobre-se para o lado direito. Você deve sentir o alongamento começando embaixo da axila e por todo o lado esquerdo do tronco.

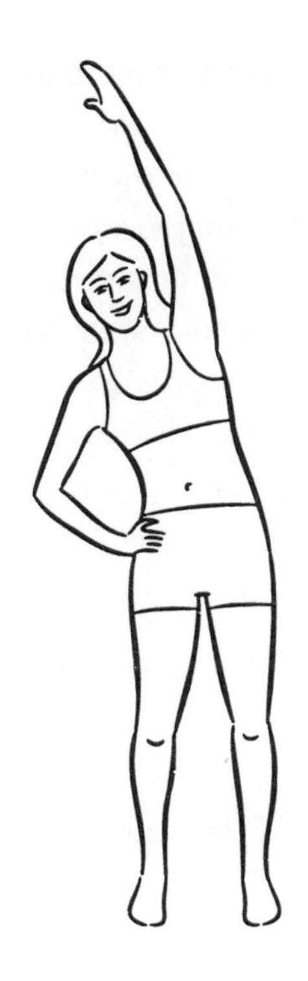

Ombros

De pé, coloque o braço direito esticado sobre o peito, mantendo o cotovelo ligeiramente flexionado. Depois, coloque a mão esquerda sobre a parte superior do braço e delicadamente puxe o braço direito contra o peito.

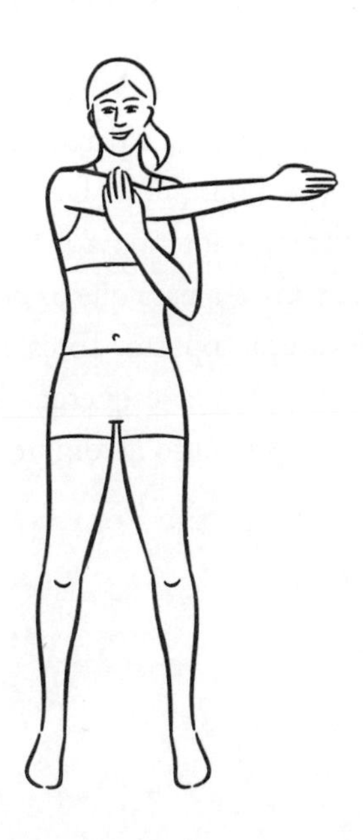

Parte posterior do braço (tríceps)

De pé, levante o braço na vertical e acima da cabeça. Dobre o cotovelo de maneira que sua mão atinja o meio das costas, abaixo da linha do ombro. Use a outra mão para apoiar o braço dobrado.

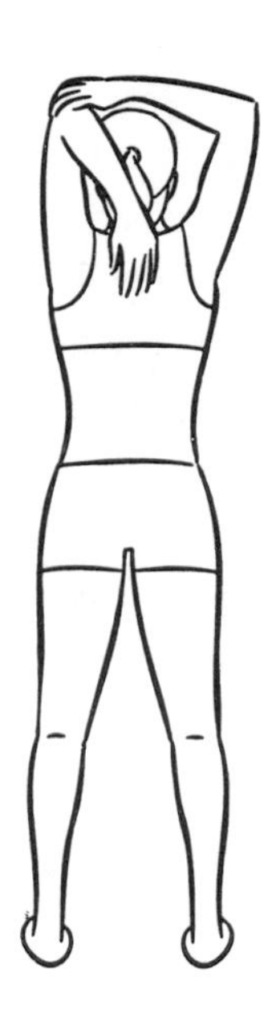

Ombro (peitorais e deltoide)

De pé e de lado para a parede, apoie a palma da mão direita nela. Dê um passo ou dois à frente, mantendo a mão espalmada na parede. Gire-a para que os dedos apontem na direção oposta. Torça o corpo ligeiramente para a esquerda. Você deve sentir o alongamento no ombro e por todo o peito.

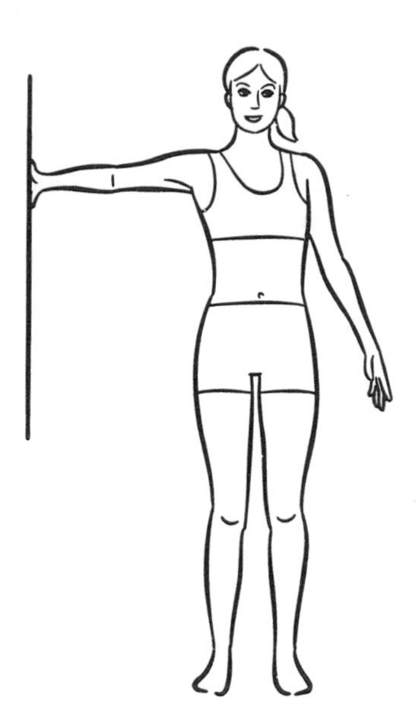

Desaquecimento

Desacelere gradualmente, por quatro ou cinco minutos, para ajudar os batimentos cardíacos e a respiração a voltarem ao ritmo normal. Se parar de repente, sem desaquecer, você pode ficar tonto, enjoado ou desmaiar. À medida que seu preparo físico melhora, seu corpo responde mais rapidamente às mudanças no esforço físico e os batimentos cardíacos também retornam mais rapidamente ao normal. Repita os alongamentos do aquecimento, mas dessa vez mantenha-os por 60 segundos para ajudar a melhorar sua flexibilidade e evitar dores musculares.

Exercícios cardiovasculares

Se você é iniciante, caminhar é, sem dúvida, a forma mais barata, fácil e segura de ficar em forma. Comece devagar e busque caminhar em um ritmo confortável, mas que o faça se sentir ligeiramente aquecido e sem fôlego, mas ainda assim capaz de manter uma conversa. Planeje uma rota circular, segura, de preferência plana e minimamente interessante. Não se preocupe muito com a distância a percorrer — quando seu preparo físico melhorar, você conseguirá caminhar mais, no mesmo tempo. Caminhar é uma maneira muito segura de fazer exercícios; logo, você não precisa necessariamente se aquecer, a menos que caminhe muito cedo de manhã ou faça caminhadas mais longas e rápidas.

Preparamos um programa de 12 semanas para que você possa aumentar gradualmente com o passar do tempo. Se a primeira semana parecer fácil demais, comece no nível da semana três ou quatro. Se tiver dificuldades, repita a mesma semana até se sentir pronto para passar para a seguinte. Você deve completar as 12 semanas inteiras. Na última, você fará 150 minutos de exercícios moderados — isso equivale a meia hora, cinco dias por semana —, não importando em que ponto estava no início. Para ler o plano de caminhada de 12 semanas veja o Apêndice G, página 309.

Monitore seu progresso cardiovascular

É importante se monitorar para ter certeza de que está se exercitando na intensidade correta e de forma segura.

O Teste da conversa é uma forma simples de verificar se você está na intensidade certa. Você deve ficar um pouco sem fôlego, mas ainda assim ser capaz de manter um diálogo. Se estiver se esforçando para falar, está exagerando a velocidade da caminhada e precisa desacelerar.

O Limiar de Esforço Percebido (LEP) é uma escala numérica de 1 a 10 (com 1 sendo a intensidade mais baixa e 10 a mais alta) que você pode usar enquanto se exercita para monitorar como se sente, saber se precisa aumentar ou diminuir o ritmo e continuar treinando na intensidade correta.

- 0 = Nenhum esforço
- 1 = Esforço muito, muito leve
- 2 = Esforço muito leve
- 3 = Esforço leve
- 4 = Esforço moderado
- 5 = Um pouco forte (você precisa se esforçar para manter uma conversa)
- 6 = Forte
- 7 = Muito forte
- 8 = Muito, muito forte
- 9 = Extremamente forte
- 10 = Esforço máximo (nenhuma conversa é possível e a respiração fica muito difícil)

Você obterá os benefícios máximos do exercício quando trabalhar, pelo menos, em uma intensidade moderada (de 4 a 5 na escala). Você deve se sentir um pouco aquecido e respirar de forma mais rápida, mas ainda assim ser capaz de falar. Tente manter esse nível durante o período em que estiver fazendo o exercício — se ficar fácil demais, aumente o passo. Se estiver difícil, diminua o passo. Siga esse esquema enquanto caminha, antes de experimentá-lo em outras situações de exercício. Além de mantê-lo comprometido, ele lhe ajudará a monitorar seu progresso — à medida que entra em forma, você pode acabar classificando uma caminhada ou corrida como um 3 em vez de um 4.

Exercícios de resistência

O objetivo é aumentar a quantidade de músculos, assim como a resistência e a força deles. Para os treinos de resistência você precisa de pesos mais leves ou algo que ofereça menos resistência e mais repetições. Para treinos de força, você precisa de pesos mais pesados ou de uma resistência maior e menos repetições.

Preparamos sessões de exercícios de resistência adequados para todos os tipos de pessoa, não importando o nível de preparo físico em que estejam. Faça-os três vezes por semana para ajudar a manter a massa muscular enquanto perde peso. Sempre faça o aquecimento e o desaquecimento antes e após o treino de resistência.

- Faça movimentos lentos e controlados, tanto ao contrair quanto ao relaxar o músculo.
- Concentre-se na respiração — você deve expirar ao contrair o músculo e inspirar ao relaxá-lo. Da mesma forma como faz nos alongamentos, evite prender a respiração quando estiver se concentrando em um exercício.
- Pense na postura e no equilíbrio. Fique de pé, diante de um espelho, para verificar sua postura. Estique-se — imagine que existe uma linha presa ao topo de sua cabeça que o puxa para cima — com os ombros abaixados e relaxados e seu peso igualmente equilibrado nos dois pés, que devem permanecer afastados e alinhados na mesma largura do quadril. Uma boa postura ajudará os músculos importantes da parte central do corpo, das costas e da região do estômago a fazerem seu trabalho corretamente.
- Esses exercícios não devem doer ou causar desconforto — se isso acontecer, pare!
- Evite esticar os braços ou os joelhos ao máximo ou forçar as articulações.
- Acostume-se com o jargão. Muitas vezes, os programas de exercícios se referem a "séries" e "repetições", assim, "uma série de dez repetições" para um exercício de bíceps seria fazer o movimento dez vezes; e duas séries de dez repetições seriam dez repetições, uma pausa ou descanso e depois outras dez repetições.

Você pode fazer exercícios repetitivos de resistência usando halteres leves, faixas de látex resistentes, o peso do próprio corpo, bolas de ginástica grandes ou um dos muitos objetos para ginástica diferentes disponíveis no mercado. Halteres leves não precisam custar nem um centavo. A água pesa 1g por ml, então, se você encher uma garrafa plástica de 500ml com água, seu peso caseiro terá 500g. Para fazer pesos mais pesados, encha garrafas plásticas com areia. Quando começar a precisar de pesos ainda mais pesados, será a hora de pensar em comprar um par. Faixas de látex resistentes têm cores variadas, as quais se referem à espessura delas. Quanto mais grossa, mais difícil será esticá-la e mais resistência oferecerá. Elas podem ser usadas para fazer a maioria dos exercícios: por exemplo, para os de bíceps, coloque a faixa no chão e um dos pés no meio, segurando firme cada uma das pontas. Você pode, então, usar a resistência da faixa para fazer o exercício para os bíceps. Não passe a faixa ao redor da mão porque isso corta o fluxo sanguíneo. Se estiver usando o peso do corpo para fazer um exercício de resistência — flexões de braço, por exemplo —, comece com a posição mais fácil e aumente a dificuldade com o tempo: comece passando da flexão em quatro apoios para a flexão com as pernas estendidas apoiando apenas os dedos do pé no chão.

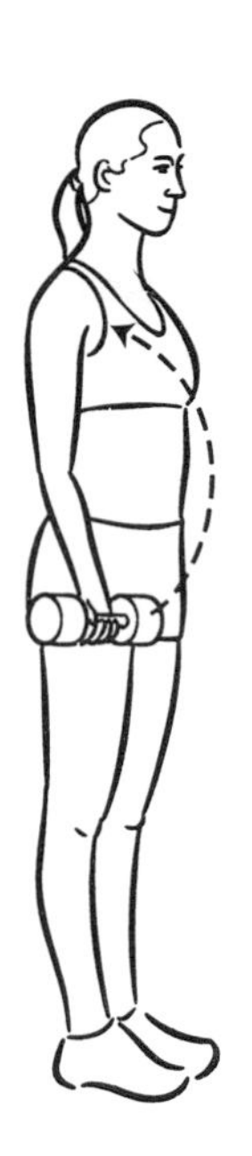

Rosca bíceps

Músculos ativados: bíceps

Descrição: Em pé, com os pés afastados e alinhados na mesma largura dos ombros, braços estendidos ao longo do corpo, palmas da mão viradas para a frente. Segurando um peso leve na mão direita, eleve-o na direção do ombro. Dobre o cotovelo, mas mantenha-o colado à lateral do corpo. Troque de braço e repita.

Evolução:

1. Tente fazer o exercício com os dois braços ao mesmo tempo.
2. Aumente a carga.

Extensão do tríceps

Músculos ativados: tríceps

Descrição: Deitado de barriga para cima e segurando um peso leve na mão direita, leve-o para trás e por cima da cabeça, dobrando levemente o cotovelo e abaixando o peso na lateral da cabeça. Troque de braço e repita.

Evolução: 1. Tente fazer com os dois braços ao mesmo tempo.
2. Aumente a carga.
3. Faça o exercício de pé, de forma a permitir que o braço e o peso passem por trás da cabeça.

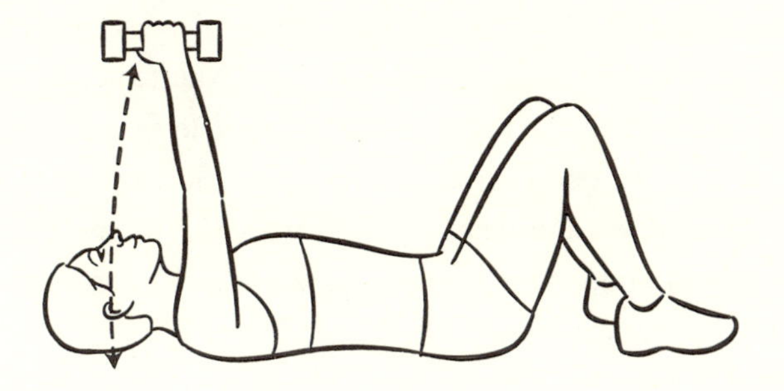

Flexões de braço

Músculos ativos: peitorais

Descrição: Na posição de quatro apoios, com as mãos espalmadas no solo e afastadas na mesma largura dos ombros, tire os pés do chão para que o peso fique sobre os joelhos e os braços. Lentamente, dobre os cotovelos, aproximando o nariz do chão, mas mantendo as costas retas.

Evolução: 1. Estenda as pernas afastadas e sustente o peso do corpo nos dedos dos pés. Repita o exercício.
2. Estenda as pernas, sustente o peso do corpo nos dedos dos pés e nas mãos, mas mantenha os pés juntos.

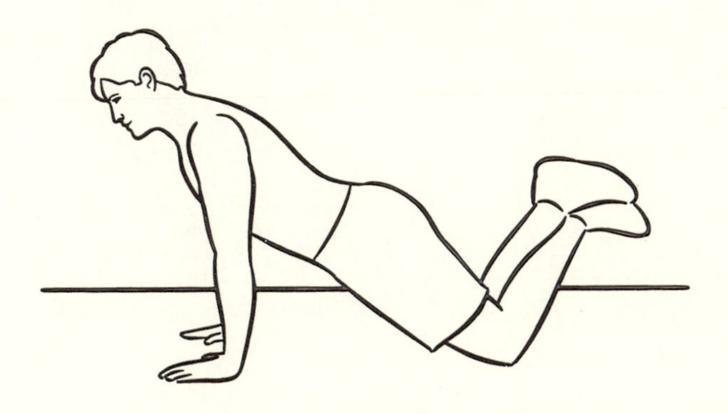

Prancha

Músculos ativados: abdominais

Descrição: Deitado de barriga para baixo e com as palmas das mãos e os braços apoiados no chão, pense em si mesmo como uma tábua longa e rígida. Levante o corpo (a palma da mão e a parte inferior do braço ficam em contato com o chão) e fique apoiado nos dedos dos pés em uma posição semelhante à da flexão de braços, mas muito mais próximo ao chão. Mantenha esta posição de prancha horizontal reta. Tome muito cuidado para não forçar a lombar. Tente não desmoronar e deixar que a barriga toque o chão. Se a prancha for um exercício intenso demais, relaxe e tente a versão mais fácil na posição de quatro apoios. Evolua deslocando os joelhos mais para trás até as pernas ficarem retas, como mostra a imagem a seguir.

Evolução:

1. Enquanto estiver na posição de prancha, levante a perna 2,5cm do chão, mantenha por dois segundos e faça o mesmo com a outra.
2. Gire para um dos lados, alinhando cotovelo, ombro e cabeça.

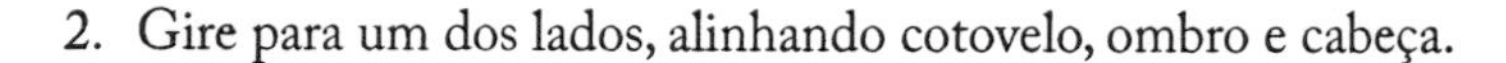

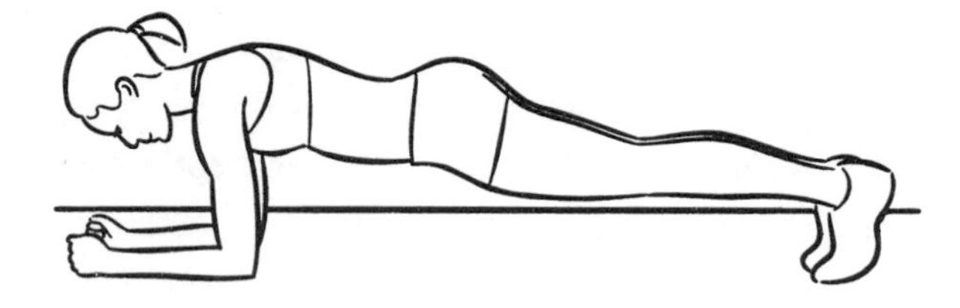

Remada

Músculos ativados: dorsais e bíceps

Descrição: Em pé, com as pernas esticadas e afastadas na mesma largura dos ombros e as costas retas, dobre-se para a frente segurando o peso com uma das mãos; o braço começa o movimento estendido para a frente. Puxe o peso para trás enquanto dobra o cotovelo. Repita com o outro braço.

Evolução:
1. Exercite os dois braços ao mesmo tempo.
2. Aumente a carga.
3. Dobre-se mais (observe se suas costas estão retas).

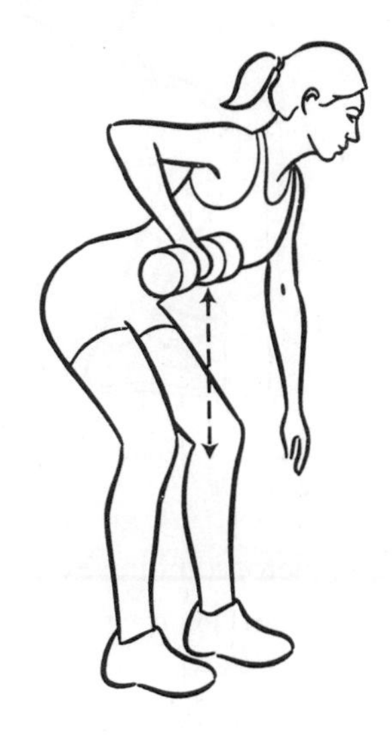

Agachamento

Músculos ativados: coxas e glúteos (posterior da coxa, quadríceps e músculos dos glúteos)

Descrição: Em pé, com os pés ligeiramente mais afastados do que a largura do quadril e voltados para a frente. Empurre o traseiro para trás devagar, mantenha as costas retas, os ombros e a cabeça levantados, dobre os joelhos e agache como se fosse sentar em uma cadeira.

Evolução:
1. Levante os braços retos para cima enquanto agacha.
2. Tente o mesmo movimento, mas com pesos pequenos.

3. Tente fazer o mesmo exercício segurando pesos (por exemplo, fazendo exercícios de rosca bíceps).

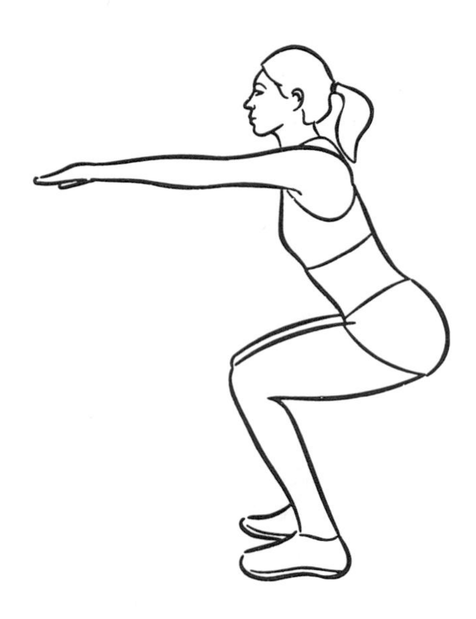

Circuito caseiro

Para fazer um treinamento completo, combine exercícios cardiovasculares, de contrarresistência e de flexibilidade e faça o circuito em casa usando cinco ou seis dos exercícios de contrarresistência mostrados anteriormente. Alterne entre exercícios de pernas e braços para evitar a fadiga e acrescente marcha, passos laterais ou pulos entre cada exercício de alongamento, para elevar os batimentos cardíacos. Comece sem pesos ou com pesos leves e gradualmente amplie a carga à medida que progride. Aos poucos, acrescente mais exercícios ao seu circuito e aumente o número de repetições e séries. Desaqueça e alongue para completar seu treino. Os exercícios que você pode fazer usando pesos estão marcados com um * na tabela.

Adoro poder entrar em roupas em que eu não cabia há muito tempo e realmente sinto os benefícios do aprimoramento de meu desempenho físico. Sam, 29

Tipo de exercício	Semana 1	Semana 4	Semana 8
Agachamento	1 série de 10 repetições	2 séries de 10 repetições	3 séries de 10 repetições
Rosca bíceps	1 série de 10 repetições	2 séries de 10 repetições	3 séries de 10 repetições
Agachamento com lançamento da perna para frente	1 série de 10 repetições	2 séries de 10 repetições	3 séries de 10 repetições
Extensão de tríceps	1 série de 10 repetições	2 séries de 10 repetições	3 séries de 10 repetições
Prancha	2 séries com intervalo de 20 segundos	2 séries com intervalo de 30 segundos	3 séries com intervalo de 40 segundos
Flexões de braço	1 série de 10 repetições	2 séries de 10 repetições	3 séries de 10 repetições

Após as primeiras 12 semanas...

Você pode continuar com o mesmo programa de exercícios pelos três meses seguintes para dar a seu corpo tempo para se adaptar, antes de passar para a meta de fazer 300 minutos de exercícios moderados ou 150 de exercícios cardiovasculares vigorosos por semana. Se estiver pronto para fazer mais antes do fim das três semanas, faça! Lembre-se de que você não precisa fazer as mesmas aulas ou atividades, mas deve continuar a fazer a mesma quantidade de exercícios, no mesmo nível de intensidade.

Para obter mais ideias de exercícios além das primeiras 12 semanas e informações sobre metas de exercícios, veja nossa página (www.thetwodaydiet.co.uk).

Como permanecer motivado

Varie sua rotina

Mude o que faz a cada seis ou oito semanas para evitar se entediar e ficar preso em um determinado patamar em seu condicionamento físico. Se continuar fazendo o mesmo exercício, seu corpo se adaptará ao ponto de não ser mais um desafio, e seu condicionamento físico não melhorará. Por exemplo, se faz caminhada, inclua algumas colinas ou escolha uma nova rota; se faz natação, varie o estilo de nado, ou acrescente um tipo de exercício completamente diferente ao seu programa semanal. Se for aluno de uma academia, peça a seu instrutor para elaborar um novo programa de exercícios a cada três meses.

Encontre um novo desafio

Aprender uma nova habilidade é sempre uma fonte de poder; logo, se você agora se sente mais confiante com seu corpo, por que não aprender a dançar? A dança de salão não é só para celebridades. Outra alternativa, por que não resgatar um esporte que você fez no passado — talvez um de que você gostava quando era estudante? Talvez você jogasse tênis, mas parou? Encontre um clube nas redondezas para jogar com novos parceiros.

Tire suas medidas

Cintura, quadril e busto são as partes do corpo mais óbvias a serem medidas, mas você pode acompanhar também as medidas da parte superior dos braços ou das coxas. Meça sua cintura para ver se está perdendo gordura abdominal (ver página 38).

Registre as mudanças

Uma imagem não mente, então, por que não tirar fotografias "antes" e "depois" e prendê-las na geladeira para ajudar a acompanhar e focar em seu programa de exercícios? Provas contundentes da forma como seu corpo está mudando ajudarão a motivá-lo a continuar.

Faça apenas um pouco

Quando se sentir sem tempo ou muito desmotivado, simplesmente tente fazer dez minutos de atividade. Você obterá algum benefício para sua saúde e pode descobrir que, ao se comprometer em fazer dez minutos de exercícios, acabará fazendo mais.

Seja flexível

Se sua bicicleta ergométrica quebrar, não espere ela ser consertada: tente fazer algo diferente. Se tem menos tempo em uma semana para encaixar suas sessões de exercícios, tente se exercitar mais por menos tempo. A vida costuma exigir muito, mas não podemos deixar que isso sabote nossas boas intenções.

Monitore sua atividade física

Se você sente que a frequência de seus exercícios pode estar diminuindo, use aplicativos ou uma simples agenda para se monitorar e lembrá-lo de se exercitar.

Registre-se

Tente se inscrever para uma corrida, natação ou corrida de bicicleta patrocinada. Outra alternativa é patrocinar-se e fazer uma doação uma instituição de caridade sempre que atingir uma meta no seu condicionamento físico.

Adapte seu programa de exercícios

Se você sabe que o próximo mês será muito atarefado, ou se está questionando o tempo reservado para fazer exercícios, pense em mudar sua abordagem e focar na intensidade em vez da frequência. Se estiver se exercitando em um nível moderado, aumente a intensidade dos exercícios para um nível vigoroso e diminua a frequência com que os faz. Dessa forma você atenderá as orientações recomendadas para exercícios em, literalmente, metade do tempo.

Gratifique-se

Estabeleça objetivos mínimos a cada duas semanas — andar mais, mais rápido, acrescentar cinco minutos à sua rotina de exercícios — e dê-se um presente (não pode ser comida ou álcool) quando atingir sua meta.

Suas perguntas respondidas

"Como saberei se meu condicionamento físico está melhorando?"

Verifique sua pulsação em repouso. Sente-se por cinco minutos (dez se tiver feito alguma atividade). Depois, coloque dois dedos sobre a parte interna do pulso e conte o número de pulsações em um minuto. Faça isso todas as semanas — à medida que seu desempenho físico melhorar, suas pulsações ficarão mais lentas.

Faça um simples teste de caminhada/corrida. Ande ou corra 1 quilômetro. Marque quanto tempo levou, verifique sua pulsação ao final e anote esse número (ver página 127). Repita o teste após 12 semanas.

"O exercício vai me dar fome?"

Todos reagem de forma diferente ao aumento dos níveis de atividade — metade das pessoas come mais, a outra metade come uma quantidade menor ou, grosso modo, igual.[9] À medida que aumenta seus exercícios, monitore o que come e não se gratifique ou "compense" pelos exercícios feitos comendo porções maiores de comida ou "guloseimas" com alto teor de açúcar ou gordura.

Sabe-se que o exercício ajuda a regular o apetite, e fazer alguma atividade nos dias com restrição pode ajudá-lo a se distrair e a não ficar entediado, sobretudo à noite, quando você pode ficar tentado a sair da dieta.

"Posso tomar uma bebida isotônica para manter os níveis de energia elevados?"

Permanecer bem hidratado durante o exercício é vital para manter seus níveis de energia e sua saúde geral, mas a água é o melhor dos líquidos para beber. Uma bebida isotônica com 500ml contém entre 150 e 350 calorias, a maioria delas açúcares. Ignore a pressão da propaganda — a menos que seja um atleta profissional em treinamento, provavelmente não precisará de nada mais além de água.

"Quantas calorias queimarei?"

É tentador pensar que os que se exercitam podem comer o que quiserem — na verdade, como você poderá ver mais adiante, é preciso muito exercício para queimar até mesmo uma pequena quantidade de comida. O número de calorias queimadas foi estimado para uma mulher com peso de 70kg.[10] Se você for mais pesado do que isso, queimará ligeiramente mais calorias durante cada atividade; se for mais leve, queimará um pouco menos.

Meia hora de...	Calorias queimadas por uma mulher de 70 kg	Exemplos de alimentos queimados
Aspirar pó	115	300ml de suco de laranja 4 chocolates finos com recheio de creme de menta 3 bombons
Jardinagem com esforço moderado	122	Um pacote de 25g de salgadinhos Uma garrafa de 250ml de vitamina de fruta Um pote de 125ml de iogurte integral
Caminhada a 5,6km/h	150	Um ovo de chocolate de 40g recheado de *fondant* 1 copo de cerveja de 284ml 35g de queijo cheddar
Aeróbica: baixo impacto	175	2 biscoitos de chocolate Uma taça de vinho de 175ml Uma bola de sorvete de creme cremoso de 60g

Meia hora de...	Calorias queimadas por uma mulher de 70 kg	Exemplos de alimentos queimados
Natação: nado de peito, recreativo leve	185	Uma garrafa de energético de 380ml 3 biscoitos doces sem recheio 1 pacote de salgadinhos de 30g
Bicicleta a 14,5km/h	203	Metade de um sanduíche de queijo Uma embalagem de jujuba de frutas Uma xícara de caffeè latte grande
Aeróbica: alto impacto	255	Uma taça de 250ml de vinho Uma lata de 440ml de cerveja Um pedaço de 50g de chocolate ao leite
Trote a 8km/h	290	200g de frango *chow mein* 500ml de refrigerante Metade de um hambúrguer duplo (de lanchonete *fast food*) de 108g
Corrida a 11km/h	384	200g de arroz com ovo frito 117g de batas fritas médias 1 milk shake de morango médio de lanchonete *fast food*

"Posso me concentrar na redução de áreas problemáticas, como os quadris e a cintura?"

Embora não haja provas de que seja possível reduzir gordura localizada passando mais tempo exercitando áreas específicas, o que parece claro é que você tende a perder gordura mais rapidamente em algumas áreas do que em outras quando emagrece e faz exercícios. Fazer os 150 a 300 minutos recomendados de exercícios cardiovasculares — atividades como caminhar aceleradamente ou trote — pode incrementar a perda de gordura intra-abdominal nociva, o que pode melhorar sua saúde e reduzir a medida de sua cintura.[11] E embora ainda não tenhamos provas conclusivas, acreditamos que os dois dias com restrição por semana da *dieta de 2 dias* podem ter um impacto maior na gordura abdominal. O exercício também fortalece os músculos e torna algumas áreas, como os quadris, as coxas e o abdômen, mais torneadas.

"Posso me exercitar nos dias com restrição da dieta?"

Muitas pessoas pensam que, por estarem limitando calorias, e sobretudo carboidratos, elas não terão energia para fazer exercícios nos dois dias com restrição da *dieta de 2 dias*. Na verdade, descobrimos que isso não acontece. Nossos seguidores conseguiram se exercitar tanto nos dois dias com restrição quanto nos cinco sem restrição, e as restrições calóricas e de carboidratos não pareceram reduzir a capacidade para o exercício ou aumentar o nível de fadiga. Alguns de nossos seguidores realmente chegaram ao ponto de registrar 60 minutos de atividade vigorosa e até quatro horas de moderada nos dias restritos da dieta. Outras pesquisas comprovam o fato de que a capacidade e a tolerância ao exercício não deveriam cair nos dias com restrição[12] — de fato, um estudo sugeriu que, quando se está fazendo uma dieta com baixos teores calóricos e de carboidratos, é possível queimar mais gordura fazendo exercícios do que se estiver seguindo uma dieta com baixo teor calórico e alto teor de carboidratos. Não se esqueça de permanecer sempre bem hidratado e obter o sódio, potássio e os 50g de carboidratos permitidos de suas porções de frutas, legumes e verduras.

Se você fizer exercícios vigorosos regularmente e sentir dificuldade para fazer atividades físicas nos dois dias com restrição da *dieta de 2 dias*, recomendamos substituir a atividade vigorosa pela moderada e guardar os dias de treino vigoroso para os dias sem restrição.

"É melhor fazer exercícios antes do café da manhã, quando não tiver comido por algum tempo, ou após as refeições?"

Quando você se exercita, seu corpo retira energia dos carboidratos, ou, se eles não estiverem disponíveis, da queima de suas reservas de gordura. Uma pergunta que tem intrigado os cientistas esportivos é se fazer exercício quando se está em jejum por algum tempo — quando não há energia de carboidrato disponível — pode aumentar a quantidade de gordura queimada. Um estudo recente sugere que isso talvez ocorra. Em uma experiência cuidadosamente controlada, pesquisadores de Glasgow pediram a dez homens com excesso de peso, e normalmente sedentários, para andar por uma hora logo antes ou depois de um café da manhã de 450 calorias. Eles monitoraram quanta gordura foi queimada durante o exercício e durante as oito horas e meia seguintes. Embora as duas sessões de exercícios queimem gordura, os homens que se exercitaram antes do café da manhã queimaram 40% mais gordura do que os que caminharam após comê-lo.[13] Portanto, embora o exercício a qualquer hora ajude a perder peso, você pode aumentar a perda se exercitando antes das refeições, em vez de logo após.

Como usar um podômetro

Um podômetro é um aparelho excelente para monitorar seu progresso nas caminhadas ou acompanhar a atividade extra de passos em um dia normal. Devíamos todos ter como meta entre 7 mil e 11 mil passos por dia, dos quais, pelo menos, 3 mil dados em ritmo acelerado.

Os podômetros captam a força que o corpo gera quando você dá um passo. O aparelho fica preso na cintura da calça e calcula seus passos durante um dia. Por serem sensíveis à força, eles também podem registrar atividades sem que você esteja andando, tais como passar por um quebra-molas enquanto dirige! Evite comprar podômetros muito baratos, não muito confiáveis, e dê preferência a modelos de qualidade média. Cuidado para seu podômetro não se soltar ou virar durante a caminhada, porque ele pode deixar de fornecer medições corretas.

Para verificar se um novo podômetro está medindo com precisão, ande 50 passos. Se não estiver correto, verifique se ele está em uma posição vertical em relação ao seu quadril e mude-o de lugar, até encontrar o local certo para usá-lo, onde ele lhe dará uma contagem precisa. Alguns podômetros são usados no pulso ou carregados no bolso, porém, repetimos, procure testar a precisão deles. Outros fornecem uma estimativa das calorias queimadas e da distância percorrida. É importante lembrar que essas estimativas não foram feitas sob medida para você e, portanto, não constituem uma aferição confiável. Se você deseja contar calorias queimadas, procure um podômetro que lhe permita inserir seu peso, altura, gênero e comprimento da passada se deseja saber a distância que está percorrendo. Algumas companhias projetaram podômetros que podem ser ligados ao telefone celular ou ao MP3 player (às vezes, usado numa braçadeira ou preso no tênis) e outros, ainda, podem ser ligados ao computador, permitindo que você receba o número de passos dados e acompanhe seu progresso diariamente.

Lidando com problemas

Dores musculares

Não se surpreenda se seus músculos estiverem um pouco doloridos no início — você descobrirá que, provavelmente, sentirá mais dor 48 horas após se exercitar! Melhora com o tempo. Acredita-se que fazer aquecimento e desaquecimento apropriados diminua o risco de contusão, sobretudo se você não está acostumado a se exercitar.

Desidratação

Mantenha-se hidratado. Beba água em vez de bebidas isotônicas, as quais tendem a conter muito açúcar e calorias. Se você suar muito em um treino, beba um copo pequeno de leite desnatado para equilibrar os níveis de eletrólitos e açúcar.

Dores nas articulações

Os exercícios de alongamento muscular, pilates ou ioga ajudarão a fortalecer os músculos que sustentam as articulações e devem ajudar a diminuir a dor nos joelhos e no quadril, mas se você sente dor nas articulações, consulte um médico. Embora não haja provas conclusivas, você pode tentar tomar glucosamina e/ou sulfato de condroitina. Existe alguma evidência de que uma dose diária de 1.500mg de suplemento de glucosamina fornece um alívio modesto à dor para algumas pessoas. A agência britânica que regula os remédios alerta contra o uso por pessoas que têm alergia a frutos do mar ou aquelas que estão tomando Varfarina. Consulte seu médico antes de tomar qualquer suplemento alimentar.

Fadiga

O exercício pode fazer você se sentir um pouco cansado, mas se precisar sentar por mais de 30 minutos após o final é porque está se excedendo e precisa diminuir o ritmo. Tente reduzir a frequência e a intensidade do exercício e veja como se sente da próxima vez.

Contusões

Se você aumentar os exercícios gradualmente, no seu ritmo, não deve ter nenhuma contusão, mas, se tiver, procure um médico ou um fisioterapeuta e ouça seus conselhos sobre como voltar a se exercitar rapidamente. Os exercícios de reabilitação, tais como a natação (após receber a aprovação de seu médico), são uma forma de exercício fácil e benéfica para sua recuperação.

Devo comprar um monitor de frequência cardíaca?

Você não precisa comprar um, mas se gosta da ideia de ter um aparelho que pode lhe dizer se está se exercitando o suficiente e ajudá-lo a monitorar seu progresso, deve investir em um monitor básico e depois passar para um melhor, quando tiver progredido mais em seu treino. Alguns são como relógios e registram as pulsações do polegar quando você o coloca sobre um visor; outros têm fitas elásticas separadas que ficam presas ao redor do peito e registram e transmitem os batimentos cardíacos para um relógio a intervalos de alguns segundos. Você também pode baixar um monitor de frequência cardíaca como um aplicativo para seu telefone celular. Usar zonas de frequência cardíaca garante que você se exercite com segurança em intensidades diferentes. A frequência cardíaca máxima (em batimentos por minuto) é 220 menos a sua idade, então, se você tem 40 anos, serão 180 batimentos por minuto.

As zonas de frequência cardíaca diferentes, que são expressas em porcentagens de sua frequência cardíaca máxima, são:

- Exercício moderado = 50 a 70%
  50 a 60% da frequência cardíaca máxima = Zona Aeróbica Moderada

  60 a 70% da frequência cardíaca máxima = Zona Aeróbica de Controle de Peso

- Exercício vigoroso = 70 a 85%
  70 a 80% da frequência cardíaca máxima = Zona de Condicionamento Aeróbico
  80 a 90% da frequência cardíaca máxima = Zona de Desempenho Aeróbico Máximo

O exercício em uma frequência cardíaca entre 80 e 90% da frequência cardíaca máxima é apropriado somente para indivíduos treinados.

Resumo

- Exercícios regulares aumentarão os benefícios da *dieta de 2 dias* por queimarem calorias e manterem os músculos que queimam calorias. Eles também ajudam a proteger contra doença cardíaca, diabetes tipo 2 e muitos tipos de câncer, além de melhorar seu humor e sua energia.
- Antes de começar um programa de exercícios, tenha certeza de que está em condições físicas para fazê-lo. Em caso de dúvida, consulte um médico.
- Para beneficiar sua saúde é preciso fazer 150 minutos de exercícios moderados ou 75 minutos de exercícios vigorosos a cada semana. Para perder peso e aumentar os benefícios à saúde, é preciso chegar a 300 minutos de exercícios moderados ou a 150 minutos de exercícios vigorosos em cada semana.
- Faça exercícios de fortalecimento de duas a três vezes por semana.
- Tente fazer exercícios para melhorar a flexibilidade duas vezes por semana.
- É importante combinar exercícios cardiovasculares com exercícios de contrarresistência para fortalecer os músculos e fazer alongamento para melhorar a flexibilidade.
- Você pode dividir seu treino em sessões mais curtas ou mais longas e fazê-lo todos os dias ou com menos frequência, mas, preferencialmente, pelo menos, uma vez a cada dois dias.
- Não se esqueça de fazer o aquecimento e o desaquecimento de forma apropriada todas as vezes que se exercitar, para evitar contusões.
- Após adquirir o hábito de se exercitar, estabeleça metas novas e faça mudanças para não ficar entediado.

7

Como se manter magro

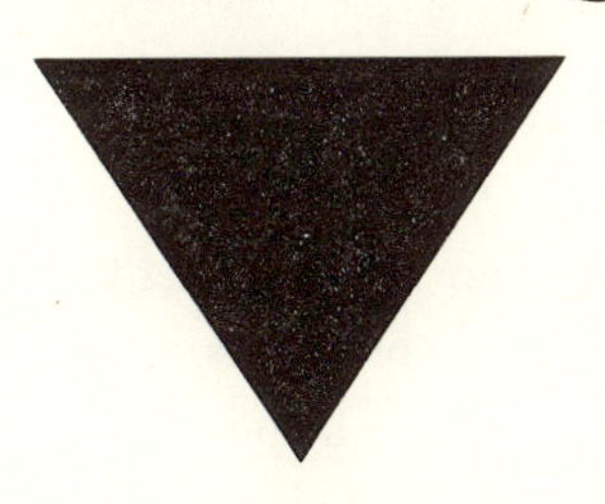

Parabéns! Se você está lendo este capítulo, provavelmente atingiu a meta de perder peso com a *dieta de 2 dias* e está pronto para passar para a próxima fase: não recuperar os quilos que perdeu e manter a nova aparência e o peso fantástico que conseguiu. Sabemos que foram necessários um comprometimento verdadeiro e muito trabalho para chegar a este ponto, e você precisa se parabenizar pela conquista sensacional.

Mas, vamos fazer uma pausa aqui — seu trabalho ainda não terminou! A grande tentação para qualquer seguidor de dieta que atingiu o peso pretendido é aceitar o elogio, dar um profundo suspiro de alívio pelo fim da dieta e voltar a comer da forma que fazia antes de começá-la. E algumas pessoas que estão lendo este capítulo já passaram por essa experiência — talvez mais de uma vez — e saberão como é devastador quando você vê o peso começar a se acumular de novo, lentamente.

Não se preocupe! Este capítulo lhe dará as ferramentas de que precisa para ter certeza de que isso não acontecerá. Você não fez todo esse trabalho duro para depois retornar ao ponto de partida. É vital reconhecer que atingir sua meta de perda de peso não é o fim, mas um importante momento de transição.

Da mesma forma que perder peso, *manter* o que atingiu envolve comprometimento, vigilância e perseverança. Pode ser um desafio tão difícil quanto foi fazer a dieta, mas dessa vez você tem condições de se apoiar em seu sucesso, usar as habilidades que adquiriu no caminho e tirar vantagem da reeducação alimentar e da rotina de exercícios.

Meus deslizes quase sempre ocorrem quando consumo bebida alcoólica, por exemplo, após algumas taças de vinho em noites de sexta-feira. Vou bem por toda a semana, aí, quando bebo, tendo a comer mais. Mas agora que estou ciente disso, cortei quase tudo. Rose, 52

Como seu corpo está diferente

Grandes mudanças ocorreram em seu corpo desde que você começou a *dieta de 2 dias*. Por pesar menos, seu corpo precisa de menos calorias para o metabolismo básico, manutenção e movimento do que precisava antes do início da dieta. Se você pensar sobre essa mudança como sendo a diferença entre andar leve por aí, como está fazendo agora, em vez de carregar uma mochila nas costas com o peso que perdeu, pode entender por que precisava de mais energia e calorias. A perda de peso causada por qualquer dieta também altera muitos hormônios, inclusive os que aumentam o apetite e não deixam você se sentir satisfeito tão rapidamente.[1] É provável que, por causa da dieta, seus músculos tenham ficado mais eficientes e precisem de menos energia para funcionar. Embora isso represente uma boa notícia para os músculos, significa que agora você pode necessitar de até 15% menos calorias do que alguém com o mesmo peso que não fez dieta.

O fundamental é que agora que você perdeu peso, precisa comer de 400 a 600 calorias a menos todos os dias e deve manter sua rotina de exercícios para ajudar a queimar calorias e compensar as mudanças em seu metabolismo.[2] Se voltar ao estilo de vida anterior, ganhará peso novamente, pelo menos, tão rápido quanto o perdeu.

Embora tudo isso possa parecer assustador, sabemos por experiência própria que os seguidores da *dieta de 2 dias* podem ter e, de fato, têm sucesso em manter o peso que conquistaram. Nosso primeiro estudo sobre a *dieta de 2 dias* acompanhou os seguidores da dieta de 12 a 15 meses. O grupo perdeu cerca de 9,5kg, passando de 81kg para 72kg. Em seguida, eles trocaram para um dia com restrição por semana para manter o peso atingido. Após seis a nove meses nesse esquema de dieta de manutenção de 1 dia, eles pesavam, em média, 74,3kg — mantendo uma perda de 6,4kg.

Essencial para a saúde deles, o esquema de um dia com restrição por semana manteve as reduções benéficas da pressão arterial e dos níveis de colesterol e insulina. Normalmente, quando você para de seguir uma dieta de controle de calorias padrão, passa a comer sua necessidade máxima de calorias diariamente. É aí que alguns dos benefícios à saúde que você obteve com a perda de peso, sobretudo a queda na insulina, pressão arterial e colesterol, muitas vezes começam a desaparecer.

Como manter o peso atingido

Portanto, para manter o peso atingido, recomendamos simplesmente mudar para a dieta de manutenção de 1 dia como parte de seu plano de manutenção de peso. Esse plano foi elaborado sabendo que a manutenção do peso é um novo desafio que exige que você continue com uma ingestão calórica reduzida e aumente seus exercícios. Ela exige que você aprimore as habilidades que usou para perder peso, mas requer uma forma diferente de pensar. A seção a seguir enfatiza as orientações dietéticas para o dia com restrição e os seis dias de dieta mediterrânea sem restrição. Elaboramos também um plano de exercícios para ajudá-lo a manter o peso atingido (ver www.thetwodaydiet.co.uk).

Este capítulo busca fornecer as estratégias de que você precisa para ter certeza de que nunca mais ganhará peso.

É mais difícil seguir a dieta quando vou a restaurantes ou à casa de outras pessoas. É preciso lembrar-se de dizer a elas com antecedência que está de dieta. Diana, 49

A dieta de manutenção de 1 dia

A dieta de manutenção de 1 dia se baseia na *dieta de 2 dias*, mas em vez de dois dias com restrição por semana você precisa de apenas de um. Pelo resto da semana aconselhamos que você adote a dieta mediterrânea saudável que seguiu durante a *dieta de 2 dias* (ver página 71). Assim como na *dieta de 2 dias*, não é necessário contar calorias ou pesar alimentos na dieta de manutenção de 1 dia, mas, assim como antes, tenha certeza de se limitar às quantidades recomendadas.

Mais uma vez, é importante que, no dia com restrição, você consuma as porções mínimas recomendadas de proteína, frutas, legumes, verduras e laticínios e que não exceda as recomendações máximas para proteínas e gorduras. Nos seis dias sem restrição da dieta de manutenção de 1 dia, coma quantidades suficientes de proteínas, frutas, legumes e verduras, mas sem ultrapassar os limites máximos. Não esqueça: você precisará verificar a dieta nas "Calculadoras rápidas" do Apêndice D (ver páginas 295-303), que informa o número de porções que pode comer nesses dias com o novo peso. A dieta foi calculada para levar em consideração que você obteve sucesso e pressupõe que seu peso caiu e, portanto, suas exigências energéticas provavelmente diminuíram desde que você começou a fazer a *dieta de 2 dias*.

Você deve lembrar que, após os dois dias com restrição da *dieta de 2 dias*, seu peso caiu, em parte, como resultado da perda de água. Você também perderá água após o dia com restrição da dieta de manutenção de 1 dia, então, quando se pesar, lembre-se de fazer isso logo antes, e não durante ou imediatamente depois de seu dia com restrição.

Ajuste sua maneira de pensar

Além de seguir um plano de dieta diferente, você precisa ajustar sua mente para se colocar no espírito certo e manter para sempre o peso atingido.

Sob alguns aspectos, começar uma nova dieta é a parte mais fácil da perda de peso. É novidade, você está cheio de esperança para o futuro e, espero, conta com o apoio e a motivação das pessoas ao seu redor, que o incentivam a emagrecer. E quando você é bem-sucedido e perde peso, seus esforços são constantemente recompensados por elogios à sua aparência, além do fato de que, finalmente, pode começar a vestir as roupas de que gosta e fazer o que lhe dá prazer.

Manter o peso atingido é um jogo completamente diferente. Você não tem a excitação de um novo desafio e ninguém vai ficar maravilhado e lhe dar os parabéns pelo fato de que você está deixando de recuperar o peso que perdeu (embora devessem, pois se trata de uma conquista importante!). Seu desafio agora é transformar o controle do peso em uma forma de vida, usando o conhecimento que adquiriu com a *dieta de 2 dias.*

Às vezes em que saí da dieta eu estava cheia de trabalho para fazer, correndo de uma reunião para outra. É difícil controlar a alimentação quando se é obrigado a comer o que está disponível — passei a antecipar esse tipo de situação. Theresa, 43

Dicas importantes para manter o peso atingido

1. Monitore-se

Ficar de olho na balança é um fator importante na manutenção do peso atingido. Se os primeiros sinais de aumento de peso forem identificados, é possível agir rapidamente e reverter a situação. Pese-se semanalmente, assim como fez durante toda a *dieta de 2 dias*, e fique de olho em suas roupas — uma roupa que fica um pouco mais apertada pode indicar que você está ganhando alguns quilos. Não fique tentado a "se enganar" vestindo sempre roupas largas, tais como calças de ginástica e leggings, uma vez que não conseguirá perceber qualquer mudança — roupas mais apertadas são os melhores indicadores. Se perceber que suas roupas estão ficando mais apertadas, pese-se. O peso pode variar de 1 a 2kg, mas se seu peso aumentar mais de 2kg ou 3% de seu peso total, isso é um alerta para voltar à dieta e ao plano de exercícios.

2. Mantenha-se motivado

Lembre-se de suas razões originais para querer perder peso e de suas realizações. Você estabeleceu metas no início da *dieta de 2 dias*; também é uma ideia muito boa estabelecer metas claras para manter o peso atingido, seja por causa de um evento no futuro, tal como um casamento, uma festa ou férias.

Já sugerimos que você use fotografias para se motivar e manter o controle do peso. Você também pode usar as fotografias de "antes" e "depois" para lembrar-se do que conseguiu com todo o trabalho duro e usá-las como um incentivo para manter o peso conquistado. As roupas que agora você pode vestir, aquelas que não conseguia antes de começar a dieta, também são um ótimo lembrete de suas realizações.

As recompensas por metas alcançadas — e por continuar a dieta e cumprir o plano de exercícios — são ainda mais importantes quando se trata de manter o peso, porque você não terá a emoção imediata de emagrecer. Planeje se dar um presente no final de todo mês em que conseguir manter o peso. Na verdade, considerando o tamanho do desafio que isso pode representar, talvez você devesse se recompensar *mais* pelo peso mantido do que fazia enquanto emagrecia.

3. Estabeleça sistemas de apoio

Assim como as recompensas, sabemos que não há nada tão motivador quanto receber elogios e apoio das pessoas ao redor. Isso pode não acontecer automaticamente e, portanto, pode ser preciso pedir ajuda a amigos e parentes. Peça às pessoas que o apoiaram para continuarem a encorajá-lo enquanto trabalha para manter o peso atingido. Explique que se trata de um momento importante para você e que os desafios agora são diferentes. A solidariedade deles é necessária para ajudá-lo a manter seu plano de dieta de um dia com restrição por semana e uma dieta mediterrânea sem restrição nos outros dias da semana, além de seu plano de exercícios regulares. Ter pessoas que reconheçam o que você faz para manter o peso atingido é tão importante quanto foi durante os meses da dieta.

4. Prepare-se.

A experiência com a *dieta de 2 dias* abriu seus olhos para os momentos de perigo que podem desviá-lo de suas boas intenções com relação à comida e aos exercícios. Falamos sobre isso nos Capítulos 2 e 5 (ver páginas 35 e 92), e talvez valha a pena lembrar as estratégias que funcionam para você quando se trata de resistir a tentações ou lidar com situações difíceis. Use as estratégias de controle do estresse para evitar a armadilha de comer alimentos reconfortantes e se planeje quando tiver que participar de algum evento social. Você pode decidir comer com mais liberdade em algumas festas, e compensar comendo menos nos dias anteriores e posteriores. Se houver ocasiões em que sente que saiu da dieta, não desista; ao contrário, aprenda com esses momentos a ser capaz de se controlar na próxima vez.

Questões de longo prazo podem interferir na manutenção do peso. Por exemplo, um período de trabalho intenso em que você fica preso no escritório até tarde da noite; obras em casa, que impedem o uso da cozinha; períodos em que está trabalhando longe de casa e dormindo e comendo em hotéis — tudo isso pode atrapalhar sua rotina de exercícios e sua alimentação saudável. A boa notícia é que, em geral, é possível prever esses momentos e encontrar maneiras de lidar com eles.

Se saio da dieta, tento voltar imediatamente — corto algo mais para compensar essa "transgressão". Heather, 57

ESTUDO DE CASO: Anabell

A história de Anabell é um bom exemplo do que é possível atingir. Quando Anabell, 35 anos, começou a *dieta de 2 dias*, tinha um IMC de 38 e pesava quase 92kg. Após 15 meses fazendo a dieta ela perdeu quase 22kg, e cinco anos depois mantinha o peso atingido.

"Tentei dietas de baixo teor calórico antes e também tentei comer menos, e, embora sempre perdesse alguns quilos, rapidamente cansava e desistia. A *dieta de 2 dias* funcionou para mim porque é estruturada. Achei fácil fazer os dois dias com restrição da dieta porque as regras são muito claras; e quando atingi o peso pretendido, fiz a dieta de manutenção de 1 dia. Subo na balança uma vez por semana, mas são minhas roupas que mostram se estou ganhando peso. Faço com frequência a dieta um dia por semana para manter meu peso, mas, em geral, engordo cerca de 1,8kg quando saio de férias. Nesses casos, simplesmente volto aos dois dias por semana de dieta quando chego de viagem e os quilos a mais desaparecem. Comer dessa maneira se tornou um estilo de vida, e continuo recebendo elogios de minha família e dos amigos. Quando comecei a *dieta de 2 dias*, perdia o fôlego ao subir escadas; agora, faço caminhadas aceleradas de 90 minutos, jogo peteca e faço aula de Zumba regularmente. Esta dieta mudou minha maneira de ser: estou mais confiante, mais feliz, usando saia pela primeira vez em anos e tenho muito mais energia quando estou com minha filha."

5. Fique atento para o aumento das porções

Ao completar a *dieta de 2 dias*, a maioria de nossos seguidores tem uma ideia mais realista do tamanho de uma porção saudável de comida, mas continua sendo importante ficar de olho nessa quantidade dos alimentos. Não estamos sugerindo que você passe a pesar toda a comida obsessivamente, mas é muito fácil deixar de perceber que as porções estão aumentando. As mesmas medidas caseiras simples que descrevemos para verificar suas porções podem ajudá-lo nesse momento. Por exemplo, evite despejar cereal, arroz ou massas; em vez disso, use uma colher ou uma xícara (não uma caneca grande!). Também pode ser útil usar pratos, tigelas e talheres menores. No final do dia, some o número de porções de alimentos que comeu e compare o resultado com as quantidades recomendadas pela dieta usando os quadros de progresso em www.thetwodaydiet.co.uk.

6. Você é suficientemente ativo?

Quando chegar ao estágio de manutenção, procure fazer 300 minutos de exercícios moderados ou 150 de exercícios intensos distribuídos pela semana (ver Capítulo 6). Repito, pode ser fácil deixar de fazer tudo isso, então, monitore o que faz. Todas as pesquisas indicam que as pessoas que conseguem fazer manutenção com sucesso são aquelas que ficam de olho em suas atividades físicas, assim como em seu peso. Você pode fazer um cálculo mental rápido, ao final de cada dia, para saber o quanto se exercitou. Anote em uma agenda ou use uma ferramenta on-line. Não se esqueça que, à medida que emagrece, você vai considerar os exercícios mais fáceis. Embora isso seja um ótimo sinal, também significa que não gastará tantas calorias ao se exercitar quanto gastava quando começou. Isso ocorre porque, à medida que perde peso, é preciso continuar desafiando seu corpo com treinos mais exigentes.

Quando como fora de casa, simplesmente diminuo as porções para poder manter a dieta, uma vez que nunca tenho certeza de como a comida foi preparada. Alicia, 47

7. Varie

Algumas pessoas adoram rotina, mas se você sente que sua dieta e seu regime de exercícios caíram na mesmice, faça mudanças. Tente alimentos diferentes e experimente outras receitas deste livro (ver Capítulos 9 e 10), não apenas as quatro ou cinco favoritas que você vem fazendo até hoje. Estabeleça algumas metas diferentes para seus exercícios, adapte sua rotina, introduza uma atividade diferente ao seu plano de exercícios ou proponha-se um novo desafio, como participar de uma meia maratona ou fazer uma corrida de bicicleta em prol de alguma instituição de caridade.

ESTUDO DE CASO: Jane

Jane, 51 anos, sempre encontrou dificuldade para controlar o peso. Na verdade, ela participou de três estudos anteriores sobre emagrecimento no Genesis Prevention Center e, embora tenha tido grande sucesso e perdido de 12 a 19kg cada vez, ela também ganhou tudo de volta — e, às vezes, mais —, uma delas, cinco meses após atingir o peso desejado. Mas seguir a *dieta de 2 dias* tem sido uma história muito diferente: ao pesar-se no início da dieta, Jane estava com mais de 111kg, mas conseguiu perder 19kg em sete meses. Um fato ainda mais impressionante: dois anos e meio depois ela continua com o peso atingido e está muito animada com seu sucesso.

"Gostei da *dieta de 2 dias* desde o início porque consegui ser bem rigorosa em meus dois dias com restrição, e embora tenha tomado os devidos cuidados durante os outros dias, não sentia que estava fazendo dieta, porque tudo era muito diferente. Perdi muito peso no começo e depois a perda ficou mais lenta, mas acabei entrando para uma academia de ginástica, o que me deu um novo incentivo.

"Quando relaxei e deixei de fazer meu dia de manutenção por semana, imediatamente senti o peso começar a voltar, então agora sei que, para manter o que atingimos, é preciso que dieta e exercícios se tornem rotina. Mas por ocupar apenas um dia na semana, acho fácil de fazer — todo mundo pode ser 'bonzinho' um dia por semana! Não há impacto algum em meu estilo de vida e posso encaixá-lo em épocas como férias e Natal. O momento mais difícil é quando estou triste — aí quero comidas reconfortantes. Acho que a solução deve ser se sentir feliz o tempo inteiro!"

8. Obtenha o apoio de colegas que também estejam fazendo manutenção

Pode ser muito útil ter contato regular com outras pessoas que também estejam tentando manter o peso atingido com a dieta. Para ajudá-lo a acompanhar a manutenção de seu peso, assim como sua dieta, visite nossa página na internet www.thetwodaydiet.co.uk ou encontre-nos no Facebook, onde poderá obter apoio e ideias de nossos mantenedores.

O que acontece se o peso começar a subir novamente?

Se você começar a perceber que está engordando, fique de olho na balança. Seu peso pode variar de dia para dia entre 1 e 1,8kg, mas se perceber um aumento gradual ao longo de três ou quatro semanas, então será preciso agir imediatamente. É bastante fácil cortar alguns quilos a mais, mas quando eles viram 3kg, torna-se muito mais difícil. Se o ganho de peso é de apenas 0,5 a 1kg e você deseja se livrar dele, ajuste sua dieta nas semanas imediatamente seguintes e aumente a malhação. Se você ganhou mais do que isso, deve voltar à *dieta de 2 dias* por algumas semanas até ter perdido o peso que colocou de volta, retornando em seguida para a dieta de manutenção de 1 dia.

Você atingiu sua meta ou está parado?

Se você atingiu o peso que tinha como meta ou está satisfeito com o total de quilos perdidos, então siga a dieta de manutenção de 1 dia. No entanto, se sente que ficou estagnado em um peso específico, não se sente capaz de ir adiante e está lendo este capítulo porque tem vontade de desistir de seu objetivo de emagrecer, seja o que for — não desista! Embora seja normal que a velocidade com que perde peso desacelere gradualmente entre seis e oito meses após começar a dieta, esse ritmo não deveria cair para zero. Na verdade, vários estudos com seguidores da dieta em condições controladas revelaram que, embora a maior parte da perda de peso ocorra nos primeiros seis a oito meses da dieta, seu peso deve continuar a cair gradualmente durante três anos — e depois atingir um patamar. Portanto, metade do peso é perdido no primeiro ano e a outra metade nos dois anos seguintes.[3]

Se sua perda de peso estagnou, então é hora de voltar ao início. A redução na taxa metabólica pode ser um fator importante na desaceleração do emagrecimento, mas não deveria fazê-la parar totalmente. A principal razão para a perda de peso atingir um determinado patamar é que, compreensivelmente, as pessoas passam a monitorar menos sua dieta e seu plano de exercícios ao longo do tempo e não percebem isso acontecer. Podem ter passado apenas algumas semanas desde que você deixou de ser tão rigoroso quanto era com a dieta e os exercícios, mas achou que estava tudo bem porque continuou a perder peso até atingir, por fim, um patamar. Verifique se realmente está seguindo seus planos de dieta e exercícios com tanto esmero quanto fez na primeira semana de sua *dieta de 2 dias*. Se não está seguindo esses planos ao pé da letra, volte àqueles capítulos (ver páginas 48 e 111) e leia novamente as regras. Para entrar nos trilhos, talvez seja bom manter um diário de dieta e exercícios para registrar seus níveis de atividade e tudo que come.

ESTUDO DE CASO: Linda

Linda, 31 anos, começou a ganhar peso com vinte e poucos anos e estava com 71,6kg na época em que começou a *dieta de 2 dias*. “Sempre fui ativa e tive um peso saudável, mas a combinação de estudos com uma paixão por bolinhos — com três camadas de chocolate — resultou em um pulo do manequim 40 para o 44 e um aumento de peso de 62kg para 76kg. Perdi um pouco de peso nos anos

seguintes, mas ainda estava com 68kg e, embora tivesse uma dieta relativamente saudável, o tamanho das minhas porções estava totalmente fora de controle e, além disso, não fazia exercício algum. Após um Natal em que meu peso subiu para 71,2kg e o fato de minha mãe ter desenvolvido complicações em decorrência da diabetes tipo 1, percebi que precisava fazer algo com relação ao meu peso ou acabaria adoecendo.

"Comecei a me exercitar mais, mas, em geral, isso me deixava muito faminta. Além disso, minha perda de peso foi lenta, provavelmente porque eu comia demais. Decidi pela *dieta de 2 dias* porque não tenho força de vontade suficiente para fazer dieta sete dias na semana. Sou vegetariana, então os dias com baixo teor de carboidratos me fizeram examinar com cuidado o que estava comendo e verificar onde estavam os desequilíbrios.

"Com o incentivo adicional do meu casamento, decidi que 2012 era o ano do tudo ou nada. A dieta foi muito difícil no começo, e eu ficava muito faminta no segundo dia com restrição, mas depois me sentia mais leve e, de certa forma, 'mais limpa' por dentro. Após algumas semanas, não senti mais fome, mas o que eu mais gostava era poder escolher quais seriam os dois dias consecutivos em que eu faria a dieta. Assim, se pretendíamos sair para comer fora de casa, eu trocava meus dois dias para não ficar restrita naquele dia. Foi importante sentir que não estava me privando. A restrição por apenas dois dias também não afetou minha energia para me exercitar no restante da semana — algo que, acredito, não teria conseguido fazer se a restrição fosse contínua.

"Minha perda de peso foi gradual, mas constante. Você passa as primeiras semanas se acostumando com a dieta, mas quanto mais a faz, mais fácil fica. E, finalmente, entendi a importância do tamanho das porções. Melhor de tudo: eu estava vestindo manequim 40 no dia do meu casamento!"

Resumo

- Parabenize-se por seu sucesso em perder peso. Você atingiu o peso que pretendia e, provavelmente, conseguiu melhorar para sempre sua saúde e seus hábitos alimentares.

- Já que agora pesa menos, seu corpo precisa de menos calorias para funcionar. A dieta de manutenção de 1 dia, testada e aprovada, foi elaborada para garantir que você mantenha o peso atingido.

- A dieta de manutenção de 1 dia requer um dia com restrição por semana, seis dias de dieta mediterrânea sem restrição e manter os níveis de atividade física (300 minutos por semana). Esse esquema deve ajudar a manter seu novo peso estável.

- A chave para o sucesso na fase de manutenção é monitorar periodicamente seu peso e os tamanhos das porções, permanecer fisicamente ativo, estabelecer novas metas e um sistema de recompensa, além de obter o apoio de que precisa.

- Se seu peso estabilizou e você gostaria de perder ainda mais, volte ao início da *dieta de 2 dias* (ver página 48) e repita o processo de estabelecer e monitorar metas.

8

Planos de refeições

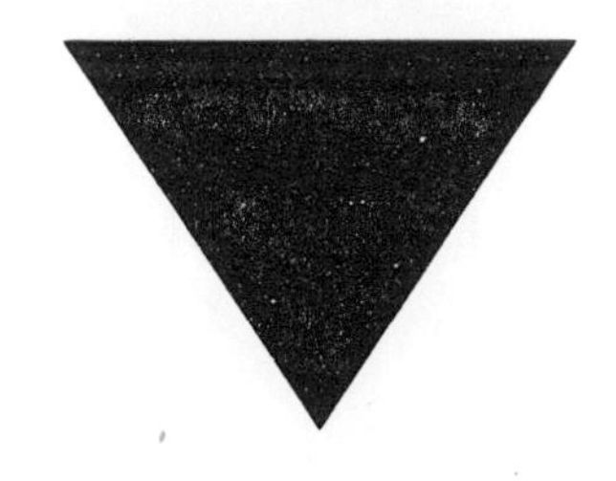

Neste capítulo, sugerimos planos de refeições para ajudá-lo durante as primeiras semanas da *dieta de 2 dias* e até que o padrão de dois dias de alimentação se torne um hábito. Apresentamos sugestões de cardápio para quatro semanas, considerando as segundas e as terças-feiras como os dias com restrição, uma vez que esses foram os escolhidos por muitos dos seguidores da dieta. Você pode, claro, escolher outros, se preferir. Provavelmente é uma boa ideia tentar, na medida do possível, preservar os mesmos dois dias da semana para que a *dieta de 2 dias* se torne um hábito. No entanto, o bom da dieta é poder mudar os dias para adequá-los à sua semana.

Este capítulo inclui planos padrão e vegetarianos que combinam receitas de preparo fácil com refeições rápidas e saudáveis. Quando chegar ao fim da quarta semana, você pode voltar ao início, acrescentando outras receitas que encontrará nos Capítulos 9 e 10.

Use o plano da forma que for melhor para você. Alguns dos seguidores da dieta descobriram que fazer rigorosamente as refeições sugeridas ajuda a manter a concentração, sobretudo no início da *dieta de 2 dias*. Para aqueles que querem mais flexibilidade, os planos de refeições fornecem um excelente ponto de partida para escolher algo de uma ou de outra refeição. Bebidas não foram incluídas nesses planos de refeição, mas é importante beber dois litros por dia. Duas porções de laticínios foram incluídas em cada dia e presume-se que uma porção adicional, como leite, será usada no preparo de bebidas ao longo do dia.

Semana 1

Refeição	Segunda-feira	Terça-feira	Quarta-feira	Quinta-feira	Sexta-feira	Sábado	Domingo
Café da manhã	Bacon grelhado e tomates italianos Café com leite	Receita: ovos em leito de espinagre	Receita: mingau com frutas secas	Cereal matinal tipo "biscoito", de trigo ou milho, com leite	Cereal de farelo de trigo com leite	Torrada integral, pasta de azeitona e geleia com baixo teor de açúcar	Receita: muesli clássico
Lanche da manhã							Porção de castanha-do-pará
Almoço	Receita: sopa de couve-flor	Legumes e verduras crus com pasta de grão-de-bico e cream cheese, ambos com baixo teor de gordura	Receita: atum e salada de feijões variados Iogurte	Receita: salada quente de beterraba e queijo feta acompanhada por batatas pequenas cozidas	Receita: sopa de lentilha com espinafre e um toque de limão acompanhada por sanduíche de salada de frango em pão integral com maionese de baixo teor de gordura	Biscoitos de água e sal integrais com cream cheese acompanhados por salada mista com salmão, feijão manteiga e azeite	Torrada de centeio com creme vegetal com baixo teor de gordura e feijões cozidos
Lanche da tarde	Fatia de melão	Punhado de pistaches	Maçã	Punhado de nozes mistas sem sal		Maçã	Copo de suco de legumes e verduras
Refeição da noite	Receita: cavalinha recheada acompanhada por uma porção grande de brócolis cozido no vapor	Receita: frango ou peru ligeiramente frito à moda oriental com ervilha torta e vagem macarrão Morango e iogurte	Receita: frango assado com alecrim acompanhado por triguilho e três porções de legumes e verduras cozidos no vapor	Receita: almôndegas de carne com molho e espaguete integral acompanhadas por uma salada mista grande Receita: delícia de ameixa	Sardinhas grelhadas acompanhadas por batatas cozidas e duas porções de legumes e verduras cozidos no vapor Receita: nectarinas assadas recheadas com nozes	Receita: Tortilhas de frango acompanhadas por salada mista grande Receita: sorvete de iogurte com framboesas	Receita: curry de berinjela com grão-de-bico, arroz e molho de manga
Ceia	Punhado de amêndoas		Azeitonas		Legumes e verduras crus e molho de tomate		Tangerina, copo pequeno de leite

Semana 2

Refeição	Segunda-feira	Terça-feira	Quarta-feira	Quinta-feira	Sexta-feira	Sábado	Domingo
Café da manhã	Metade de uma toranja Receita: ovos mexidos apimentados	Receita: vitamina de mamão papaia com linhaça dourada	Cereal de farelo de trigo com leite	Torrada de trigo com manteiga de amendoim	Cereal matinal tipo "biscoito", de milho ou trigo, com leite	Peixe defumado com torrada integral e creme vegetal	Receita: mingau com frutas secas
Lanche da manhã			Uvas		Queijo fresco com baixo teor de gordura		Pera
Almoço	Receita: salada de salmão defumado picante com abacate	Receita: sopa de legumes e verduras com tofu à moda chinesa	Receita: sopa de cogumelos cremosa acompanhada por sanduíche de presunto e salada em pão integral com creme vegetal com baixo teor de gordura Iogurte	Receita: salada de feijão branco com ovos cozidos acompanhada por biscoitos água e sal integrais e cream cheese com baixo teor de gordura	Torrada de trigo com creme vegetal com baixo teor de gordura e uma lata de sardinha em molho de tomate Copo de suco de legumes e verduras	Receita: salada grega acompanhada por pão de sete grãos	Receita: sopa de abobrinha com molho de tomate e manjericão e um sanduíche de salada de frango em pão integral
Lanche da tarde	Fatia de queijo Edam	Punhado de castanha-do-pará	Duas tangerinas pequenas		Maçã pequena	Punhado de nozes mistas sem sal	
Refeição da noite	Receita: coxas de frango picantes acompanhadas por verduras cruas e pasta de pimenta *harissa*	Receita: peixe branco com molho de agrião picante acompanhado por duas porções de legumes e verduras cozidos no vapor	Receita: camarões com feijão, tomates e tomilho acompanhados por arroz integral e salada de folhas mistas	Azeitonas Receita: espetos de carneiro marinado e cebola roxa com molho de iogurte e ervas acompanhados por batatas cozidas e salada mista grande ou três porções de legumes e verduras Receita: salada de frutas de damasco e maçã	Receita: fritada de abobrinha acompanhada por batata assada e uma salada de feijões variados grandes Sorvete de iogurte com framboesas	Receita: tajine de frango com cenouras e grão-de-bico acompanhado de cuscuz Frutas e iogurte	Receita: legumes e verduras assados com queijo halloumi grelhado acompanhados por batatas fritas caseiras e salada verde
Ceia	Punhado de pistaches	Tomates cereja	Punhado de amendoim sem sal				Iogurte

Semana 3

Refeição	Segunda-feira	Terça-feira	Quarta-feira	Quinta-feira	Sexta-feira	Sábado	Domingo
Café da manhã	Receita: ovos em leito de espinafre	Bacon e tomates grelhados com cogumelos fritos no azeite Café com leite	Cereal de farelo de trigo com sementes mistas e leite	Ovos mexidos e tomates italianos enlatados sobre torrada de centeio Copo de leite	Cereal de fibra e frutas com leite	Torrada de trigo, pasta de azeitona com cogumelos fritos no azeite, tomates gralhados e um ovo *poché*	Cereal de farelo de trigo com nozes mistas picadas e leite
Lanche da manhã				Pera		Ameixas	
Almoço	Canja de galinha Punhado de nozes mistas sem sal	Salada de atum feita com atum em lata e regada com azeite	Receita: sopa de pimentão assado com pão de sete grãos e pasta de grão-de-bico de baixa caloria Tangerinas	Sanduíche de salmão e pepino feito com salmão enlatado e pão sete grãos Iogurte	Receita: tabule e pasta de grão-de-bico com baixo teor de gordura	Batata e feijões assados e queijo cheddar com baixo teor de gordura gratinado	Receita: um par de saladas de batata (com cavalinha defumada) Morangos e Iogurte
Lanche da tarde	Vitamina feita com framboesa morango, amora e mirtilo, leite, iogurte e essência de baunilha	Receita: curry rápido de couve-flor e quiabo com molho de iogurte e hortelã	Iogurte		Maçã, punhado de pistaches	Copo de suco de legumes e verduras	Receita: guacamole acompanhada por palitos de cenoura
Refeição da noite	Receita: costeletas de carneiro e "petiscos"	Morangos	Receita: caçarola de frango à moda mediterrânea acompanhada por três porções de legumes e verduras cozidos no vapor e triguilho Receita: mousse de chocolate com laranja	Receita: lasanha de pimentão vermelho, abobrinha e cogumelo acompanhada por salada	Receita: chili de pimentão verde e feijão acompanhado por arroz integral Receita: torta crocante de amora silvestre e maçã acompanhada por iogurte grego sem gordura	Espiga de milho Receita: filé de salmão temperado com pimenta-do-reino acompanhado por duas porções de legumes e verduras cozidos no vapor	Receita: bife frito à tailandesa com limão, cebola roxa e pepino acompanhado por *noodles* integral
Ceia	Pedaço de queijo da Bavária defumado	Punhado de castanhas-do-pará sem sal		Uvas		Receita: torta crocante de amora silvestre e maçã	Damascos secos

Semana 4

Refeição	Segunda-feira	Terça-feira	Quarta-feira	Quinta-feira	Sexta-feira	Sábado	Domingo
Café da manhã	Peixe defumado com tomates grelhados	Receita: iogurte grego com amoras e castanhas-de-caju torradas com canela	Receita: mingau com frutas secas	Cereal matinal tipo “biscoito”, de trigo ou milho, com leite	Cereal de farelo de trigo e leite Copo de suco de abacaxi	Torrada de pão de sete grãos e manteiga de amendoim	Receita: muesli clássico
Lanche da manhã				Pera		Copo de leite	Damasco
Almoço	Receita: sopa de pepino gelada Pedaço de queijo cheddar com baixo teor de gordura e pedaço de queijo da Bavária defumado	Salada de presunto com queijo cottage Punhado de nozes	Salada de peito de frango grelhado (alface, pepino e tomate) acompanhada por bolinhos de aveia e cream cheese com baixo teor de gordura	Receita: sopa de cogumelo cremosa acompanhada por torradas de centeio e pasta de grão-de-bico com baixo teor de gordura Banana	Receita: sopa de abobrinha com manjericão e molho de tomate temperado Sanduíche de salada de ovo fatiado com torrada de pão de sete grãos	Batata assada com atum e maionese com baixo teor de gordura acompanhada por salada verde	Feijões cozidos com torradas de pão de sete grãos gratinado com queijo cheddar com baixo teor de gordura
Lanche da tarde	Punhado de pistaches	Ovo cozido e tomates cereja	Copo de suco de legumes e verduras			Receita: *tsatsiki* acompanhado por palitos de pepino e pimentão vermelho	Copo de suco de legumes e verduras
Refeição da noite	Receita: filés de peru na frigideira com espinafre ao alho Fatia de melão	Receita: espetos de camarão com legumes e verduras	Receita: salmão com lentilhas acompanhado por duas porções de legumes cozidos no vapor ou uma salada mista grande Receita: Crepe com mel	Chili com carne moída magra e feijões roxos, acompanhado por arroz integral, uma colherada de iogurte natural e salada de tomate e pepino	Receita: frango assado com alecrim acompanhado por batatas cozidas com a pele e duas porções de legumes e verduras cozidos no vapor Frutas e queijo fresco sem gordura	Receita: curry de abobrinha com grão-de-bico, arroz (ou pão *chappatti* integral) e molho de manga Receita: nectarinas assadas recheadas com nozes	Receita: bolinhos de peixe defumado acompanhadas por salada mista
Ceia			2 tangerinas pequenas	Punhado de amendoim sem sal		Banana	

Semana 1 (vegetariana)

Refeição	Segunda-feira	Terça-feira	Quarta-feira	Quinta-feira	Sexta-feira	Sábado	Domingo
Café da manhã	Ovos *poché* e tomates italianos	Receita: ovos em leito de espinafre	Cereal matinal tipo "biscoito", de trigo ou milho, com leite e frutas secas	Receita: mingau de frutas secas	Torrada de sete grãos e creme vegetal com salsichas vegetarianas grelhadas, tomates e cogumelos fritos em azeite Copo de suco de laranja	Receita: muesli clássico	Torrada de pão integral com creme vegetal de azeitona e geleia com baixo teor de açúcar
Lanche da manhã	Tiras de tofu refogadas em temperos		Punhado de pistaches				
Almoço	Receita: sopa de couve-flor	Legumes e verduras crus com pasta de grão-de-bico e cream cheese, ambos com baixo teor de gordura	Receita: sopa de abobrinha com manjericão acompanhada por bolinhos de aveia e pasta de grão-de-bico	Torradas de centeio com cream cheese com baixo teor de gordura, mais salada mista com feijões regados com azeite	Receita: sopa de lentilha com espinafre e uma pitada de limão acompanhada por bolinhos de aveia ou uma fatia de pão integral e creme vegetal de azeitona	Torrada de centeio com creme vegetal com baixo teor de gordura e feijões cozidos ou feijões à moda Boston	Ovo cozido e salada de massa e feijão-manteiga (alface, cebolinhas e tomates) regada com azeite
Lanche da tarde	Copo de leite	Punhado de nozes mistas sem sal	Maçã	Copo de suco de legumes e verduras	Iogurte	Pasta de grão-de-bico com baixo teor de gordura com palitos de aipo e pepino	
Refeição da noite	Receita: legumes e verduras ligeiramente fritos à moda oriental com tofu marinado e castanhas-de-caju Ruibarbo cozido acompanhado por iogurte grego sem gordura	Receita: refogado de feijões italianos Morangos e iogurte	Receita: massa *arrabbiata* com tofu acompanhada por duas porções de legumes e verduras cozidos no vapor Iogurte	Receita: hambúrguer clássico caseiro (alternativa vegetariana) com batatas pequenas e duas porções de legumes e verduras cozidos no vapor Receita: Sorvete de iogurte com framboesa	Pizza feita em casa – use uma massa integral para a pizza e cubra-a com purê de tomate, azeite e alho, assim como legumes e verduras (cebola, pimentões, milho, cogumelos, azeitonas) e queijo muçarela. Servir junto com uma salada grande	Receita: beterraba quente com salada de queijo feta acompanhada por batatas pequenas e ovo fatiado Tangerina pequena	Receita: curry de berinjela com grão-de-bico, arroz e molho de manga Receita: delícia de ameixa acompanhada por iogurte
Ceia	Punhado de amendoins sem sal	Ovos cozidos	Azeitonas		Pêssego	Punhado de castanha-do-pará	

Semana 2 (vegetariana)

Refeição	Segunda-feira	Terça-feira	Quarta-feira	Quinta-feira	Sexta-feira	Sábado	Domingo
Café da manhã	Metade de uma toranja Receita: ovos mexidos apimentados	Receita: vitamina de mamão papaia e linhaça dourada	Cereal de farelo de trigo e leite	Torrada de pão sete grãos com manteiga de amendoim	Cereal matinal tipo "biscoito", de trigo ou milho, com leite Copo de suco de frutas	Torrada integral com ovo poché	Mingau com frutas secas e mel
Lanche da manhã	Pedaço de queijo Edam	Ovo cozido			Queijo fresco sem gordura		Ameixa
Almoço	Receita: salada de hortelã, queijo feta e soja	Receita: sopa de legumes com tofu à moda chinesa	Receita: sopa de cogumelo cremosa acompanhada por biscoitos de água e sal integrais e pasta de grão-de-bico com baixo teor de gordura Punhado de amendoim sem sal	Receita: salada de feijão branco com ovos cozidos acompanhada por bolinhos de aveia e queijo branco cremoso com baixo teor de gordura	Receita: sopa de abobrinha com manjericão e molho de tomate temperado acompanhada por bolinho de aveia e pasta de grão-de-bico com baixo teor de gordura	Receita: salada grega acompanhada por pão de sete grãos	Receita: feijões à moda de Boston acompanhados por batata assada
Lanche da tarde	Punhado de castanha-do-pará		Pera	Tomates cereja	Banana		Cream cheese com baixo teor de gordura com palitos de cenoura e pepino
Refeição da noite	Receita: espetos de gengibre, soja e tofu apimentado acompanhados por salada de repolho chinês e ervilha torta	Receita: curry de couve-flor e cogumelos com iogurte (acrescido de tofu se desejar aumentar a consistência)	Receita: chili de pimentão verde e feijão acompanhado por salada verde Fruta e iogurte	Azeitonas Receita: pimentões crocantes recheados com rúcula e molho indiano, acompanhados por salada de repolho vermelho, nozes e sementes	Bolo de feijão, legumes e verduras (Receita adaptada: camarões com feijões, tomates e tomilho – faça sem camarões e, no lugar deles, amacie cebolas e pimentões em azeite antes de acrescentar os tomates e servir com purê de batata por cima	Receita: fritada de abobrinha acompanhada por batata assada e salada de feijões mistos Receita: torta crocante de amora silvestre e maçã acompanhada por queijo fresco com baixo teor de gordura	Receita: *orzotto* com ervilha e feijões-fava
Ceia		Punhado de nozes mistas sem sal		Copo de leite			Punhado de nozes

Semana 3 (vegetariana)

Refeição	Segunda-feira	Terça-feira	Quarta-feira	Quinta-feira	Sexta-feira	Sábado	Domingo
Café da manhã	Receita: iogurte grego com amoras e castanhas-de-caju torradas com canela	Receita: ovos em leito de espinafre	Cereal de frutas e fibras com leite	Ovos mexidos e tomates italianos enlatados sobre torrada de centeio Copo de leite	Torrada de pão de sete grãos com creme vegetal de azeitona, cogumelos fritos em azeite, tomates grelhados e ovo *poché*	Cereal integral com sementes mistas e leite	Muesli e leite
Lanche da manhã						Vitamina de banana com leite semidesnatado e iogurte natural	
Almoço	Receita: Sopa de couve-flor Tiras de tofu refogadas à moda japonesa com temperos e gergelim	Salada de muçarela e tomate acompanhada por salada verde regada de azeite	Sanduíche de salsicha vegetariana em pão integral acompanhado por salada grande	Receita: um par de saladas de batata (versão vegetariana) Palitos de pimentões mistos e pasta de grão-de-bico com baixo teor de gordura	Receita: sopa de pimentões vermelhos grelhados acompanhada por torradas de centeio com queijo halloumi de baixo teor de gordura	Receita: salada de feijão branco com ovos cozidos acompanhada de uma fatia de pão integral com creme vegetal com baixo teor de gordura	Sanduíche de pasta de grão-de-bico com baixo teor de gordura e cenoura ralada sobre pão de sete grãos acompanhado por salada pequena Morangos e iogurte
Lanche da tarde	Punhado de amêndoas	Copo de suco de legumes e verduras		Kiwi		Maçã	Punhado de nozes mistas sem sal
Refeição da noite	Receita: omelete fofo com cebolinhas e queijo acompanhada por uma sala mista grande	Receita: legumes e verduras ligeiramente fritos à moda oriental com tofu marinado e castanhas-de-caju Fatia de melão	Receita: chili de pimentões verdes e feijões, arroz integral ou pão chappatti integral e iogurte natural light à parte Receita: salada de frutas com damasco e maçã	Receita: massa *arrabbiata* com tofu acompanhada por salada Banana ou iogurte	Milho cozido Receita: Legumes e verduras assadas com queijo halloumi grelhado Receita: torta crocante de amora silvestre e maçã e 1 porção de creme de baunilha (use adoçante a gosto)	Receita: lasanha com pimentões vermelhos, abobrinha e cogumelo acompanhada de uma salada grande	Receita: ovos assados à tunisiana Receita: mousse de chocolate com laranja
Ceia	Queijo cottage e verduras cruas	Pasta de grão-de-bico com baixo teor de gordura					Ameixa

Semana 4 (vegetariana)

Refeição	Segunda-feira	Terça-feira	Quarta-feira	Quinta-feira	Sexta-feira	Sábado	Domingo
Café da manhã	Salsichas vegetarianas e tomates grelhados	Receita: ovos mexidos apimentados	Receita: mingau com frutas secas	Cereal matinal, tipo "biscoito" de trigo ou aveia com leite	Sanduíche de salsicha vegetariana grelhada sobre pão de sete grãos com tomates grelhados Copo de leite	Cereal com fibras, frutas e leite Copo de suco de abacaxi	Omelete com tomate e torrada integral e creme vegetal com baixo teor de gordura
Lanche da manhã	Ovo cozido	Damascos		Laranja		Receita: guacamole acompanhado por verduras cruas	
Almoço	Receita: sopa de pepino gelada Tiras de tofu condimentadas e ligeiramente fritas à moda oriental	Receita: salada de hortelã, queijo feta e soja	Feijões assados sobre torrada de pão de sete grãos	Sanduíche de salada de ovo fatiado acompanhado por (Receita) salada de repolho vermelho, nozes e sementes	Bolinhos de aveia servidos com azeitonas, pasta de grão-de-bico com baixo teor de gordura e verduras cruas	Ovo *poché* e torradas de pão de sete grãos	Receita: sopa de cogumelo cremosa acompanhada por torrada de centeio com cream cheese com baixo teor de gordura e pepino
Lanche da tarde	Punhado de pistache	Punhado de castanha-do-pará	Tomates cerejas	Banana		Fatia de melão	Pera
Refeição da noite	Receita: cogumelos Portobello recheados	Receita: espetos de gengibre, soja e tofu apimentado acompanhados por salada de repolho chinês e ervilha torta	Receita: pimentões crocantes recheados com rúcula e molho indiano *raita* acompanhados por molho de tomate Fruta e iogurte	Receita: fritada de abobrinha com verduras e legumes cozidos no vapor Receita: torta de queijo com limão e mel	Receita: chilli de feijão e pimentões verdes acompanhado por arroz integral Receita: nectarinas assadas rechedas com nozes e acompanhadas por iogurte	Receita: legumes e verduras grelhados com queijo halloumi acompanhados por quinoa Receita: crepe com mel	Receita adaptada: refogado de feijão italiano com proteína vegetal acrescido aos tomates e coberto por purê de batata acompanhado por legumes e verduras cozidos no vapor Receita: bolo de iogurte com limão e mirtilo
Ceia	Fatia de melão	Queijo cottage e palitos de pepino		Copo de suco de legumes e verduras			

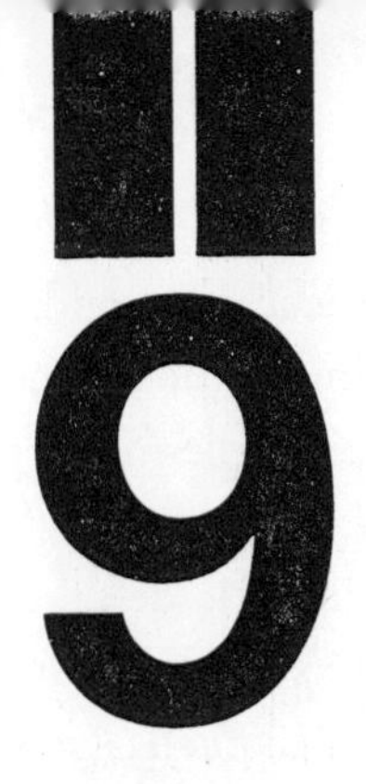

Receitas para os dois dias com restrição

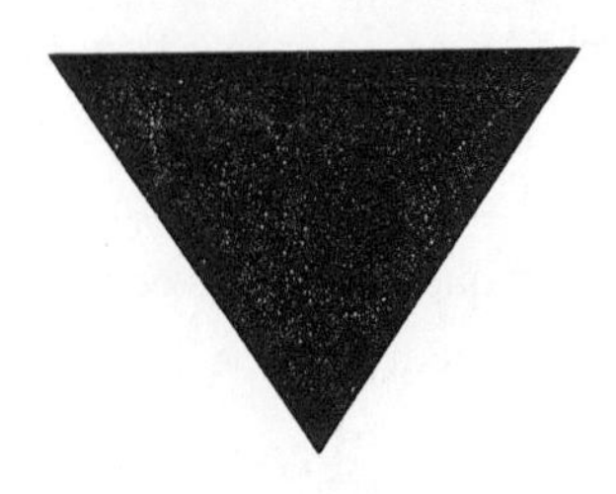

Nota geral

A maioria das receitas é para uma ou duas pessoas. Se precisar aumentar as quantidades para servir mais pessoas, talvez seja necessário ajustar o tempo de cozimento. Em alguns casos, não é prático fazer uma única porção — sobretudo *curries*, sopas e ensopados —, e qualquer excesso sempre pode ser congelado para que você tenha um estoque de refeições prontas e saudáveis.

Todas as medidas de colher são niveladas e de tamanhos padrão: colher de chá = 5ml; colher de sopa = 15ml. Se tiver alguma dúvida, pegue um conjunto de colheres de medida.

Os fogões e fornos são diferentes; assim, fique atento enquanto cozinha. As temperaturas apresentadas são para fornos elétricos convencionais e a gás; para fornos com ventoinha, subtraia 20°C do tempo de cozimento sugerido.

Sal e açúcar

Muitas pessoas desenvolveram uma preferência por alimentos salgados e açucarados por terem passado anos comendo produtos manufaturados ou porque têm o hábito de acrescentar sal e açúcar à comida. Reduzir o consumo de sal e açúcar é importante para uma alimentação saudável. Diminuir a ingestão desses alimentos é bastante fácil: você simplesmente precisa se acostumar a comer menos dos dois.

Inicialmente, ao reduzir sua ingestão de sal e açúcar, os alimentos podem parecer insossos ou diferentes. Você pode diminuir o sal de uma vez só ou reduzir o consumo em passos de 20%. A maioria das pessoas não consegue perceber a diferença se reduz gradualmente. Qualquer que seja o caminho que você decidir seguir, após duas ou três semanas começará a saborear os alimentos. As receitas a seguir incluem muitos sabores alternativos e não requerem acréscimo de sal.

Algumas receitas contêm caldo, por isso, aconselhamos a não usar mais do que 2g ou ¼ de um cubo de caldo por porção. Pode ser menos do que isso, se desejar, ou também é possível usar caldo em pó com baixo teor de sal. Sempre que possível, use atum, feijões e grãos de leguminosas enlatados conservados em água e não em salmoura ou água salgada. Da mesma forma, tente usar camarões crus, em vez de cozidos, uma vez que os últimos contêm muito menos sal: 100g de camarões cozidos, em geral, contêm de 1,1 a 2g de sal, já os crus contêm 0,5g.

Receitas para seus dois dias com restrição

Cada receita mostra a quantidade de porções que compõem o que você pode comer no plano da *dieta de 2 dias*. Muitos alimentos contêm uma combinação de nutrientes, alguns dos quais estão presentes em quantidades tão pequenas que não contam para as porções permitidas. Todas as porções foram arredondadas para a metade mais próxima.

Café da manhã

Iogurte grego com amoras e castanhas de caju torradas com canela

1 porção

10 castanhas de caju sem sal
1 pitada de canela moída
80g de amoras
120g de iogurte grego com baixo teor de gordura

PORÇÕES		INFORMAÇÕES NUTRICIONAIS	
Gorduras	1	Calorias	172
Laticínios	1	Carboidratos	15g
Frutas	1	Proteínas	9g
Legumes	0	Fibras	5g
		Sal	0,3g

Coloque uma frigideira pequena sobre fogo médio. Quando aquecida, coloque as castanhas de caju e a canela e torre por 1 a 2 minutos, mexendo de vez em quando com uma colher de pau até dourarem e ficar aromático. Retire e coloque a mistura em uma tábua de corte e, quando estiver fria, pique as castanhas em pedaços grandes.

Coloque uma colher de iogurte em uma tigela e cubra com as amoras. Termine salpicando as castanhas com canela.

Ovos mexidos apimentados

1 porção

2 ovos
½ colher de chá de azeite de colza
3 cebolinhas picadas
½ pimenta suave, ou a gosto, bem picada (opcional)
¼ colher de chá de cúrcuma
1 punhado de folhas de coentro
1 tomate médio picado

PORÇÕES		INFORMAÇÕES NUTRICIONAIS	
Proteínas	2	Calorias	228
Gorduras	0	Carboidratos	4g
Laticínios	0	Proteínas	17g
Frutas	0	Fibras	2g
Legumes	1½	Sal	0,5g

Bata os ovos em uma caneca ou tigela com uma colher de sopa de água.

Coloque o óleo em uma panela antiaderente pequena e aqueça em fogo médio. Quando estiver quente, acrescente a cebolinha e a pimenta (se estiver usando) e cozinhe lentamente, até que a cebolinha comece a ficar colorida.

Acrescente o cúrcuma e as folhas de coentro e mexa por alguns segundos. Em seguida, acrescente o tomate e continue mexendo, até que ele fique todo quente. Finalmente, acrescente os ovos batidos e cozinhe, mexendo sempre, até que comecem a endurecer. Retire a panela do fogo e sirva imediatamente.

Enrolados de salmão defumado e espinafre com queijo e limão

1 porção

60g de fatias de salmão defumado
80g de folhas de espinafre, lavadas e bem secas
75g de queijo cottage
Raspas de metade da casca de um limão
Pimenta-do-reino a gosto

PORÇÕES		INFORMAÇÕES NUTRICIONAIS	
Proteínas	2	Calorias	181
Gorduras	0	Carboidratos	4g
Laticínios	1	Proteínas	27g
Frutas	0	Fibras	2g
Legumes	1	Sal	3,7g

Coloque as fatias de salmão defumado em uma tábua de cortar e salpique com as folhas de espinafre, mantendo-as dentro dos limites das fatias de salmão. Espalhe uma colher de queijo *cottage* ao longo e no centro de cada fatia, pulverize com as raspas de limão e com pimenta-do-reino. Enrole cada fatia de salmão e sirva imediatamente.

Ovos em leito de espinafre

1 porção

100g de folhas de espinafre
Pimenta-do-reino
1 pitada de vinagre
2 ovos

PORÇÕES		INFORMAÇÕES NUTRICIONAIS	
Proteínas	2	Calorias	210
Gorduras	0	Carboidratos	2g
Laticínios	0	Proteínas	18g
Frutas	0	Fibras	3g
Legumes	1	Sal	0,8g

Lave as folhas de espinafre e corte-as em pedaços grandes. Coloque as folhas em uma panela em fogo médio, acrescente pimenta-do-reino a gosto, cubra e deixe cozinhar até o espinafre começar a amolecer. A água que permaneceu nas folhas após a lavagem será suficiente para cozinhá-lo. Cozinhe as folhas somente até murcharem.

Encha uma panela pequena com cerca de 2cm de água e acrescente um pouco de vinagre. Leve ao fogo. Quebre cada ovo em uma xícara ou jarra pequena. Quando a água ferver, coloque cuidadosamente os ovos na panela e mantenha em fogo baixo. Tampe a panela e deixe os ovos endurecerem até ficar a seu gosto — cerca de 3 minutos devem produzir uma clara sólida e uma gema mole.

Escorra bem a água do espinafre e espalhe-o em um prato aquecido. Retire os ovos da panela com uma escumadeira para escorrer a água e coloque-os em cima do espinafre. Acrescente pimenta a gosto e sirva imediatamente.

Vitamina de mamão papaia e linhaça dourada

1 porção

Suco de metade de um limão
80g de mamão papaia maduro sem pele e sem sementes
1 colher de chá de linhaça dourada
5 cubos de gelo
120g de iogurte natural com baixo teor de gordura

PORÇÕES		INFORMAÇÕES NUTRICIONAIS	
Proteínas	0	Calorias	112
Gorduras	½	Carboidratos	14g
Laticínios	1	Proteína	7g
Fruta	1	Fibra	3g
Legumes	0	Sal	0,2g

Despeje o iogurte e o suco de limão em um liquidificador e acrescente o mamão papaia. Bata até ficar cremoso e despeje em um copo grande com gelo. Salpique com a linhaça e sirva imediatamente.

Sopas

Sopa de camarão quente e amarga

1 porção

350ml de caldo de peixe ou legumes com baixo teor de sal
½ colher de chá de molho de peixe (opcional)
1 pimenta vermelha pequena cortada bem fina
Suco de metade de um limão
½ colher de chá de molho de soja com baixo teor de sal
1 pedaço de gengibre de 2cm ralado bem fino
1 ramo de citronela, sem folhas externas, cortado bem fino
180g de camarões grandes crus

PORÇÕES		INFORMAÇÕES NUTRICIONAIS	
Proteínas	4	Calorias	175
Gorduras	0	Carboidratos	5g
Laticínios	0	Proteínas	35g
Frutas	0	Fibras	2g
Legumes	1	Sal	2,1g

1 cebolinha fatiada bem fina
3 tomates cereja cortados na metade
7 cogumelos fatiados pela metade
1 colher de chá de coentro cortado

Despeje o caldo de peixe quente em uma frigideira e acrescente o molho de peixe, a pimenta, o suco de limão, o molho de soja, o gengibre e a citronela e coloque a mistura em fogo médio. Deixe ferver, abaixe o fogo e cozinhe por mais 3 a 4 minutos, até sentir o aroma. Acrescente os camarões, coloque cebolinha, tomates e cogumelos e cozinhe em fogo baixo por mais 2 minutos, até os camarões ficarem cor-de-rosa. Sirva imediatamente, polvilhe com coentro.

Sopa de legumes e verduras com tofu à moda chinesa
1 porção

250ml de caldo de legumes com baixo teor de sal
1 pak choi *pequeno ou metade de um grande aparado (cerca de 60g)*
3 cogumelos fatiados bem finos
3 cebolinhas aparadas e fatiadas bem finas
1 pedaço pequeno de raiz de gengibre fresco
1 dente de alho
150g de tofu de consistência firme
Pitadas de molho de soja light

PORÇÕES		INFORMAÇÕES NUTRICIONAIS	
Proteínas	3	Calorias	149
Gorduras	0	Carboidratos	6g
Laticínios	0	Proteínas	15g
Frutas	0	Fibras	4g
Legumes	1 ½	Sal	1,2g

Coloque o caldo em uma panela e leve ao ponto de fervura. Separe as folhas de *pak choi* e, em seguida, corte os talos em varas finas e as folhas em tiras. Coloque os talos no caldo, junto com os cogumelos e as cebolinhas e mantenha o fogo baixo. Gratine o gengibre e o alho em uma panela e cozinhe por 3 minutos.

Corte o tofu em pedaços quadrados de cerca de 1,5cm. Coloque as folhas de *pak choi* fatiadas em uma frigideira e mexa. Em seguida, cuidadosamente, coloque o tofu na panela e deixe cozinhar em fogo baixo por mais 2 minutos.

Tire a frigideira do fogo e, em seguida, usando uma escumadeira, retire os legumes e o tofu e coloque em uma tigela. Cuidadosamente, despeje o líquido por cima e sirva imediatamente com pingos de molho de soja *light*.

Dica:

- Não pode ser congelado.

Sopa de couve-flor

1 porção generosa

1 couve-flor pequena (cerca de 200g)
½ colher de chá de azeite de colza
½ alho-poró fatiado (cerca de 80g)
1 dente de alho amassado
500ml de caldo de legumes com baixo teor de sal
100 a 150ml de leite semidesnatado ou desnatado
Pimenta-do-reino

PORÇÕES		INFORMAÇÕES NUTRICIONAIS	
Proteínas	0	Calorias	182
Gorduras	0	Carboidratos	17g
Laticínios	½	Proteínas	14g
Fruta	0	Fibras	7g
Legumes	3 ½	Sal	1,1g

Apare as folhas externas e divida a couve-flor em ramos, cortando o talo central — devem sobrar 175g de couve-flor.

Aqueça o óleo em uma frigideira e acrescente o alho-poró. Mexa por 1 minuto, depois acrescente os ramos de couve-flor e o alho. Mexa por mais 1 minuto, mas não deixe ficar marrom; em seguida, acrescente o caldo. Leve-o ao ponto de fervura, diminua o fogo e mantenha-o baixo, até a couve-flor e o alho-poró estarem macios e o líquido bem reduzido — cerca de 15 minutos.

Retire a frigideira do fogo. Misture a sopa com um misturador manual ou coloque o conteúdo em um liquidificador e bata, acrescentando leite para atingir uma consistência que lhe agrade. Volte com a sopa para a frigideira (se estiver usando um liquidificador), acrescente pimenta-do-reino a gosto, depois aqueça novamente e sirva.

Dica:

- Essa sopa simples e deliciosa pode ser feita em grandes quantidades e congelada – simplesmente multiplique os ingredientes conforme necessário.

Canja de galinha

1 porção

1 peito de frango, sem pele, de cerca de 150g
500ml de caldo de legumes com baixo teor de sal
1 folha de louro
1 raminho de tomilho
1 alho-poró aparado (cerca de 160g)
3 vagens-macarrão ou vagens-manteiga cortadas em pedaços de 2cm
50ml de leite semidesnatado (opcional)

PORÇÕES		INFORMAÇÕES NUTRICIONAIS	
Proteínas	5	Calorias	239
Gorduras	0	Carboidratos	9g
Laticínios	0	Proteínas	39g
Frutas	0	Fibras	6g
Legumes	3	Sal	1,2g

Coloque o peito de frango inteiro e o caldo em uma panela. Acrescente a folha de louro e o raminho de tomilho, leve o caldo ao ponto de fervura; em seguida, abaixe o fogo e deixe ferver por 10 minutos.

Divida o alho-poró em partes verdes e brancas, depois pique as partes verdes e coloque-as na panela. Ferva por mais 10 minutos. Enquanto estiver fervendo, pique o resto do alho-poró e acrescente-o, junto com a vagem, ao caldo.

Continue fervendo por mais 5 minutos, quando então o frango deve estar tenro e bem cozido; cozinhe um pouco mais se necessário.

Cuidadosamente retire o frango da panela com uma escumadeira e corte-o em cubos de, no máximo, 2cm. Retire do caldo o alho-poró e o talo de madeira do ramo de tomilho. Retorne os pedaços de frango para a panela e aumente a temperatura para reduzir o líquido e reaquecer o frango. Isso levará 5 minutos.

Para servir, você pode:

- tomar a sopa como está, com cubinhos de frango e legumes, em um maravilhoso caldo saboroso;
- colocar o líquido e alguns dos legumes em uma jarra, acrescentar leite, misturar com um misturador manual e depois retornar para a panela;
- acrescentar o leite na panela e misturar tudo até formar uma sopa cremosa usando um mixer (ou bater no liquidificador e depois retornar a mistura para a panela).

Qualquer que seja a sua escolha, reaqueça a sopa e tempere com pimenta-do-reino antes de servir.

Dicas:

- Substitua as vagens por outro legume verde (ver página 56).
- Essa sopa pode ser feita em grandes quantidades e congelada — simplesmente multiplique os ingredientes conforme necessário.

Sopa de pepino gelada

1 porção

½ pepino pequeno, sem casca e picado
½ alho-poró, aparado e picado
½ colher de chá de azeite de colza
150ml de leite semidesnatado
½ colher de chá de amido de milho
150ml de caldo de legumes com baixo teor de sal
algumas cebolinhas frescas picadas
Pimenta-do-reino

PORÇÕES		INFORMAÇÕES NUTRICIONAIS	
Proteínas	0	Calorias	138
Gorduras	0	Carboidratos	17g
Laticínios	1	Proteínas	7g
Frutas	0	Fibras	3g
Legumes	3	Sal	0,7g

Prepare o pepino e o alho-poró, depois aqueça o óleo em uma frigideira em fogo médio e acrescente os legumes picados. Coloque o leite em uma panela separada e aqueça.

Tampe a frigideira e cozinhe lentamente por cerca de 5 minutos — certifique-se de que não há nada queimando. Coloque o amido de milho em uma tigela pequena e acrescente um pouco de leite quente. Misture tudo até obter uma pasta cremosa e, em seguida, coloque tudo na frigideira. Mexa bem por 1 minuto ou mais e depois retire-a do fogo.

Gradualmente acrescente o resto do leite quente ao caldo. Retorne a frigideira ao fogo e leve ao ponto de fervura; em seguida, abaixe o fogo e cozinhe lentamente por 20 minutos. Misture bem a sopa e a transfira para uma tigela quando estiver completamente cremosa (ela deve ter a consistência de um creme simples). Deixe a sopa esfriar, depois tampe a tigela e coloque na geladeira até que fique bastante fria.

Na hora de servir, tire a tigela da geladeira e salpique algumas cebolinhas picadas por cima. Acrescente um pouco de pimenta-do-reino e sirva imediatamente.

Dicas:

- Essa sopa deve ser comida fresca e não pode ser congelada. A couve-flor fornece 1g de carboidrato.

Sopa missô japonesa com shitake e verduras

1 porção

½ colher de chá de pasta de missô de boa qualidade
300ml de água fervida recentemente
½ colher de chá de molho de soja
1cm de gengibre bem picado
2 cebolinhas picadas
40g de espinafre lavado
3 talos de aspargos cortados em pedaços de 2cm
3 cogumelos shitake fatiados
¼ colher de chá de gergelim

PORÇÕES		INFORMAÇÕES NUTRICIONAIS	
Proteínas	0	Calorias	59
Gorduras	0	Carboidratos	5g
Laticínios	0	Proteínas	5g
Frutas	0	Fibras	4g
Legumes	1 ½	Sal	1,2g

Coloque o missô em uma tigela pequena e acrescente de 2 a 3 colheres de sopa de água fervida para formar uma pasta. Coloque a pasta em uma caçarola pequena e gradualmente acrescente a água restante para fazer um caldo cremoso. Acrescente o molho de soja e o gengibre e leve ao ponto de fervura. Diminua o fogo e cozinhe por 2 a 3 minutos antes de acrescentar as cebolinhas, o espinafre, os aspargos e os cogumelos. Ferva por 2 minutos, acrescente as sementes de gergelim e sirva imediatamente.

Saladas e petiscos leves

Pastas

Pasta de tsatsiki

1 porção

150g de iogurte grego com baixo teor de gordura ou sem gordura
1 dente de alho pequeno amassado
5cm de pepino
1 punhado grande de folhas de coentro
1 punhado pequeno de folhas de hortelã
Pimenta-do-reino a gosto

PORÇÕES		INFORMAÇÕES NUTRICIONAIS	
Proteínas	0	Calorias	103
Gorduras	0	Carboidratos	15g
Laticínios	1	Proteínas	10g
Frutas	0	Fibra	1g
Legumes	1	Sal	0,3g

Coloque o iogurte e o alho amassado em uma tigela. Corte o pepino na metade e retire as sementes com uma colher; em seguida, corte em fatias bem finas. Acrescente à mistura de iogurte.

Fatie o coentro e as folhas de hortelã, junte o iogurte e misture tudo. Salpique pimenta-do-reino e sirva imediatamente.

Guacamole

1 porção

½ abacate maduro
Suco de limão
1 cebolinha picada
4 tomates cereja picados
½ pimenta vermelha pequena (a gosto) bem picada

PORÇÕES		INFORMAÇÕES NUTRICIONAIS	
Proteínas	0	Calorias	155
Gorduras	2	Carboidratos	4g
Laticínios	0	Proteínas	2g
Frutas	0	Fibras	5g
Legumes	½	Sal	< 0,1g

Retire o caroço do abacate. Faça cortes transversais e longitudinais na polpa. Em seguida, puxe a casca do abacate para trás — a polpa sairá com facilidade, dependendo do grau de maturação da fruta.

Coloque a polpa em uma tigela, acrescente um pouco de suco de limão e amasse-a com um garfo até não haver mais pedaços grandes. Misture cebolinha, tomates e pimenta, prove para ver se está bem-temperado e sirva imediatamente.

Dicas:

- Essas duas pastas são ótimas para servir com verduras cruas ou com folhas de alface redonda para serem usadas como colher.

Saladas

Salada de caranguejo

1 porção

1 lata (170g) de carne de caranguejo ou 100g de carne de caranguejo fresca
2 colheres de chá de maionese com baixo teor de gordura
Raspa de casca e suco de ½ limão não encerado
Gotas de molho Tabasco (opcional)
Pimenta-do-reino
3 cebolinhas aparadas e picadas
½ abacate sem caroço
Punhado de folhas de salada (cerca de 60g)

PORÇÕES		INFORMAÇÕES NUTRICIONAIS	
Proteínas	4	Calorias	316
Gorduras	2 ½	Carboidratos	4g
Laticínios	0	Proteínas	22g
Frutas	0	Fibras	5g
Legumes	1	Sal	1,4g

Drene a lata de caranguejo usando um coador, lave em água corrente e coloque o coador sobre uma tigela para escorrer bem. Pule esse passo se estiver usando caranguejo fresco, mas verifique se há algum pedacinho de casca.

Use um garfo para separar os pedaços da carne do caranguejo com muita delicadeza e reserve.

Coloque a maionese em uma tigela e esprema uma colher de sopa rasa de suco de limão, depois acrescente as raspas da casca de limão temperado à mistura. Acrescente o Tabasco, se estiver usando, e pimenta-do-reino a gosto. Coloque a cebolinha e misture tudo.

Faça um corte longitudinal na polpa do abacate até atingir a casca e depois faça o mesmo transversalmente; em seguida, puxe a casca para trás e retire os pedaços da polpa. Coloque o abacate na tigela com maionese e acrescente a carne de caranguejo. Misture todos os ingredientes delicadamente e observe se tudo foi incorporado.

Coloque as folhas da salada em um prato e a salada de caranguejo sobre elas. Sirva imediatamente.

Patê de atum com verduras cruas

1 porção

1 lata de 160-185g de atum em pedaços conservado em água gasosa
1 colher de chá cheia de cream cheese com baixo teor de gordura
1 colher de chá cheia de iogurte grego de baixo teor de gordura ou sem gordura
Uma ou duas espremidas de limão
1 gota ou duas de Tabasco ou molho inglês a gosto
Pimenta-do-reino

PORÇÕES		INFORMAÇÕES NUTRICIONAIS	
Proteínas	3½-4	Calorias	228
Gorduras	0	Carboidratos	7g
Laticínios	1½	Proteínas	35g
Frutas	0	Fibras	4g
Legumes	3	Sal	0,6g

Para as verduras cruas:
3 talos de aipo aparados e cortados em palitos finos
6 cebolinhas aparadas
Pedaços de 5cm de pepino cortado em tiras

Drene a lata de atum. Se estiver utilizando peixe em salmoura, coloque em uma peneira e lave com água corrente para retirar o excesso de sal.

Transfira o atum para uma tigela e separe os pedaços com um garfo, depois acrescente cream cheese e iogurte e misture tudo. Acrescente uma espremida ou duas de limão e, provando com cuidado, coloque um pouco de Tabasco ou molho inglês. Em seguida, acrescente pimenta-do-reino e misture tudo mais uma vez.

Tampe a tigela e coloque o patê na geladeira por, pelo menos, 2 horas, para permitir que os sabores se desenvolvam. Prepare as verduras cruas na hora de servir.

Dicas:

- Essa é uma receita muito versátil: para obter um patê mais firme, use 2 latas de atum; para fazer uma pasta mais cremosa, use mais iogurte. As duas formas são ideais para a hora do almoço no trabalho.

Salada de salmão defumado picante com abacate

1 porção

75g salmão defumado
Pimenta-do-reino
1 limão
Pedaços com 2cm de pepino
1 colher de chá de azeite de oliva
½ colher de chá de gergelim
Pequena porção de agrião
Pequena porção de rúcula
½ abacate pequeno

PORÇÕES		INFORMAÇÕES NUTRICIONAIS	
Proteínas	2	Calorias	226
Gorduras	2½	Carboidratos	2g
Laticínios	0	Proteínas	22g
Frutas	0	Fibras	3g
Legumes	1	Sal	3,6g

Corte o salmão defumado em tiras e coloque-as em uma tigela. Moa algumas pimentas-do-reino por cima e esprema um pouco de limão sobre elas também; misture tudo. Corte o pepino em metades longitudinais e retire as sementes; em seguida, corte novamente cada metade ao comprido e depois em fatias bem finas. Acrescente o pepino ao salmão defumado e deixe de lado enquanto monta a salada e prepara o molho.

Coloque azeite em uma tigela pequena e acrescente uma espremida de limão. Misture bem tudo e depois espalhe gergelim. Retire as folhas dos talos do agrião e coloque-as em um prato com a rúcula. Descasque e corte o abacate em fatias finas. Coloque-as ao redor da salada; em seguida, com uma colher, coloque a mistura de salmão com pepino sobre ela. Bata bem o molho mais uma vez e espalhe sobre a salada. Sirva imediatamente.

Dica:

- Varie. Faça essa salada com raiz-forte em vez de gergelim – quando estiver na estação. Gratine um pouco de raiz-forte fresca juntamente com o molho cerca de meia hora antes de montar a salada. A raiz-forte pode ser encontrada em feiras livres, em boas mercearias ou on-line — é melhor no outono e no inverno.

Peixes e frutos do mar

Pargo com chili e pesto

1 porção

2 filés de pargos (pesando cerca de 120g cada)
½ pimenta chili vermelha bem picada
1 colher de chá de pesto verde
Suco e raspas da casca de ½ limão
Porção de folhas de manjericão pequenas rasgadas para servir

PORÇÕES		INFORMAÇÕES NUTRICIONAIS	
Proteínas	4	Calorias	254
Gorduras	1	Carboidratos	3g
Laticínios	0	Proteínas	36g
Frutas	0	Fibras	3g
Legumes	1	Sal	0,9g

Para o repolho:
100g de repolho enrugado sem o talo central e com as folhas trituradas

Preaqueça a grelha em fogo alto.

Corte dois sulcos diagonais na pele de cada filé e coloque-os em uma assadeira funda. Misture a pimenta, o pesto, o suco e as raspas da casca de limão para fazer um marinado e despejar sobre o peixe — observando que esteja bem molhado em ambos os lados. Reserve por 20 minutos.

Borrife o restante do suco e das raspas do limão sobre o repolho e misture com os dedos para amaciar os pedaços até que esteja ligeiramente murcho. Reserve.

Grelhe o peixe por 3 minutos de cada lado até cozinhar totalmente e a pele ficar crocante e ligeiramente tostada. Sirva imediatamente em leito de repolho e espalhe manjericão por cima.

Enroladinho de salmão com salada aromática

2 porções

4 fatias de limão
1 cebola pequena fatiada em anéis (apenas para aromatizar)
1 bulbo de erva-doce
2 filés de salmão de cerca de 120g cada
1 folha de louro
1 ramo de tomilho
2 punhados de folhas de salada
6 cebolinhas bem picadas
10cm de pepino cortado em fatias finas
2 colheres de chá de azeite (não extra-virgem)
Suco de limão
Pimenta-do-reino

PORÇÕES		INFORMAÇÕES NUTRICIONAIS	
Proteínas	4	Calorias	276
Gorduras	½	Carboidratos	4g
Laticínios	0	Proteínas	27g
Frutas	0	Fibras	4g
Legumes	2	Sal	0,2g

Preaqueça o forno a 200°C.

Pegue uma folha grande de papel-alumínio e coloque duas fatias de limão no meio dela. Espalhe os anéis de cebola pelo centro do papel-alumínio também. Corte uma fatia vertical de erva-doce e acrescente-a ao conjunto. Coloque 2 filés de salmão por cima e enfie a folha de louro e o tomilho entre eles. Cubra cada filé com as fatias restantes de limão e junte as pontas do papel-alumínio para embrulhar o peixe. Dobre as pontas juntas para deixar o papel frouxo, mas bem fechado

Coloque o pacote em um prato refratário ou em uma forma de grelhar e cozinhe por 15 minutos no forno preaquecido. Quando estiver pronto, retire o prato do forno e cuidadosamente abra o papel-alumínio — o salmão deve estar quase cozido. Dobre as pontas do papel-alumínio novamente, expondo o peixe e retirando as duas fatias de limão. Em seguida, coloque o prato de volta no forno por mais 5 minutos ou até que o peixe esteja cozido e inteiramente opaco.

Retire a folha de louro e o tomilho e, com cuidado, tire o salmão descartando a pele, o limão, as cebolas e a erva-doce.

Deixe o peixe esfriar e prepare a salada. Corte em fatias bem finas o restante da erva-doce e misture com as folhas de salada, as cebolinhas e o pepino.

Pingue azeite de oliva e um pouco de suco limão por cima da salada e depois salpique pimenta-do-reino moída; em seguida, misture bem todos os ingredientes da salada. Sirva imediatamente com o salmão.

Dicas:

- Esse salmão é muito gostoso frio, talvez servido com o falso *remoulade* de aipo (ver página 216) como acompanhamento, em vez de salada de erva-doce.
- Ou experimente usar um pouco de maionese de limão — coloque 1 colher de sopa de maionese com baixo teor de gordura em um prato pequeno; rale a casca de um limão pequeno por cima e misture bem.
- Para os dias sem restrição, sirva com batatas pequenas cozidas.

Bacalhau grelhado com espinafre e aspargos acompanhado por picles de rabanete e pepino

1 porção

1 filé de bacalhau sem pele, pesando entre 120 e 180g
Suco de meio limão
Pimenta-do-reino
1 pedaço de pepino com 2,5cm cortado ao meio verticalmente e em fatias finas
1 pedaço de gengibre de 1cm cortado em fatias bem finas
5 rabanetes cortados em fatias finas
1½ colher de chá de vinagre de vinho de arroz
¼ colher de chá de sementes de gergelim torradas
40g de folhas de espinafre
5 talos de aspargos cortados em pedaços de 5cm

PORÇÕES		INFORMAÇÕES NUTRICIONAIS	
Proteínas	2-3	Calorias	206
Gorduras	0	Carboidratos	5g
Laticínios	0	Proteínas	39g
Frutas	0	Fibras	5g
Legumes	2½	Sal	0,4g

Preaqueça o forno a 180ºC.

Coloque o bacalhau em um recipiente refratário pequeno e pingue suco do limão em cima dele. Tempere com pimenta-do-reino e asse por 8 a 10 minutos, até que o peixe desmanche facilmente.

Coloque as fatias de pepino, gengibre e rabanete em uma tigela pequena e pingue vinagre, salpicando as sementes de gergelim em seguida. Reserve enquanto o bacalhau cozinha.

Cozinhe no vapor os legumes e verduras por 1 a 2 minutos até que o espinafre murche e os aspargos estejam macios.

Sirva o bacalhau sobre um leito de legumes e verduras cozidos no vapor e cubra com a conserva.

Peixe branco com molho de agrião picante

2 porções

2 filés de bacalhau, hadoque ou pescada polaca de aproximadamente 150g cada
2 colheres de chá de azeite de oliva

Para o molho:
1 maço de agrião (cerca de 100g)
1 punhado de salsinha de folha lisa
1 punhado de folhas de manjericão
1 colher de chá de azeite de oliva
1 boa espremida de suco de limão
1 colher de sopa de água

PORÇÕES		INFORMAÇÕES NUTRICIONAIS	
Proteínas	2½	Calorias	184
Gorduras	½	Carboidratos	1g
Laticínios	0	Proteínas	30g
Frutas	0	Fibras	2g
Legumes	1	Sal	0,3g

Prepare o molho primeiro. Retire as folhas do agrião, descartando as partes mais grossas dos talos e qualquer folha amarela. Coloque as folhas em uma jarra grande ou no liquidificador. Acrescente a salsa e o manjericão, o azeite de oliva e o suco do limão. Se usar um mixer, bata as folhas por alguns segundos e, em seguida, acrescente um pouco de água; se estiver usando um liquidificador, acrescente água antes de começar a bater. Misture bem até todas as folhas ficarem bem picadas; depois, despeje em uma tigela pequena.

Para cozinhar o peixe: enxugue os filés de peixe com uma toalha de papel. Usando uma frigideira antiaderente, aqueça o azeite de oliva em fogo brando a baixo. Quando o azeite estiver quente, coloque os filés de peixe com a pele para baixo. Cozinhe os filés por 3 a 5 minutos, dependendo da espessura deles; em seguida, cuidadosamente vire o peixe e cozinhe-o por um pouco mais de tempo até que esteja pronto. O tempo total de cozimento deve ser de 5 a 10 minutos, e o peixe estará pronto quando se desmanchar facilmente, revelando a carne opaca. Sirva imediatamente acompanhado por um pouco de molho (se tiver feito o molho em um liquidificador, poderá precisar escorrer o excesso de líquido antes de usá-lo).

Dicas:

- Esse prato pode ser feito com qualquer peixe branco inteiro, e o molho também combina bem com peixes oleosos, como o salmão.
- Nos dias sem restrição, você pode servir esse prato com batatas pequenas cozidas.

Espetos de camarão com legumes e verduras

1 porção

150g de camarões grandes crus
7 tomates cereja
10 cogumelos tipo champignon
½ abobrinha cortada em rodelas
Folhas para salada

Para o molho:
1 pequeno punhado de folhas de coentro
½-1 pimentão verde (a gosto) sem sementes
2 colheres de chá de azeite de oliva
2 colheres de chá de suco de limão ou de limão-siciliano
Pimenta-do-reino

PORÇÕES		INFORMAÇÕES NUTRICIONAIS	
Proteínas	3	Calorias	215
Gorduras	1	Carboidratos	5g
Laticínios	0	Proteínas	31g
Frutas	0	Fibras	3g
Legumes	3	Sal	0,8g

Primeiro faça o molho. Pique bem finos as folhas de coentro e o pimentão e coloque tudo em uma tigela. Acrescente o azeite e o suco de limão e uma boa quantidade de pimenta-do-reino moída. Lave os camarões, escorra bem a água e coloque-os no molho. Misture tudo, cubra a tigela e reserve por 30 minutos. Se estiver utilizando espetos de bambu, molhe-os.

Enfie os espetos nos camarões, retirando o excesso de molho, e intercale-os com os cogumelos, pedaços de tomates e abobrinha (descarte o que restar do molho). Preaqueça a grelha em fogo bem alto, logo depois, abaixe um pouco o fogo e coloque os espetos sobre a grelha — sobre uma assadeira ou em uma forma com grelha — por 5 a 6 minutos, até que comecem a ficar bem dourados e crocantes, girando-os de vez em quando. Sirva os espetos assim que estiverem prontos acompanhados por salada de folhas.

Salmão com pimenta-do-reino, azeitonas e tomates

1 porção

10 azeitonas pretas sem caroço e cortadas em pedaços
7 tomates cereja cortados ao meio
1 colher de chá de azeite de oliva
1 filé de salmão, sem pele, com cerca de 120g
Pimenta-do-reino
1 punhado de folhas de manjericão

Para servir:
1 pequena porção de folhas de rúcula
Vinagre balsâmico

PORÇÕES		INFORMAÇÕES NUTRICIONAIS	
Proteínas	4	Calorias	299
Gorduras	1½	Carboidratos	6g
Laticínios	0	Proteínas	26g
Frutas	0	Fibras	4g
Legumes	1	Sal	0,6g

Prepare as azeitonas (se elas estiverem em salmoura, primeiro lave-as bem) e coloque-as em uma tigela. Acrescente os tomates cortados; em seguida, coloque metade de uma colher de chá de azeite de oliva e misture tudo.

Enxugue o filé de salmão com uma toalha de papel. Coloque o restante do azeite em um prato e moa uma quantidade grande de pimenta-do-reino; em seguida, passe todos os lados do filé de salmão na mistura de azeite e pimenta.

Despeje a mistura de azeite e tomates em uma frigideira antiaderente pequena e coloque-a em fogo baixo — ela deve ficar levemente aquecida em vez de ferver lentamente ou cozer. Vigie a panela para ter certeza de que não comece a queimar e retire-a do fogo imediatamente caso haja algum sinal de que isso esteja acontecendo; tampe-a para manter a mistura aquecida.

Preaqueça uma frigideira rasa que tenha sulcos ou uma frigideira comum antiaderente em fogo alto. Quando a frigideira estiver bem quente, coloque o salmão. Vire-o após 3 minutos e cozinhe o outro lado por mais alguns minutos; em seguida, vire-o novamente e repita até ficar no ponto (a carne deve ficar totalmente opaca) e as laterais crocantes. Um pouco antes de ficar pronto, acrescente algumas folhas de manjericão rasgadas aos tomates e às azeitonas de forma que murchem um pouco no calor da frigideira.

Ponha os filés de salmão em uma travessa e, com uma colher, acomode a mistura de tomate, azeitonas e manjericão morna ao lado deles. Sirva acompanhado de um punhado de folhas de rúcula regadas com um pouco de vinagre balsâmico.

Filé de atum fresco com molho de tomate

1 porção

1 colher de chá de azeite de oliva
1 posta de atum fresco, cerca de 150g
Pimenta-do-reino

Para o molho de tomate:
1 tomate médio
3 cebolinhas, parte branca somente, bem picadas
1 colher de chá de azeite de oliva extra-virgem
Suco de limão
Pimenta-do-reino
Pequena quantidade de folhas de manjericão

PORÇÕES		INFORMAÇÕES NUTRICIONAIS	
Proteínas	5	Calorias	288
Gorduras	1	Carboidratos	5g
Laticínios	0	Proteínas	37g
Frutas	0	Fibras	3g
Legumes	1½	Sal	0,2g

Para servir:
Folhas para salada ou uma porção de legumes e verduras cozidas no vapor

Primeiro, faça o molho. Corte os tomates em quatro partes; em seguida, corte as partes em pequenos cubos e coloque-os em uma tigela. Acrescente a cebolinha picada aos tomates; em seguida, o azeite de oliva e regue com suco de limão. Misture o molho e acrescente a pimenta-do-reino. Cubra a tigela e reserve por 20 minutos. Quando estiver pronta para servir, rasgue as folhas de manjericão e misture ao molho.

Para cozinhar o atum, coloque o azeite em uma frigideira antiaderente pequena em fogo alto. Salpique ambos os lados da posta de atum muito levemente com um pouco de pimenta-do-reino; em seguida, coloque-a na frigideira quando o azeite estiver bem quente e quase esfumaçando. Cozinhe por apenas 2 minutos antes de virá-la para cozinhar o outro lado. O tempo de cozimento dependerá da espessura da posta; verifique se já está pronta fazendo uma pequena incisão no meio da posta com uma faca afiada. Abra o corte ligeiramente e veja se a carne está rosada por dentro. A carne do atum é melhor quando malpassada, como um bife, e deve ficar ligeiramente rosada; cozinhe-a a gosto, mas tenha cuidado para não passar do ponto ou ela ficará dura. Coloque a posta de atum em uma travessa e espalhe o molho por cima, com uma colher. Sirva acompanhado de uma tigela de folhas para salada ou com uma porção de legumes cozidos no vapor.

Dicas:

- Como alternativa, use outro tipo de peixe de água salgada com mesmo peso, se preferir não usar atum. Quando verificar se já está cozido, observe se ele precisa de um pouco mais de azeite também.
- Acrescente um pouco de pimentões bem picados e um pouco de alho amassado ao molho para ficar ainda mais picante.

Camarões ao alho

1 porção

1 colher de chá de azeite de oliva
1 dente de alho esmagado
180g de camarões grandes crus
Suco de 1 limão
½-1 colher de chá de páprica (a gosto)

Para servir:
Folhas de alface firmes e crocantes

PORÇÕES		INFORMAÇÕES NUTRICIONAIS	
Proteínas	4	Calorias	178
Gorduras	½	Carboidratos	3g
Laticínios	0	Proteínas	32g
Frutas	0	Fibras	1g
Legumes	1	Sal	0,8g

Coloque o azeite em uma frigideira antiaderente em fogo muito alto. Acrescente o alho e cozinhe muito ligeiramente, mexendo-o para que não queime. Em seguida, acrescente imediatamente os camarões e mexa; cozinhe-os por um minuto. Despeje o suco de limão na frigideira e acrescente a páprica. Cozinhe, mexendo sempre, até que o suco de limão tenha sido absorvido totalmente e os camarões estejam rosados — isso não deve demorar mais de 2 minutos.

Sirva imediatamente, colocando os camarões com uma colher sobre folhas de alface firmes e crocantes. Ao comer, embrulhe os camarões com as folhas de alface.

Dicas:

- Esse delicioso prato mediterrâneo pode ser adaptado para os dias sem restrição. Acrescente mais suco de limão e cozinhe-o a uma temperatura ligeiramente mais baixa de forma que os camarões fiquem cozidos, mas que haja ainda bastante molho de limão apimentado. Sirva com arroz em vez de folhas de alface.
- Se estiver usando camarões cozidos em vez de crus, acrescente o suco de limão e a páprica imediatamente após colocar os camarões na frigideira.

Linguado grelhado com ninho de abobrinha
1 porção

1 filé de linguado com cerca de 180g
Gotas de azeite de oliva
1 colher de chá de creme vegetal de oliva
1 abobrinha verde pequena
1 colher de sopa de iogurte grego com baixo teor de gordura ou sem gordura
Raspas da casca e suco de ½ limão
Pimenta-do-reino

PORÇÕES		INFORMAÇÕES NUTRICIONAIS	
Proteínas	3	Calorias	209
Gorduras	1	Carboidratos	5g
Laticínios	½	Proteínas	30g
Frutas	0	Fibras	1g
Legumes	2	Sal	0,6g

Preaqueça a grelha e separe um pedaço de papel-alumínio grande o suficiente para receber o filé de linguado. Unte ligeiramente o papel-alumínio com azeite. Coloque com cuidado o filé de linguado no laminado, com a pele para abaixo, e pingue creme vegetal de oliva sobre ele.

Enquanto a grelha estiver aquecendo, enxugue a abobrinha, faça tiras finas com um descascador de batatas e reserve. Coloque o iogurte em uma tigela pequena e acrescente algumas raspas da casca de limão e muito pouco suco de limão. Mexa bem o iogurte com o limão. Coloque uma panela com água para ferver.

Enquanto espera a água ferver, coloque o linguado na grelha sob o fogo, mas não muito próximo (idealmente, a uma distância de cerca de 10cm) e cozinhe o peixe por 5 a 6 minutos, até que a carne fique opaca e as bordas comecem a ficar ligeiramente crocantes.

Após cozinhar o peixe por alguns minutos, coloque as tiras de abobrinha na água fervente e desligue o fogo imediatamente. Deixe-as na água fervente por não mais de um minuto; em seguida, escorra bem a água. Coloque as tiras de abobrinha na tigela de iogurte com limão; em seguida, enrole rapidamente as tiras com um garfo, como faria com o espaguete. Com uma colher, coloque o ninho de abobrinha em uma travessa e, em seguida, acrescente o linguado cozido, retirando-o com muito cuidado do papel-alumínio com uma espátula para servir peixe ou utensílio plano semelhante. Acrescente um pouco de pimenta-do-reino e sirva imediatamente.

Cavalinha recheada assada

2 porções

2 cavalinhas (sem tripas e sem cabeça) com cerca de 200g cada uma
Pimenta-do-reino
Vários raminhos de tomilho
½ limão fatiado
1 colher de chá de suco de limão
½ cebola roxa fatiada (para dar sabor apenas)

PORÇÕES		INFORMAÇÕES NUTRICIONAIS	
Proteínas	7	Calorias	270
Gorduras	0	Carboidratos	1g
Laticínios	0	Proteínas	23g
Frutas	0	Fibras	<1g
Legumes	0	Sal	0,2g

Preaqueça o forno a 200ºC. Separe uma folha grande de papel-alumínio e uma travessa refratária grande o suficiente para acomodar os peixes com facilidade.

Coloque os peixes no meio do papel-alumínio. Tempere-os, por fora e por dentro, com muita pimenta-do-reino. Enfie o tomilho nas cavidades dos peixes; em seguida, recheie-os ainda mais com fatias de limão e cebola roxa. Levante o papel-alumínio ao redor dos dois peixes e acrescente o suco de limão. Dobre o laminado ao redor dos peixes, faça um embrulhinho e feche-o bem.

Com cuidado, coloque o embrulho na travessa refratária e coloque-a no forno quente. Cozinhe a cavalinha por 25 minutos, depois, desfaça o embrulho com cuidado por conta do vapor. Retire a maior parte do recheio, coloque o peixe nos pratos e sirva imediatamente. (Se preferir, tire rapidamente a pele do peixe e retire os filés primeiro.) Sirva com uma salada de folhas ou espinafre cozido no vapor.

Frango e peru

Frango à provençal assado na bandeja

1 porção

1 peito de frango, sem pele, de aproximadamente 120g, cortado em pedaços pequenos
¼ colher de chá de azeite de oliva
½ colher de chá de vinagre balsâmico
2 dentes de alho com casca e amassados com as costas de uma faca
7 tomates cereja cortados ao meio
1 alho-poró cortado em cubos
1 colher de chá de alcaparras escorrida
½ colher de chá de orégano seco
½ limão
Pimenta-do-reino
40g de agrião sem os talos duros

PORÇÕES		INFORMAÇÕES NUTRICIONAIS	
Proteínas	4	Calorias	197
Gorduras	0	Carboidratos	8g
Laticínios	0	Proteínas	32g
Frutas	0	Fibras	6g
Legumes	2½	Sal	0,4g

Preaqueça o forno a 200ºC.

Coloque todos os ingredientes (com exceção do agrião) em uma travessa refratária e misture tudo para combinar todos os condimentos. Tempere com pimenta-do-reino e asse no forno por 20 minutos até que os pedaços de frango estejam totalmente cozidos e os ingredientes, dourados. Esprema o limão assado sobre o frango e sirva imediatamente com agrião.

Frango recheado com cream cheese, tomate seco e cebolinha com funcho e abobrinha grelhados

1 porção

1 colher de chá de cream cheese com baixo teor de gordura
1 dente de alho pequeno esmagado
2 tomates secos picados
1 colher de chá de cebolinha-capim picada
Pimenta-do-reino
1 peito de frango sem pele de 120g
½ colher de chá de azeite de oliva
Raspas da casca de ½ limão
½ abobrinha cortada verticalmente em dois pedaços
40g de funcho cortado em fatias de ½cm

PORÇÕES		INFORMAÇÕES NUTRICIONAIS	
Proteínas	4	Calorias	253
Gorduras	0	Carboidratos	5g
Laticínios	1	Proteínas	33g
Frutas	0	Fibras	2g
Legumes	3	Sal	0,8g

Preaqueça o forno a 180ºC.

Misture o cream cheese, o alho, os tomates secos e o funcho em uma tigela pequena. Tempere com pimenta-do-reino. Faça um corte de 5cm e cerca de 2,5cm de profundidade no lado mais grosso do peito do frango. Usando uma colher de chá, enfie o recheio no peito de frango e feche a carne usando um palito de madeira. Transfira para um refratário e asse no forno por 20 a 25 minutos, até que o frango esteja totalmente cozido e um caldo ralo transparente escorra quando a carne for cortada na parte mais grossa.

Enquanto o frango está cozinhando, aqueça uma frigideira com grelha em fogo alto. Misture o azeite de oliva e as raspas de limão e pincele nas fatias de verduras. Tempere com pimenta-do-reino.

Grelhe os pedaços de verduras por 1 a 2 minutos de cada lado, até que fiquem bem tostados. Retire a grelha e sirva com o peito de frango.

Larb Gai — salada de frango à tailandesa

1 porção

1 dente de alho pequeno amassado
100g de carne de frango ou peru moída
50ml de caldo de frango ou de verduras com baixo teor de sal
Suco de 1 limão-siciliano
4 cebolinhas — duas fatiadas e duas bem picadas
1 pimentão vermelho, sem sementes e bem picado (ou a gosto)
Raminho de hortelã
Punhado de folhas de coentro

PORÇÕES		INFORMAÇÕES NUTRICIONAIS	
Proteínas	3½	Calorias	143
Gorduras	0	Carboidratos	5g
Laticínios	0	Proteínas	26g
Frutas	0	Fibras	3g
Legumes	1½	Sal	0,4g

Cerca de 80g de folhas de alface grandes e crocantes para servir

Misture o alho com a carne moída. Aqueça o caldo em uma frigideira pequena em fogo alto até borbulhar. Em seguida, acrescente a carne moída. Mexa tudo e continue mexendo até que o caldo tenha evaporado e a carne esteja cozida; isso deve demorar cerca de 3 a 4 minutos (cuidado para não cozinhar demais a carne moída, ou ela ficará dura).

Uma vez cozida, coloque-a em uma tigela. Em seguida, acrescente o suco de limão-siciliano, a cebolinha e o pimentão. Misture bem. Retire as folhas do talo de hortelã e pique-as juntamente com as folhas de coentro. Coloque as folhas na tigela, misture tudo e prove.

Sirva imediatamente sobre folhas de alface crocantes.

Filés de peru refogados na frigideira com espinafre ao alho

1 porção

1 filé de peru com cerca de 120g de peso total
½ colher de chá de mostarda Dijon
½ limão
½ colher de chá de azeite de oliva
Pimenta-do-reino

Para o espinafre:
200g de folhas de espinafre fresco
1 dente de alho amassado
Noz-moscada a gosto (opcional)

PORÇÕES		INFORMAÇÕES NUTRICIONAIS	
Proteínas	4	Calorias	211
Gorduras	0	Carboidratos	5g
Laticínios	0	Proteínas	35g
Frutas	0	Fibras	6g
Legumes	2½	Sal	1,2g

Prepare o espinafre primeiro. Lave e remova quaisquer caules longos; em seguida, pique-o em pedaços não uniformes. Coloque-o em uma frigideira com o alho amassado.

Antes de cozinhar o filé de peru, pressione-o com as mãos para achatá-lo ainda mais. Em seguida, espalhe metade da quantidade de mostarda sobre um dos lados, aplainando-a com uma faca ou com os dedos; vire-o e espalhe o restante da mostarda no outro lado. Corte algumas fatias de limão, reserve e, em seguida, esprema o restante.

Preaqueça uma frigideira com sulcos ou uma frigideira antiaderente grande. Se usar uma frigideira com grelha, passe azeite ligeiramente nos sulcos e, se estiver usando uma frigideira comum, incline-a para que o azeite se espalhe por toda a superfície.

Antes de cozinhar o peru, coloque a frigideira com espinafre em fogo brando e acrescente um pouco de noz-moscada moída.

Assim que o azeite começar a esfumaçar, coloque o filé de peru. Cozinhe-o de um lado por cerca de 3 minutos; em seguida, vire-o e cozinhe o outro lado por aproximadamente o mesmo tempo; pingue um pouco de suco de limão na frigideira ao virar a carne. Enquanto cozinha o filé, mexa o espinafre também.

Verifique se o filé de peru está totalmente assado. Em seguida, escorra toda a água do espinafre, prove o tempero e coloque-o na travessa de servir. Coloque o filé no prato, tempere com pimenta-do-reino e coloque as fatias de limão ao lado para serem espremidas sobre a carne. Sirva imediatamente.

Frango à moda *tandoori* com salada picada

1 porção

1 peito de frango grande e sem pele (cerca de 150g)
2 colheres de chá de iogurte natural
½ colher de chá de tempero masala
½ colher de chá de cúrcuma
½ colher de chá de páprica
¼ de uma colher de chá de pimenta-malagueta

PORÇÕES		INFORMAÇÕES NUTRICIONAIS	
Proteínas	5	Calorias	240
Gorduras	0	Carboidratos	8g
Laticínios	1	Proteínas	39g
Frutas	0	Fibras	2g
Legumes	0	Sal	0,5g

Para servir:
80g de alface de folhas grandes e crocantes rasgadas
2 cebolinhas cortadas em tiras finas
2cm de pepino sem casca, sem sementes e cortado em fatias finas
Suco de limão a gosto

Com uma faca afiada, faça pequenas incisões em diversos lugares no frango. Coloque o iogurte em um recipiente de vidro ou em uma tigela de cerâmica e acrescente os temperos, misturando-os bem.

Coloque o frango em uma tigela e espalhe a mistura por cima e empurre-a para dentro dos cortes. Cubra a tigela com filme e deixe-a no refrigerador por 8 a 12 horas ou a noite toda; se preparado de manhã, o frango ficará perfeito para ser feito à noite.

Preaqueça o forno a 200ºC. Retire qualquer excesso de molho de iogurte do frango e descarte-o. Em seguida, coloque o frango em uma assadeira (ela deve ser mais funda do que o peito do frango). Cubra a travessa com papel-alumínio sem que toque o frango e deixe assar por 20 minutos. Retire o laminado e cozinhe por mais 15 a 20 minutos, virando o peito durante esse tempo. Verifique se está pronto (um caldo ralo transparente deve escorrer quando o frango for espetado).

Misture alface, as tiras de cebolinha e o pepino em uma tigela e esprema suco do limão sobre eles. Acrescente um pouco de pimenta e misture a salada mais uma vez. Sirva imediatamente com o frango quente.

Dicas:

- O frango não precisa ser assado, pode ser grelhado. Proteja sua frigideira com sulcos ou seu forno com papel-alumínio e lembre-se de virar o frango enquanto estiver cozinhando. O tempo de cozimento dependerá de sua grelha, uma vez que os tipos de grelhas variam.
- Servido frio, esse frango é muito bom para levar para o trabalho e comer no almoço; simplesmente deixe-o esfriar e, em seguida, mantenha-o na geladeira até servir.

Fígados de galinha ao alho e tomilho com cogumelos e brócolis em molho de cream cheese

1 porção

120g de fígado de galinha
1 colher de sopa de cream cheese com baixo teor de gordura
2 colheres de sopa de caldo de galinha quente
¼ colher de chá de azeite de oliva
2 caules macios ou brotos roxos de brócolis cortados em pedaços de 2cm
1 dente de alho amassado
1 colher de chá de folhas de tomilho picadas
7 cogumelos Portobello pequenos fatiados
Pimenta-do-reino

PORÇÕES		INFORMAÇÕES NUTRICIONAIS	
Proteínas	4	Calorias	203
Gorduras	0	Carboidratos	5g
Laticínios	1	Proteínas	31g
Frutas	0	Fibras	4g
Legumes	1½	Sal	0,6g

Comece por examinar bem os fígados de galinha, retirando quaisquer pedaços de gordura e nervos. Aperte-os com as mãos.

Misture o cream cheese com o caldo de galinha e reserve. Aqueça o azeite em uma frigideira em fogo brando. Quando estiver quente, acrescente os fígados e o brócolis e frite por 2 minutos, até que os fígados tenham adquirido a cor marrom em todos os lados. Acrescente o alho, o tomilho e os cogumelos e continue a fritar por mais 2 minutos, até que tudo esteja bem dourado. Diminua o fogo e acrescente a mistura de cream cheese e caldo. Deixe borbulhar por 30 segundos antes de retirar do fogo. Sirva temperado com muita pimenta-do-reino.

Escalopes de frango com páprica e ervas

1 porção

1 peito de frango, sem pele, com cerca de 150g
1 colher de chá de páprica
1 colher de chá de ervas mistas secas
½ colher de chá de azeite de oliva

Para servir:
1 tigela cheia de salada de folhas, cerca de 60g
1 punhado de folhas de rúcula, cerca de 20g
5 rabanetes, sem ramos e cortados ao meio
2 fatias de limão
Pimenta-do-reino

PORÇÕES		INFORMAÇÕES NUTRICIONAIS	
Proteínas	5	Calorias	199
Gorduras	0	Carboidratos	3g
Laticínios	0	Proteínas	35g
Frutas	0	Fibras	2g
Legumes	2	Sal	0,4g

Corte um pedaço grande de papel-manteiga e dobre-o ao meio; em seguida, abra-o. Retire qualquer excesso de gordura do frango e coloque-o em uma das metades do papel; dobre a outra metade por cima do peito de frango. Pegue um rolo ou algo pesado semelhante e golpeie com força o peito de frango, achatando-o até que ele fique no máximo com 1cm de altura. Coloque a páprica e as ervas em um prato e misture bem.

Aqueça o azeite em uma frigideira antiaderente em fogo brando. Quando estiver quente, pegue o peito de frango e mergulhe um dos lados na mistura de tempero com ervas; em seguida, vire-o e faça o mesmo do outro lado. Coloque o escalope de frango na frigideira e cozinhe por 3 a 4 minutos — o azeite respingará, então talvez seja bom usar algo para se proteger. Vire o escalope e cozinhe o outro lado por mais 3 minutos — pressione-o para baixo com uma escumadeira pelo último minuto mais ou menos.

Enquanto o frango estiver cozinhando, prepare a salada. Esprema uma das fatias de limão sobre as folhas e os rabanetes e misture bem. Verifique se o frango está pronto — um caldo ralo transparente deve escorrer dele — e retire-o da frigideira. Enxugue-o rapidamente no papel-manteiga e coloque-o em uma travessa. Esprema a outra fatia de limão sobre ele, moa um pouco de pimenta-do-reino por cima e sirva imediatamente acompanhado por salada.

Dica:

- Nesse prato você também pode usar um escalope de peru e substituir por outros temperos — tente uma mistura de temperos cajun, por exemplo. Não exagere, uma vez que pode queimar facilmente e deixar um sabor amargo.

Frango ou peru ligeiramente frito à moda oriental com ervilha-torta e vagem macarrão

1 porção

PORÇÕES		INFORMAÇÕES NUTRICIONAIS	
Proteínas	3½	Calorias	235
Gorduras	1	Carboidratos	8g
Laticínios	0	Proteínas	30g
Frutas	0	Fibras	6g
Legumes	2½	Sal	0,8g

1 peito de frango pequeno, com cerca de 100g, sem pele ou peito de peru com o mesmo peso
Suco de meio limão
1 colher de chá de molho de soja light
25g de ervilha-torta aparada
50g de vagem macarrão aparada
2 talos de brotos de brócolis
4 cebolinhas cortadas em diagonal
1 dente de alho bem picado
2cm de um pedaço quadrado de gengibre fresco bem picado
1 pimenta dedo-de-moça pequena, sem semente e bem picada (opcional)
2 colheres de chá de azeite de colza

Corte o peito de frango ou de peru em tiras, não maiores do que 1cm de largura e 6cm de comprimento. Coloque as tiras em uma tigela e acrescente uma colher de chá de suco de limão e molho de soja. Mexa até ficarem besuntadas; em seguida, cubra a tigela com filme e coloque-a na geladeira, por 30 minutos.

Prepare todos os legumes e verduras: pique as vagens em tiras do mesmo comprimento dos pedaços de frango ou peru; separe os talos dos brotos de brócolis e retire qualquer caule duro; corte a cebolinha na diagonal.

Use uma panela *wok* grande ou uma frigideira antiaderente grande. Coloque-a em fogo alto, acrescente o óleo e retire as tiras de frango ou peru da geladeira. Usando uma escumadeira, retire a carne do molho e coloque-a na panela — ela pode começar a respingar se o óleo estiver bem quente, por isso tenha cuidado. Cozinhe por 3 a 4 minutos, mexendo bem até que comece a pegar cor e, em seguida, retire a carne da panela e reserve. Acrescente os legumes e as verduras picados, a cebolinha, o alho, o gengibre e a pimenta e cozinhe-os rapidamente, até ficarem crocantes, mas macios; mexa para que não grudem na panela e queimem. Recoloque a carne e qualquer molho na panela, acrescente o resto do suco de limão e deixe o frango esquentar por inteiro, o que demorará mais um ou dois minutos. Sirva imediatamente.

Coxas de frango picantes com verduras cruas e molho de pimenta *harissa*

1 porção

2 coxas de frango, sem pele, de cerca de 120g cada uma

Para a marinada:
2 cebolinhas bem picadas
3 colheres de sopa de molho inglês
Pitada de molho Tabasco
Pimenta-do-reino
½ colher de chá de canela
½ colher de chá de pimenta-da-jamaica moída
¼ colher de chá de cominho
3 colheres de chá de vinagre

Para as verduras cruas e o molho:
3 talos de aipo
3 cebolinhas
5cm de pepino
2 colheres de sopa de iogurte grego de baixo teor de gordura ou sem gordura
½ - 1 colher de chá de harissa *(a gosto)*

PORÇÕES		INFORMAÇÕES NUTRICIONAIS	
Proteínas	5	Calorias	282
Gorduras	0	Carboidratos	12g
Laticínios	½	Proteínas	45g
Frutas	0	Fibras	3g
Legumes	2½	Sal	1g

Retire com cuidado a pele das coxas de frango. Misture todos os ingredientes do molho em um recipiente de cerâmica pequeno ou em uma tigela de vidro grande o suficiente para conter as duas coxas. Coloque as coxas dentro do recipiente e besunte-as bem com o molho; em seguida, com uma colher, espalhe um pouco sobre as coxas. Cubra com filme e coloque na geladeira por, pelo menos, 6 horas, e não mais do que 12 horas.

Preaqueça o forno a 190ºC. Retire o frango do molho; em seguida, coe o restante dessa mistura para uma assadeira pequena (descarte a cebolinha retida na peneira). Acrescente uma colher de sopa de água e as coxas de frango. Vire-as várias vezes no molho e, em seguida, coloque a assadeira no forno. Cozinhe por 35 a 40 minutos ou até que as coxas estejam prontas. O tempo de cozimento dependerá do tamanho delas. Vire-as duas vezes durante esse tempo.

Prepare as verduras cruas e o molho logo antes de as coxas ficarem prontas. Apare o aipo, removendo os fiapos com uma faca, e as cebolinhas. Descasque o pepino; corte-o ao meio; retire as sementes e, em seguida, corte-o em tiras. Coloque o iogurte com uma colher em uma tigela pequena e, aos poucos, acrescente a *harissa*, provando constantemente para ter certeza de que o molho fique tão quente quanto deseja. Sirva com as verduras cruas assim que o frango estiver pronto.

Dicas:

- Em vez de usar temperos especiais no molho você pode usar uma colher de chá do tempero jamaicano *jerk*; ele terá sabor diferente, mas será igualmente bom. Se a marca que escolher tiver uma proporção alta de pimenta — e essa proporção varia — não use Tabasco.
- As coxas também podem ser servidas frias.

Frango com molho curry

1 porção

½ colher de chá de tempero masala
¼ colher de chá de açafrão
2 colheres de sopa de iogurte grego de baixo teor de gordura ou sem gordura
1 colher de sopa de maionese com baixo teor de gordura
Molho inglês a gosto
Pimenta-do-reino
150g de peito de frango cozido, sem pele e sem gordura em excesso
1 talo de aipo aparado
2 cebolinhas aparadas
1 punhado de folhas de alface, cerca de 60g
1 punhado de amêndoas descascadas, cerca de 10g

PORÇÕES		INFORMAÇÕES NUTRICIONAIS	
Proteínas	5	Calorias	430
Gorduras	2	Carboidratos	12g
Laticínios	½	Proteínas	56g
Frutas	0	Fibras	3g
Legumes	½	Sal	1,3g

Coloque uma frigideira antiaderente sobre fogo brando. Quando estiver quente, coloque com uma colher o tempero *masala* e o açafrão e mexa bem até que eles cheirem a torrados. Assim que atingirem esse estágio, retire a frigideira do fogo e passe os temperos para uma tigela.

Acrescente o iogurte e a maionese e um pouco de molho inglês. Mexa bem, prove e acrescente mais molho inglês, se necessário. Moa uma quantidade de pimenta-do-reino sobre a mistura. Corte o peito de frango em pedaços quadrados de cerca de 1,5cm e coloque-os na tigela. Misture bem todos os ingredientes; cubra a tigela com filme e coloque na geladeira por pelo menos 1 hora; de preferência, por 2 horas.

Retire os fiapos do aipo e corte-o em pedaços pequenos; em seguida, corte uma cebolinha em diagonal e pique a outra. Retire o frango da geladeira; acrescente o aipo e a cebolinha picada e misture tudo. Cubra o prato em que for servir com folhas verdes e, com uma colher, acrescente a salada de frango por cima delas; salpique as amêndoas por cima de tudo e sirva imediatamente.

Frango grelhado na frigideira com salada de repolho à moda asiática e um rápido *sambal*

1 porção

Suco e raspas de 1 limão-siciliano
½ colher de chá de molho de soja escuro
1 peito de frango sem pele de 120g
1½ colher de chá de repolho branco triturado
40g de folhas de alface-romana rasgadas em pedaços grandes
3 miniespigas de milho pequenas cortadas ao meio verticalmente
1 colher de sopa de coentro picado
1cm de gengibre ralado bem fininho

PORÇÕES		INFORMAÇÕES NUTRICIONAIS	
Proteínas	4	Calorias	170
Gorduras	0	Carboidratos	6g
Laticínios	0	Proteínas	30g
Frutas	0	Fibras	3g
Legumes	1½	Sal	0,7g

Para o sambal*:*
1 pimenta dedo-de-moça picada
½ dente de alho amassado com o suco de limão-siciliano

Pingue a metade do suco do limão-siciliano e molho de soja e raspe cascas de limão sobre o frango e coloque na geladeira por no mínimo, 1 hora, ou até a noite inteira.

Aqueça uma frigideira com sulcos em fogo brando. Quando estiver bem quente, coloque o peito de frango e grelhe por 4 minutos de cada lado. Verifique se o frango está cozido espetando com um garfo a parte mais grossa da carne — se um caldo ralo transparente escorrer, reserve. Grelhe por mais 2 a 3 minutos, se necessário.

Nesse ínterim, misture o repolho, a alface, os milhos-verdes e o coentro com o gengibre e o restante do suco de limão-siciliano e raspas da casca e reserve.

Para fazer o *sambal*, triture os ingredientes em um pilão até que formem uma pasta grossa e homogênea.

Sirva o frango com a salada de repolho e o *sambal*. Ele pode ser servido quente ou frio.

Pratos de carne

Pilha de carneiro grelhado, berinjela e tomate seco

1 porção

1 colher de chá de purê de tomate
1 dente de alho amassado
¼ colher de chá de azeite de oliva
¼ colher de chá de sementes de erva-doce amassadas em um pilão
120g de lombo de carneiro cortado em pedaços de 1cm
⅓ berinjela média cortada em pedaços de 1cm
2 tomates secos picados
1 pequeno punhado de folhas de manjericão
½ colher de chá de vinagre balsâmico
Pimenta-do-reino

PORÇÕES		INFORMAÇÕES NUTRICIONAIS	
Proteínas	4	Calorias	280
Gorduras	0	Carboidratos	6g
Laticínios	0	Proteínas	27g
Frutas	0	Fibras	5g
Legumes	1½	Sal	0,5g

Misture o purê de tomate, o alho, o azeite de oliva e as sementes de erva-doce e espalhe sobre o carneiro e a berinjela. Preaqueça uma frigideira com sulcos em fogo alto e, quando estiver bem quente, grelhe o carneiro e os pedaços da berinjela por um minuto de cada lado. Retire da frigideira e coloque os pedaços em camadas em um prato, salpicando uma pequena quantidade de tomates secos e manjericão. Termine respingando o vinagre balsâmico e temperando com pimenta-do-reino.

Filé de porco grelhado com pimenta *harissa*, abóbora e tomates

1 porção

½ colher de chá de sementes de cominho
¼ colher de chá de sementes de coentro
½ colher de chá de páprica
1 pimenta dedo-de-moça
1 dente de alho
¼ colher de chá de azeite de oliva
120g de filé de porco sem os tendões e partes gordurosas
80g de abóbora cortada em quadrados de 1cm
1 tomate médio cortado em quatro partes
1 colher de chá de suco de limão
1 colher de sopa de coentro picado

PORÇÕES		INFORMAÇÕES NUTRICIONAIS	
Proteínas	4	Calorias	175
Gorduras	0	Carboidratos	5g
Laticínios	0	Proteínas	31g
Frutas	0	Fibras	6g
Legumes	2	Sal	0,2g

Torre as sementes de cominho e de coentro e a páprica em uma frigideira pequena por 1 minuto até exalarem um aroma agradável.

Para fazer o *harissa*, coloque a pimenta, o alho e os temperos torrados e o azeite de oliva em um pilão e esmague tudo até que formem uma pasta. Passe o *harissa* no filé de porco até cobri-lo completamente. Coloque tudo em uma frigideira e reserve por, no mínimo, 2 horas, ou, no máximo, a noite inteira.

Preaqueça o forno a 190ºC.

Transfira o filé de porco para uma travessa refratária. Acrescente a abóbora e os tomates e misture de forma que uma quantidade mínima de *harissa* cubra tudo.

Asse no forno por 15 a 20 minutos até que o caldo do filé escorra quando espetado com um garfo. Pingue gotas de limão por cima de tudo. Salpique o coentro e sirva imediatamente.

Costeletas de carneiro e "petiscos"
1 porção

2 costeletas ou pedaços de carne pequenos de carneiro (cerca de 120g)
1 colher de chá de azeite de oliva
¼ colher de chá de páprica
1 pitada de açafrão
1 pitada de pimenta-caiena
1 punhado de folhas de hortelã bem picadas
2 brotos de alecrim

PORÇÕES		INFORMAÇÕES NUTRICIONAIS	
Proteínas	4	Calorias	383
Gorduras	1½	Carboidratos	7g
Laticínios	0	Proteínas	38g
Frutas	0	Fibras	3g
Legumes	3	Sal	0,6g

Para os "petiscos"
5cm de pepino, sem casca e cortado em fatias finas
6 azeitonas verdes grandes
1 punhado de folhas para salada, cerca de 60g
7 tomates cereja cortados ao meio
1 colher de chá de azeite de oliva
Suco de 1 limão
1 colher de chá de vinagre balsâmico
½ pimenta-malagueta bem picada (opcional)

Você precisará de um refratário de vidro ou cerâmica. Seque as costeletas e remova qualquer excesso de gordura. Se estiver usando pedaços de carne, retire a gordura do osso.

Coloque o azeite de oliva no fundo do refratário e acrescente a páprica, o açafrão e a pimenta-malagueta juntamente com as folhas de hortelã picadas e os brotos de alecrim inteiros. Misture bem e, em seguida, acrescente as costeletas, cobrindo-as com a mistura de azeite e temperos. Em seguida, vire-as de forma que o outro lado receba a mistura também. Cubra a travessa com filme e deixe na geladeira por uma hora.

Próximo ao término desse tempo, preaqueça o forno a 200ºC e comece a preparar os "petiscos". Descasque o pepino, corte-o em fatias bem finas e reserve.

Remova o filme do refratário e coloque-o no forno. Cozinhe o carneiro por aproximadamente 6 minutos e, em seguida, vire as costeletas e cozinhe por mais 6 minutos ou até que esteja ao seu gosto (o tempo exato dependerá da espessura da carne e do gosto pessoal).

Enquanto o carneiro cozinha, termine os acompanhamentos. Coloque as azeitonas em um prato pequeno — lave-as primeiro se tiverem sido conservadas em salmoura. Coloque as folhas para salada em uma tigela. Tempere a salada pingando azeite de oliva, misture; em seguida, pingue o suco do limão sobre elas. Lave as fatias de pepino e coloque-as em outro prato pequeno. Acrescente o vinagre balsâmico e misture. Pique algumas pimentas-malaguetas e salpique sobre as fatias de pepino.

Assim que a carne estiver pronta, retire-a da travessa refratária para uma travessa de servir. Sirva cercada pelos "petiscos".

Dica:

- Se você não gosta de carneiro, substitua por peito de frango, mas observe que ele demorará muito mais para cozinhar; logo, ajuste o tempo de cozimento. O frango também pode ser grelhado, em vez de assado, como poderia também ser feito com as costeletas de carneiro.

Pratos Principais Vegetarianos

Curry rápido de couve-flor e quiabo com molho de iogurte e hortelã

1 porção

½ colher de chá de azeite de oliva
2 cebolinhas fatiadas
1 dente de alho amassado
2cm de gengibre ralado fininho
½ colher de chá de sementes de cominho moídas
½ colher de chá de coentro moído
¼ colher de chá de tempero masala
¼ colher de chá de pimenta em pó
¼ colher de chá de sementes de mostarda-preta (opcional)
4 buquês de couve-flor (40g)
½ tomate enlatado picado
8 quiabos pequenos
1 colher de chá de coentro picado

PORÇÕES		**INFORMAÇÕES NUTRICIONAIS**	
Proteínas	0	Calorias	106
Gorduras	0	Carboidratos	13g
Laticínios	1	Proteínas	7g
Frutas	0	Fibras	7g
Legumes	2½	Sal	0,2g

Para o molho de hortelã:
3 colheres de sopa de iogurte natural desnatado
2½cm de pepino ligeiramente ralado
1 colher de chá de hortelã bem picada

Aqueça o azeite em uma frigideira média ou pequena em fogo brando. Quando o azeite estiver quente, acrescente a cebolinha e frite ligeiramente por 2 a 3 minutos até amolecer e dourar. Acrescente o alho, o gengibre, os temperos e a couve-flor e frite por mais 1 ou 2 minutos até sentir o aroma agradável e ver a couve-flor dourar. Coloque os tomates e ferva por 3 a 4 minutos até que o molho engrosse e fique ligeiramente reduzido. Acrescente o quiabo e cozinhe por mais 2 minutos até que fique ligeiramente macio.

Enquanto isso, misture o iogurte, o pepino e a hortelã para fazer o *raita*. Sirva o curry salpicado de coentro e o *raita* à parte.

Espetos de gengibre, soja e tofu apimentado, acompanhados por salada de chicória e ervilha-torta

1 porção

125g (metade de um pacote) de tofu firme
2 colheres de chá de molho de soja com baixo teor de sal
¼ colher de chá de óleo de gergelim
¼ colher de chá de flocos de pimenta amassados
2cm de raiz de gengibre, bem ralada

PORÇÕES		INFORMAÇÕES NUTRICIONAIS	
Proteínas	2½	Calorias	151
Gorduras	0	Carboidratos	8g
Laticínios	0	Proteínas	15g
Frutas	0	Fibras	4g
Legumes	2	Sal	1,8g

Para a salada:
⅕ chicória cortada em fatias fininhas
80g de ervilha-torta cortada ao meio, na horizontal
½ pimenta-malagueta bem picada
Suco de meio limão-siciliano
½ talo de citronela, sem as partes externas lenhosas e bem fatiado

Para os espetos, corte o tofu em tiras longas, aproximadamente 10cm de comprimento e 2,5cm de largura e enfie nos espetos de madeira. Transfira os espetos para um refratário, misture o molho de soja, o óleo de gergelim, os flocos de pimenta e o gengibre e passe sobre os espetos. Deixe marinar por até uma hora, virando os espetos de vez em quando para marinarem por igual.

Enquanto isso, misture a pimenta, o suco de limão e a citronela para o molho.

Preaqueça a grelha em fogo alto e grelhe os espetos por 1 a 2 minutos de cada lado, até ficarem dourados.

Misture a salada com o molho e sirva com os espetos e qualquer suco que tenha ficado na frigideira.

Refogado de feijão italiano

2 porções

1 lata de 227g de tomates italianos inteiros ou picados
1 colher de chá de azeite de oliva
1 alho-poró, aparado e picado
1 talo de aipo, picado
2 dentes de alho picados
1 colher de chá de ervas mistas secas, italianas, se disponíveis
160g de folhas de couve ou repolho crespo bem picadas
120g de grãos de soja congelada
Pimenta-do-reino

PORÇÕES		INFORMAÇÕES NUTRICIONAIS	
Proteínas	1	Calorias	172
Gorduras	0	Carboidratos	11g
Laticínios	0	Proteínas	14g
Frutas	0	Fibras	9g
Legumes	2½	Sal	0,2g

Escorra a lata de tomates em uma tigela e separe o suco. Coloque uma frigideira com azeite em fogo brando. Assim que estiver quente, acrescente o alho-poró e o aipo e cozinhe-os lentamente, mexendo até que comecem a amolecer; não os deixe queimar. Acrescente o alho, mexa e cozinhe por mais um minuto. Em seguida, junte os tomates, partindo-os enquanto os mistura, e uma porção de ervas mistas.

Cozinhe muito lentamente por 8 a 10 minutos, mexendo de vez em quando, até que tudo esteja realmente macio. Vigie a frigideira e se perceber que a mistura está grudando no fundo, abaixe o fogo e acrescente um pouco de água.

Em seguida, coloque a couve ou o repolho picado e o suco dos tomates e ferva por 15 minutos mais ou menos, até que a couve esteja totalmente cozida; repito, se parecer que o líquido está evaporando rápido demais, acrescente um pouco mais de água. Por fim, junte os grãos de soja congelada e cozinhe por 7 a 8 minutos, ou até que eles estejam macios, mas não moles; ajuste a temperatura, se necessário, de forma que, ao terminar, a consistência seja de um ensopado e não de uma sopa (veja as dicas a seguir). Prove o tempero, acrescente um pouco de pimenta-do-reino e sirva imediatamente.

Dicas:

- Essa receita também pode ser usada para fazer uma excelente sopa, grossa e espessa – simplesmente encha a lata de tomate com água e passe-a para a frigideira para aumentar a quantidade de líquido.
- Ensopado ou sopa, esse prato congela bem e ficará delicioso se salpicar um pouco de queijo ralado (por exemplo, do tipo Edam) por cima.

Salada de hortelã, queijo feta e soja

1 porção

60g de grãos de soja congelada ou edamame fresco
1 colher de chá de azeite de oliva
½ colher de chá de vinagre balsâmico
¼ colher de chá de mostarda Dijon ou de grãos integrais
2 talos de aipo, sem fiapos e bem picados
6 cebolinhas picadas
2cm de pepino
2 brotos de hortelã frescos, sem folhas
30g de queijo feta

PORÇÕES		INFORMAÇÕES NUTRICIONAIS	
Proteínas	1	Calorias	220
Gorduras	½	Carboidratos	8g
Laticínios	1	Proteínas	16g
Frutas	0	Fibras	7g
Legumes	2½	Sal	1,4g

Para servir:
1 punhado de folhas de alface, cerca de 60g
Pimenta-do-reino

Ferva um pouco de água e acrescente a soja congelada. Volte a ferver; em seguida, abaixe o fogo e deixe ferver até ficar macia, cerca de 7 a 8 minutos. Prove os grãos enquanto estiverem cozinhando e tenha cuidado para não cozinhar demais — eles não ficam apenas moles, mas também perdem a atraente cor verde-clara. Cozinhe o edamame fresco por um tempo menor, até esquentar e ficar macio. Uma vez cozidos, coe e reserve.

Coloque o azeite, o vinagre e a mostarda em uma tigela grande, bata-os até a mostarda dissolver e acrescente os grãos quentes. Mexa-os e reserve.

Prepare o restante dos ingredientes: pique o aipo e a cebolinha; retire parte da casca do pepino em tiras; em seguida, corte-o ao meio, no sentido longitudinal; retire as sementes e corte as partes em semicírculos. Pegue as folhas de hortelã, enrole-as e corte-as em tiras finas. Coloque todos os legumes, as verduras e a hortelã na tigela com os grãos de soja e mexa bem.

Lave o queijo feta em água corrente e livre-se de qualquer excesso de salmoura.

Coloque as folhas de alface no prato em que for servir e, sobre elas, a salada de grãos frescos com uma colher. Em seguida, esfarele o queijo feta por cima e acrescente quantidades generosas de pimenta-do-reino. Sirva imediatamente.

Ovos assados à tunisiana

Porção 1

PORÇÕES		INFORMAÇÕES NUTRICIONAIS	
Proteínas	2	Calorias	265
Gorduras	½	Carboidratos	9g
Laticínios	0	Proteínas	19g
Frutas	0	Fibras	6g
Legumes	3½	Sal	0,5g

1 colher de chá de azeite de oliva
½ pimentão verde picado sem semente
½ alho-poró fatiado em rodelas (cerca de 80g)
1 dente de alho bem picado
½ abobrinha amarela (verde se não disponível), cortada em rodelas
1 tomate médio picado sem semente
½ colher de chá de páprica
¼ - ½ colher de chá de pimenta vermelha, a gosto
Vinagre
Pimenta-do-reino
2 ovos

Preaqueça o forno a 200ºC.

Aqueça o azeite em uma frigideira em fogo brando; em seguida, acrescente a pimenta e cozinhe lentamente por alguns minutos. Em seguida, coloque o alho-poró e o alho e cozinhe a mistura lentamente por mais 5 a 10 minutos, mexendo para que não queime (cubra a frigideira se desejar, mas não se esqueça de vigiá-la). Em seguida, acrescente a abobrinha, o tomate, a páprica e a pimenta vermelha. Ponha um pouco de vinagre e salpique bastante pimenta-do-reino. Cozinhe a mistura por mais 5 minutos. Enquanto isso, pegue um refratário pequeno que também possa ser levado à mesa e aqueça-o no forno.

Com uma colher, espalhe a mistura pelo refratário aquecido e faça duas depressões na mistura com as costas de uma concha ou de uma colher de pau; não pressione ao ponto de tocar a travessa. (Se não houver lugar para duas cavidades, faça apenas uma maior no meio.) Quebre os ovos, um por um, em uma xícara e derrame-os nessas cavidades. Coloque o refratário no forno e asse até os ovos ficarem prontos — as gemas devem ficar moles e as claras, duras — o que levará cerca de 8 minutos. Sirva imediatamente, direto do refratário.

Cogumelos Portobello recheados

1 porção

2 cogumelos Portobello grandes, com cerca de 150g no total, secos
100g de folhas de espinafre fresco, lavadas, sem os talos fibrosos, picadas
4 metades de nozes picadas (opcional)
Pimenta-do-reino
30g de muçarela com baixo teor de gordura
1 colher de chá de pesto de boa qualidade
1 colher de chá rasa de vinagre balsâmico

PORÇÕES		INFORMAÇÕES NUTRICIONAIS	
Proteínas	0	Calorias	234
Gorduras	2	Carboidratos	3g
Laticínios	1	Proteínas	15g
Frutas	0	Fibras	5g
Legumes	4	Sal	0,5g

Para servir:
1 punhado de folhas para salada, cerca de 60g

Preaqueça o forno a 200ºC.

Utilize um refratário pequeno de tamanho suficiente para conter os cogumelos sem ter de colocá-los uns sobre os outros e forre-o com papel-alumínio. Limpe os cogumelos (removendo a pele somente se necessário). Apare os talos de forma que o interior fique mais achatado e enfie-os na travessa com o lado do talo para cima. Coloque a travessa no forno e asse os cogumelos por 15 minutos.

Perto do final desse tempo, coloque o espinafre lavado e preparado em uma frigideira em fogo brando; não há necessidade de acrescentar mais água. Deixe cozinhar até ficarem muito reduzidos em volume, mexendo de vez em quando para ter certeza de que não vão grudar — isso levará apenas cerca de 2 a 3 minutos.

Escorra bem o espinafre, pressionando contra uma peneira para retirar o máximo de líquido possível. Coloque-o sobre uma tábua e pique-o novamente, em pedaços menores ainda. Acrescente as nozes, bastante pimenta-do-reino e misture tudo. Corte a muçarela em pedaços pequenos e reserve.

Tire os cogumelos do forno. Cuidadosamente, passe com uma colher o molho pesto italiano sobre cada um deles; em seguida, divida o espinafre e a mistura de nozes entre eles. Salpique pedaços de muçarela por cima e volte com a travessa para o forno por 5 a 6 minutos, até que a muçarela comece a derreter e colorir.

Coloque os cogumelos recheados em um prato e pingue um pouco de vinagre balsâmico sobre eles. Sirva imediatamente, acompanhado de um prato de folhas verdes.

Dica:

- Compre um pesto de boa qualidade; vale a pena. As opções mais em conta muitas vezes contêm óleos mais baratos do que o azeite de oliva puro e castanhas-de-caju, em vez de pinhão. Alguns usam até mesmo fécula de batata e açúcar; portanto, verifique a lista dos ingredientes com cuidado.

Legumes e verduras grelhados com queijo halloumi grelhado

1 porção

1 pedaço pequeno de abóbora, cerca de 80g
½ berinjela pequena, cerca de 80g
½ pimentão verde
1 colher de chá de azeite de oliva
½ abobrinha grande picada

Para o halloumi:
50g de halloumi com baixo teor de gordura ou light, fatiado
1 pitada de tomilho seco ou orégano
½ colher de chá de azeite de oliva
1 punhado de orégano fresco (opcional)

PORÇÕES		INFORMAÇÕES NUTRICIONAIS	
Proteínas	0	Calorias	233
Gorduras	0	Carboidratos	6g
Laticínios	1½	Proteínas	15g
Frutas	0	Fibras	4g
Legumes	4	Sal	0,8g

Preaqueça o forno a 200ºC.

Descasque o pedaço de abóbora e jogue fora as sementes e os pedaços fibrosos. Corte a polpa da abóbora em pedaços de cerca de 1,5cm (você deve acabar com cerca de 3 colheres de sopa cheias). Pique a berinjela e a pimenta em pedaços de tamanhos iguais. Acrescente uma colher de chá de azeite de oliva em uma assadeira ou uma travessa refratária e coloque-a no forno para aquecer. Quando estiver quente, incline a travessa de forma que o azeite se espalhe por ela; em seguida, coloque a abóbora, a berinjela e a pimenta. Espelhe-as, passando cada pedaço no azeite, e coloque a travessa de volta no forno por 15 minutos. Em seguida, mexa os legumes e as verduras novamente e acrescente a abobrinha picada. Volte com a travessa para o forno por mais 10 minutos e prove para saber se os legumes estão macios — eles podem demorar mais 5 minutos mais ou menos, dependendo do tipo de abóbora usada.

Quando os legumes estiverem quase prontos, prepare o halloumi. Se tiver grelha e forno separados, preaqueça a grelha, unte os pedaços com o azeite e passe-os nas ervas. Coloque os pedaços sobre o papel-alumínio e grelhe ambos os lados.

Preaqueça uma frigideira antiaderente pequena. Salpique ambos os lados dos pedaços de halloumi com um pouco de tomilho ou orégano seco e coloque metade de uma colher de chá de azeite de oliva na frigideira. Quando a frigideira estiver quente, frite o halloumi rapidamente por cerca de um minuto de cada lado.

Coloque os legumes em uma travessa e, cuidadosamente, coloque o halloumi ao lado deles. Salpique orégano fresco se desejar e sirva imediatamente.

Dica:

- Se não encontrar queijo halloumi com baixo teor de gordura, você poderá usar a muçarela com baixo teor de gordura, mas faça um pouco diferente. Assim que os legumes estiverem macios, salpique 50g de muçarela picada sobre eles; coloque o prato em uma grelha quente até que a muçarela derreta. Sirva imediatamente.

Omelete fofo com cebolinhas

1 porção

2 ovos
Pimenta-do-reino
1 pitada de creme vegetal de girassol
3 cebolinhas grandes aparadas e bem picadas
10g de queijo cheddar com baixo teor de gordura ralado

Para enfeitar:
1 punhado de agrião, cerca de 80g

PORÇÕES		INFORMAÇÕES NUTRICIONAIS	
Proteínas	2	Calorias	258
Gorduras	0	Carboidratos	1g
Laticínios	½	Proteínas	21g
Frutas	0	Fibras	1g
Legumes	1½	Sal	0,7g

Com cuidado separe as gemas das claras colocando-as em duas tigelas. Bata as gemas, acrescentando um pouco de pimenta-do-reino. Bata as claras — uma batedeira elétrica facilitará muito — até que fiquem no ponto em que não caiam da tigela se esta for virada para baixo. Em seguida, com cuidado e aos poucos, coloque-as sobre as gemas batidas.

Derreta o creme vegetal de girassol em uma pequena frigideira antiaderente em fogo baixo a brando. Despeje a mistura de ovo e nivele a superfície com uma espátula, escumadeira ou utensílio plano semelhante. Em seguida, salpique a cebolinha e, finalmente, acrescente o queijo ralado. Cozinhe a omelete por 4 a 5 minutos, tempo em que a parte superior deverá ficar fofa e quente e a parte inferior (quando você a tirar da frigideira ligeiramente com uma espátula ou escumadeira) dourada. Coloque-a em um prato e enfeite com agrião. Sirva imediatamente.

Falso *remoulade* de aipo

1 porção

150g de aipo inteiro
3 talos de aipo

Para o remoulade*:*
½ colher de chá de mostarda Dijon
1 colher de sopa de maionese com baixo teor de gordura
1 colher de chá de alcaparras
Pimenta-do-reino

Para servir:
Punhado de folhas de alface crespa, cerca de 80g

PORÇÕES		INFORMAÇÕES NUTRICIONAIS	
Proteínas	0	Calorias	148
Gorduras	1	Carboidratos	9g
Laticínios	0	Proteínas	4g
Frutas	0	Fibras	5g
Legumes	4	Sal	1,6g

Prepare o tempero primeiro. Coloque a mostarda e a maionese em uma tigela grande. Lave as alcaparras (em geral, elas são vendidas conservadas em salmoura), pique-as em pedaços irregulares e, em seguida, também coloque-as na tigela. Misture tudo, acrescentando a pimenta-do-reino a gosto.

Coloque uma panela com água para ferver. Apare o aipo e corte-o em pedaços bem finos de 3cm de comprimento sempre que possível e, em seguida, corte esses peaaços em formato de palitos finos.

Coloque os pedaços de aipo na panela de água fervente e deixe cozinhar. Retorne a panela para o fogo e cozinhe o aipo por apenas um minuto; em seguida, passe-o por uma peneira. Lave o aipo imediatamente com água fria e sacuda bem até secá-lo completamente (se necessário, seque-o com um pano de prato ou com toalha de papel).

Enquanto estiver secando, prepare os talos de aipo. Retire os fiapos; corte-os em metades no sentido do comprimento; e, depois, em pedaços bem finos. Coloque-os em uma tigela com o molho e acrescente o aipo frio. Misture tudo com cuidado e se assegure de que todo o aipo e os talos estejam cobertos pelo tempero; em seguida, cubra a tigela com filme plástico e leve à geladeira por uma hora.

Sirva com folhas de alface crespa.

Dica:

- Esse prato também fica bom com peito de frango ou filé de salmão (para ter mais ideias, veja página 248, Frango assado com alecrim, ou página 185, Enroladinho de salmão com salada aromática).

Legumes e verduras ligeiramente fritos à moda oriental com tofu marinado e castanhas-de-caju

1 porção

150g de tofu firme
Suco de 1 limão
1 colher de chá de molho de soja
1 repolho pak choi *pequeno ou metade de um grande, aparado (cerca de 60g)*
6 cebolinhas
1 dente de alho grande bem picado
1 a 2cm de gengibre fresco bem picado
2 colheres de chá de azeite de colza ou outro óleo de sabor neutro vegetal
2 punhados de broto de feijão — cerca de 4 colheres de chá
1 colher de chá de castanhas-de-caju

PORÇÕES		INFORMAÇÕES NUTRICIONAIS	
Proteínas	2½	Calorias	286
Gorduras	1½	Carboidratos	12g
Laticínios	0	Proteínas	19g
Frutas	0	Fibras	6g
Legumes	2½	Sal	0,6g

Corte com cuidado o tofu em fatias de cerca de 1cm de espessura. Coloque o suco do limão e o molho de soja em um prato e misture bem. Pegue duas folhas de toalha de papel e, delicadamente, coloque os pedaços de tofu sobre ela; dobre o papel por cima dos pedaços pressionando-os levemente para secarem um pouco. Retire o papel e, em seguida, retire as fatias de tofu com cuidado para um prato com o molho de soja e limão. Repita com as outras fatias e, em seguida, com uma colher, coloque um pouco do molho sobre as fatias de tofu. Cubra e reserve por 10 minutos; depois, com muito cuidado, vire as fatias. Deixe descansar por 10 minutos.

Pegue o *pak choi* e corte as folhas em tiras muito finas, reserve enquanto corta os talos em pedaços maiores. Pique as cebolinhas em diagonal, incluindo algumas das partes verdes. Reserve juntamente com o alho e o gengibre picados.

Aqueça o azeite em uma panela antiaderente até que esteja quente. Pegue mais toalha de papel, retire o tofu do molho e seque-o, como fez antes. Corte cada fatia na metade, fazendo cubos disformes e, delicadamente, coloque-os na panela. Cozinhe por 3 minutos e depois vire-as com cuidado. Retire a panela do fogo enquanto estiver fazendo isso para que as fatias restantes não cozinhem demais; em seguida, volte com a panela para o fogo e cozinhe os outros lados das fatias. Mantenha um prato pronto para colocar as fatias de tofu. Retire-as com uma espátula já com a panela fora do fogo.

Volte a panela para o fogo — ela deve ter ficado com uma quantidade de azeite suficiente — e acrescente as cebolinhas, os talos de *pak choi*, o alho e o gengibre. Cozinhe e mexa por 3 minutos; em seguida, acrescente os brotos de feijão e as tiras de folha de *pak choi*. Mexa rapidamente; em seguida, acrescente uma colher de sopa de molho e cozinhe, mexendo sempre. Acrescente as castanhas-de-caju e mexa os legumes; em seguida, com cuidado, coloque o tofu. Cozinhe sem mexer por alguns segundos mais e, em seguida, transfira tudo para um prato aquecido. Sirva imediatamente.

Dica:

- O tofu pode ser difícil de manusear, mas o esforço vale a pena; não somente por ser extremamente nutritivo, mas também porque ele absorve muito bem o sabor dos temperos.

Curry de couve-flor e cogumelos com iogurte

2 porções

1 couve-flor pequena (cerca de 200g)
250g de cogumelos
½ colher de chá de pimenta vermelha
½ colher de chá de coentro moído
½ colher de cominho moído
½ colher de chá de açafrão
½ colher de chá de pimenta-do-reino moída
2 colheres de chá de azeite de colza ou outro óleo vegetal de sabor neutro
250ml de água fervente
2 colheres de sopa cheias de iogurte natural
1 punhado de amêndoas descascadas, ou 1 punhado de folhas de cominho picado

PORÇÕES		INFORMAÇÕES NUTRICIONAIS	
Proteínas	0	Calorias	153
Gorduras	1	Carboidratos	8g
Laticínios	1	Proteínas	10g
Frutas	0	Fibras	5g
Legumes	3	Sal	0,1g

Apare a couve-flor e separe os buquês de até 2cm; limpe e fatie os cogumelos. Reserve. Coloque todos os temperos e a pimenta-do-reino em uma tigela pequena e misture bem.

Coloque o óleo em uma panela grande e aqueça-o em fogo brando. Assim que estiver quente, acrescente os temperos e mexa, fritando-os por um minuto. Junte os cogumelos e os buquês de couve-flor e mexa por mais um minuto — não pare de mexer ou eles podem grudar no fundo da panela.

Acrescente a água fervente aos legumes e deixe a panela em fogo brando. Cubra e cozinhe por 10 minutos; em seguida, retire a tampa e verifique a quantidade de líquido restante. Se ainda houver grande quantidade de líquido, deixe a panela sem a tampa por mais 5 minutos ou até que os buquês de couve-flor estejam macios; de outra forma, retorne a tampa para a panela, mas continue monitorando. Após 5 minutos, o molho deverá estar reduzido a quase nada; aumente o fogo ligeiramente, caso necessário, para reduzi-lo ainda mais, mas não mexa muito no curry para os buquês de couve-flor não despedaçarem.

Assim que a couve-flor estiver macia e o molho estiver bastante reduzido, coloque o curry com uma colher nas tigelas em que irá servir. Cubra cada uma com uma colher cheia de iogurte e salpique com amêndoas ou folhas de coentro. Sirva imediatamente.

Gratinado de legumes e verduras
1 porção

1 tomate médio picado
½ abobrinha média (cerca de 50g)
½ colher de chá de azeite de oliva
½ alho-poró pequeno, aparado e picado (cerca de 80g)
1 dente de alho bem picado
50g de grãos de soja congelados
Diversas folhas de brócolis (cerca de 80g)
30g de queijo Edam ralado
Pimenta-do-reino

PORÇÕES		INFORMAÇÕES NUTRICIONAIS	
Proteínas	1	Calorias	262
Gorduras	0	Carboidratos	11g
Laticínios	1	Proteínas	22g
Frutas	0	Fibras	10g
Legumes	4	Sal	0,8g

Preaqueça o forno a 180ºC. Você precisará de uma travessa refratária pequena com cerca de 5cm de profundidade.

Pegue uma panela antiaderente pequena e coloque o tomate picado juntamente com uma colher de sopa de água. Mantenha em fogo brando e vigie — como não há muito líquido, talvez seja necessário acrescentar mais água para evitar que grude no fundo da panela (isso dependerá da quantidade de suco de tomate). Enquanto o tomate estiver cozinhando, corte a abobrinha em rodelas.

Quando o tomate estiver macio, retire-o do fogo e passe-o por uma peneira para uma tigela pequena, pressionando-o com firmeza; descarte a polpa.

Lave a panela em que o tomate foi cozido, coloque o azeite de oliva e volte com a panela para o fogo. Acrescente o alho-poró e o alho e mexa por um minuto mais ou menos, até que eles comecem a ganhar cor. Em seguida, despeje o molho de tomate peneirado de volta na panela e cozinhe por cerca de um minuto, até que esteja reduzido à metade. Enquanto isso, coloque uma panela com água para ferver. Assim que estiver fervendo, acrescente os grãos de soja congelados e cozinhe por um minuto. Junte os buquês de brócolis e cozinhe por mais alguns minutos. Finalmente, acrescente as rodelas de abobrinha e cozinhe tudo por mais um minuto.

Escorra a água dos legumes completamente. Com cuidado, retire as rodelas de abobrinha e reserve; em seguida, coloque o restante dos legumes em um refratário. Despeje sobre o tomate e o molho de alho-poró — não se preocupe se parecer não haver muito molho —, depois coloque as rodelas de abobrinha por cima, cobrindo os legumes. Pressione-as suave, mas firmemente. Salpique o queijo Edam ralado e bastante pimenta-do-reino. Coloque o refratário em forno preaquecido e asse por 30 minutos, até ficar dourado.

Retire o gratinado do forno e, com cuidado, passe a abobrinha com o queijo derretido para um prato usando uma escumadeira. Em seguida, retire os legumes e arrume-os ao lado da abobrinha; e, com uma colher, finalize, colocando um pouco de molho de tomate por cima. Sirva imediatamente.

Dica:

- Essa é uma receita muito flexível e pode ser alterada. Você também pode usar metade de uma abobrinha cortada em rodelas para fazer uma cobertura. Acrescente alguns punhados generosos de couve cortada em pedaços não uniformes. Dê uma fervura no repolho e escorra imediatamente.

Bebidas refrescantes

Bebida de iogurte (Ayran)

1 porção

100g de iogurte natural
Água gelada, com ou sem gás, ou água tônica

PORÇÕES		INFORMAÇÕES NUTRICIONAIS	
Proteínas	0	Calorias	79
Gorduras	0	Carboidratos	8g
Laticínios	1½	Proteínas	6g
Frutas	0	Fibras	0g
Legumes	0	Sal	0,2g

Coloque o iogurte em um copo alto e complete com água. Bata os dois até se misturarem bem e beba imediatamente.

Chá verde de hortelã

1 porção

Punhado grande de hortelã fresca
1 sachê de chá verde

Você pode tomar chá à vontade. Não tem calorias.

Separe as folhas dos talos. Aqueça uma chaleira, jarra ou tigela com água fervente, jogue fora a água e coloque as folhas de hortelã dentro. Acrescente água suficiente apenas para cobrir as folhas, mexa e, em seguida, escorra a água, retendo as folhas. Coloque o sachê de chá verde e encha o recipiente escolhido novamente com água fervente. Deixe descansar por 10 minutos em infusão antes de beber.

Chá de limão com gengibre

1 porção

½ limão
2cm de um pedaço quadrado de gengibre fresco descascado

> Você pode tomar chá à vontade. Não tem calorias.

Corte uma fatia de limão; em seguida, esprema o suco do restante da fruta em um copo ou em uma caneca refratária. Rale a maior quantidade possível do gengibre em um copo. Cubra com água fervente, acrescente a fatia de limão, mexa bem e deixe descansar por 5 minutos antes de beber.

Dicas:

- Outra bebida saborosa: dissolva ¼ colher de chá de extrato de levedura em água quente.
- Faça um chá de bálsamo de limão da mesma forma que o chá de hortelã da receita anterior, mas sem colocar o sachê do chá.
- Faça "chá" apimentado se quiser experimentar algo bem diferente ou se sentir que está pegando uma gripe: acrescente uma quantidade pequena de pimenta picada à bebida de limão e gengibre, mas coe tudo para um copo limpo antes de beber.
- Faça um chá de hortelã conforme a receita anterior, mas não coloque o sachê de chá e acrescente o dobro da quantidade de hortelã. Deixe esfriar; em seguida, coloque parte do chá (a gosto) em um copo e complete com água gasosa. Acrescente cubos de gelo.

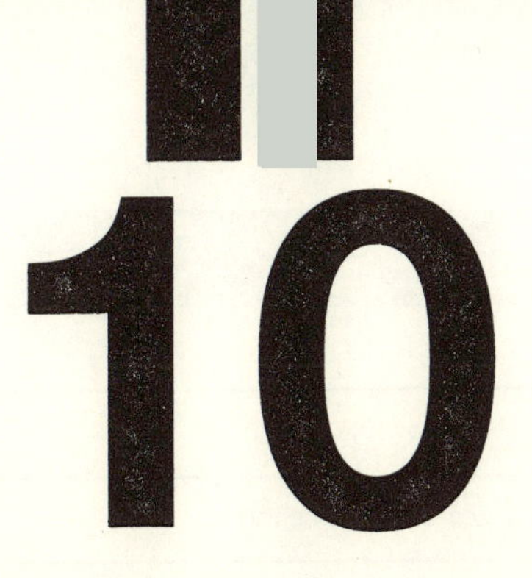

Receitas para os dias sem restrição

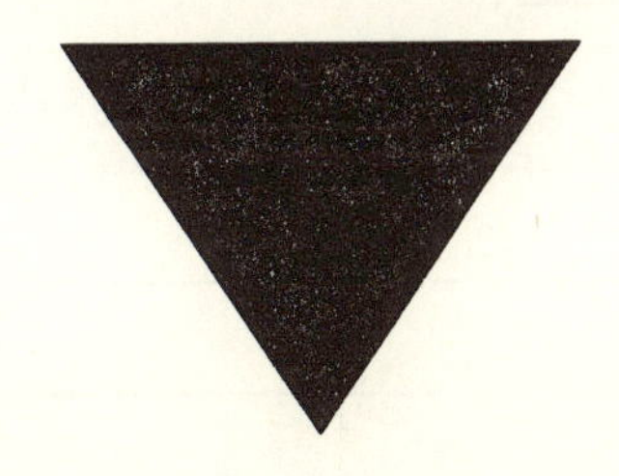

Receitas para os cinco dias sem restrição

Café da manhã

Mingau com frutas secas

1 porção

2 colheres de sopa de mingau de aveia (cerca de 40g)
1 colher de chá rasa de passas
250ml de água ou leite desnatado ou semidesnatado
2 damascos secos, picados

PORÇÕES		INFORMAÇÕES NUTRICIONAIS	
Se usar leite desnatado			
Carboidratos	2	Calorias	286
Proteínas	0	Carboidratos	53g
Gorduras	0	Proteínas	13g
Laticínios	1	Fibras	5g
Frutas	1	Sal	0,3g
Legumes	0		

Coloque a aveia e as passas em uma panela antiaderente pequena e acrescente água ou leite. Deixe a panela para ferver em fogo brando. Cozinhe por cerca de 10 minutos, mexendo frequentemente para evitar que grude no fundo da panela.

Nesse momento, o mingau dever estar engrossando e borbulhando bastante. Mexa enquanto ele continua a engrossar por mais alguns minutos, ou até atingir a consistência de sua preferência. Transfira para uma tigela e coloque os damascos cortados por cima. Sirva imediatamente.

Dicas:

- Como alternativa, acrescente 2 amêndoas picadas aos damascos.
- Se preferir mingau mais doce, coloque 1 colher de chá de mel claro.

Muesli clássico

2 porções

80g de aveia
4 damascos secos picados
4 colheres de sopa de suco de maçã sem açúcar
1 maçã pequena descascada
2 colheres de sopa de iogurte natural de baixo teor de gordura
6 castanhas-do-pará picadas
2 colheres de chá de mel claro (opcional)

PORÇÕES		INFORMAÇÕES NUTRICIONAIS	
Sem mel:			
Carboidratos	2	Calorias	283
Proteínas	0	Carboidratos	45g
Gorduras	1	Proteínas	8g
Laticínios	½	Fibras	6g
Frutas	1	Sal	0,1g
Legumes	0		

Quando quiser comer o muesli, coloque a aveia, os damascos cortados em pedaços e o suco de maçã em uma tigela. Misture bem, cubra e deixe descansar a noite inteira.

Na manhã seguinte, rale a maçã e misture bem. Acrescente o iogurte à mistura e mexa novamente. Aqueça uma frigideira seca; quando estiver quente, acrescente as nozes picadas, mexa até que elas comecem a colorir. Divida o muesli em duas tigelas e salpique as nozes torradas por cima. Pingue mel sobre tudo se desejar.

Sopas

Sopa de abobrinha com manjericão e molho de tomate temperado

4 porções

2 colheres de chá de azeite de oliva
2 cebolas médias, descascadas e picadas
1kg de abobrinhas, aparadas e picadas
4 dentes de alho amassados
1 litro de caldo de legumes com baixo teor de sal
2 tomates médios
1 punhado de folhas de manjericão
Pimenta-do-reino

PORÇÕES		INFORMAÇÕES NUTRICIONAIS	
Carboidratos	0	Calorias	146
Proteínas	0	Carboidratos	17g
Gorduras	0	Proteínas	9g
Laticínios	½	Fibras	5g
Frutas	0	Sal	1g
Legumes	4		

Para servir:
4 colheres de chá de iogurte grego de baixo teor de gordura

Coloque o azeite de oliva em uma panela antiaderente em fogo brando e, em seguida, acrescente a cebola. Cozinhe lentamente, mexendo para que a cebola não grude no fundo da panela, por cerca de 5 minutos até começar amolecer. Em seguida, acrescente as abobrinhas e o alho e misture com as cebolas macias. Deixe no fogo por alguns minutos e acrescente o caldo; em seguida, aumente a temperatura e cozinhe a sopa em fogo brando. Cozinhe por cerca de 10 minutos ou até que as abobrinhas fiquem macias.

Prepare o molho enquanto a sopa estiver cozinhando. Pique bem os tomates e coloque-os em um prato pequeno ou em uma tigela. Acrescente algumas folhas de manjericão e, para dar mais gosto ao prato, uma boa quantidade de pimenta-do-reino. Misture bem e reserve enquanto termina a sopa.

Quando a sopa estiver pronta, retire a panela do fogo e deixe esfriar um pouco. Misture até atingir uma consistência cremosa utilizando um mixer manual ou um liquidificador. Se usar um liquidificador, coloque a mistura de volta na panela e reaqueça lentamente. Corte as folhas de manjericão restantes, coloque-as na panela e, em seguida, despeje tudo em tigelas. Divida o molho de tomate temperado entre os potes, espalhando-o no meio de cada uma, e acrescente um pouco de iogurte grego a cada tigela. Sirva imediatamente.

Dicas:

- Se gostar de pão para acompanhar a sopa, escolha uma variedade integral em vez de pão branco.
- Essa receita pode ser feita em quantidades grandes e congelada. Se decidir congelá-la, não acrescente o molho!

Sopa de lentilha com espinafre e um toque de limão

4 porções

125g de lentilhas verdes
250g de folhas de espinafre fresco
1 colher de chá de azeite de oliva
1 cebola média picada
1 dente de alho bem picado
1 colher de chá de purê de tomate
750 a 850ml de caldo de legumes com baixo teor de sal
Suco de meio limão pequeno
Pimenta-do-reino

PORÇÕES		INFORMAÇÕES NUTRICIONAIS	
Carboidratos	0	Calorias	138
Proteínas	1½	Carboidratos	20g
Gorduras	0	Proteínas	10g
Laticínios	0	Fibras	6g
Frutas	0	Sal	1,1g
Legumes	1		

Lave as lentilhas em uma peneira com água corrente. Coloque-as em uma panela, cubra com água e cozinhe em fogo brando por 15 a 20 minutos ou até que comecem a amolecer. Em seguida, escorra e lave-as mais uma vez. Reserve.

Lave as folhas de espinafre e retire qualquer talo muito fibroso; pique as folhas e os talos macios. Aqueça o azeite de oliva em uma panela e acrescente a cebola picada. Cozinhe lentamente por 10 minutos ou até que as cebolas estejam bem macias, mas não queimadas; em seguida, acrescente o alho. Cozinhe por mais alguns minutos; em seguida, coloque as lentilhas e mexa.

Junte as folhas de espinafre molhadas e talos cortados e mexa bem. Misture o purê de tomate com o caldo e acrescente quantidade suficiente de líquido à panela para cobrir as folhas de espinafre e as lentilhas. Cozinhe por 5 minutos, junte o suco de limão e cozinhe por mais 5 minutos (o tempo de cozimento curto deve preservar a cor verde viva do espinafre).

Prove as cebolas e as lentilhas para ter certeza de que estão bem macias e retire a panela do fogo. Deixe a sopa esfriar um pouco e, em seguida, misture até que esteja quase macia utilizando um mixer manual ou um liquidificador. Se estiver usando um liquidificador, coloque a sopa de volta na panela e reaqueça lentamente. Prove o tempero, acrescente um pouco de pimenta-do-reino se desejar e sirva.

Dica:

- Esta receita pode ser feita em quantidades maiores e congelada.

Sopa de cogumelos cremosa

2 porções

2 colheres de chá de óleo de semente de canola ou outro óleo vegetal
2 cebolas médias picadas
600g de cogumelos grandes e achatados ou funghi
1 pitada de pimenta vermelha
900ml de caldo de legumes com baixo teor de sal
200ml de leite desnatado ou semidesnatado
Ramo de tomilho ou pitada de ervas mistas secas
Pimenta-do-reino

PORÇÕES		INFORMAÇÕES NUTRICIONAIS	
Carboidratos	0	Calorias	188
Proteínas	0	Carboidratos	20g
Gorduras	½	Proteínas	12g
Laticínios	1	Fibras	6g
Frutas	0	Sal	1,1g
Legumes	5		

Para servir:
40g de iogurte grego com baixo teor de gordura ou desnatado

Aqueça o azeite em uma panela grande em fogo brando. Junte a cebola e cozinhe lentamente, sempre mexendo, por cerca de 5 a 10 minutos, até ficar macia, mas não marrom. Enquanto a cebola estiver cozinhando, retire qualquer resíduo de terra dos cogumelos (descasque-os somente se necessário) e apare as pontas dos talos. Corte-os em pedaços grandes.

Junte a pimenta vermelha e mexa por alguns segundos antes de colocar os cogumelos. Misture tudo por alguns minutos mais, tomando cuidado para não deixar os cogumelos queimarem. Acrescente o caldo e o leite. Retire as folhas dos raminhos de tomilho e coloque em uma panela ou coloque ervas mistas secas. Aqueça a sopa em fogo brando por cerca de 20 minutos. Em seguida, prove o tempero e acrescente pimenta-do-reino a gosto.

Deixe a sopa esfriar um pouco e misture tudo usando um mixer manual ou um liquidificador — ela não deve ficar muito cremosa. Acrescente mais água se necessário; em seguida, coloque tudo novamente na panela (se estiver usando um liquidificador) e reaqueça. Sirva-a após misturar duas colheradas de chá de iogurte grego em cada tigela.

Dicas:

- Para obter uma sopa mais espessa, bata apenas metade da sopa e, em seguida, coloque-a na panela com a metade que não foi batida no liquidificador.
- Para obter um sabor mais forte, use vários tipos de cogumelos, tais como *shimeji, foretière* ou *porcini*.
- Essa receita pode ser feita em grandes quantidades e congelada.

Sopa de pimentão vermelho assado

4 porções

4 pimentões vermelhos
2 colheres de chá de azeite de oliva
1 cebola média picada
2 dentes de alho bem picados
900ml a 1 litro de caldo de legumes com baixo teor de sal
1 lata (400g) de feijões drenados e lavados

PORÇÕES		INFORMAÇÕES NUTRICIONAIS	
Carboidratos	0	Calorias	147
Proteínas	1	Carboidratos	24g
Gorduras	0	Proteínas	7g
Laticínios	0	Fibras	8g
Frutas	0	Sal	0,9g
Legumes	2		

Preaqueça a grelha. Corte os pimentões em metades e retire as sementes. Coloque o azeite de oliva em uma tigela pequena e passe levemente pela parte externa dos pimentões. Coloque as metades do pimentão em uma assadeira, com a parte de dentro para baixo. Coloque a travessa na grelha quente. Deixe os pimentões lá até que a pele comece a empolar e a ficar preta — isso pode levar até 20 minutos, dependendo do calor da grelha.

Retire a assadeira do forno e cubra os pimentões com toalha de papel. Reserve por 10 minutos ou até que estejam bem frios para poderem ser manuseados e, em seguida, retire a pele delicadamente e corte a carne. Reserve.

Coloque o restante do azeite de oliva em uma panela grande. Junte a cebola e cozinhe delicadamente por 7 a 8 minutos; em seguida, acrescente o alho e cozinhe por mais 2 a 3 minutos. Mexa a mistura de modo que ela não grude no fundo da panela (se estiver começando a grudar, acrescente algumas colheres cheias de caldo de legumes e continue cozinhando). Em seguida, junte os pimentões picados e os feijões e mexa. Acrescente caldo suficiente para cobrir pimentões e feijões e cozinhe em fogo brando por 15 minutos; em seguida, retire a panela do fogo.

Deixe a sopa esfriar um pouco antes de bater até ficar cremosa, usando um mixer manual ou um liquidificador. Se usar um liquidificador, retorne a sopa para a panela e reaqueça lentamente. Prove o tempero e sirva.

Dicas:

- Se quiser uma sopa não vegetariana, acrescente peito de frango cozido picado aos pimentões e alguns feijões cozidos no caldo por 10 minutos. E não bata — sirva como sopa em pedaços.
- Essa receita pode ser feita em grandes quantidades e congelada.

Saladas e petiscos leves

Salada grega

2 porções

1 alface crespa pequena ou 2 corações de alface
4 tomates maduros grandes
½ pepino; cerca de 180g
1 cebola roxa pequena ou 6 cebolinhas
1 colher de sopa de azeite de oliva
1 colher de chá de vinagre balsâmico
100g de queijo feta
20 azeitonas pretas sem caroço e fatiadas
Pimenta-do-reino

PORÇÕES		INFORMAÇÕES NUTRICIONAIS	
Carboidratos	0	Calorias	265
Proteínas	0	Carboidratos	13g
Gorduras	2	Proteínas	11g
Laticínios	1½	Fibras	6g
Frutas	0	Sal	2,1g
Legumes	4		

Lave as folhas de alface, rasgue-as e coloque-as em dois pratos.

Pique os tomates e coloque-os em uma tigela. Corte o pepino na metade, no sentido do comprimento; em seguida, pique-o e acrescente os tomates. Depois, descasque a cebola, corte-a ao meio e depois, em fatias bem finas (se usar cebolinhas, pique-as bem). Coloque a cebola na tigela.

Junte o azeite de oliva e o vinagre em uma jarra pequena com tampa de rosca (um vidro de geleia limpo, por exemplo). Feche bem a tampa e depois sacuda para fazer o molho. Despeje-o sobre os tomates, o pepino e a cebola, mexendo tudo bem.

Retire o feta da embalagem e lave-o com água corrente; em seguida seque com uma toalha de papel. Em um prato, corte o queijo feta em cubos pequenos — algumas marcas se desmancharão e outras precisarão ser cortadas. Coloque em uma tigela com os tomates. Mexa tudo pela última fez, com muita delicadeza e, usando uma colher, coloque essa mistura com muito cuidado sobre as folhas da salada. Salpique as azeitonas sobre a salada, acrescente pimenta-do-reino e sirva.

Salada de feijão branco com ovos cozidos

2 porções

PORÇÕES		INFORMAÇÕES NUTRICIONAIS	
Carboidratos	0	Calorias	326
Proteínas	3	Carboidratos	30g
Gorduras	1	Proteínas	19g
Laticínios	0	Fibras	12g
Frutas	0	Sal	0,5g
Legumes	1½		

2 ovos
½ lata (400g) de feijão haricot *ou* cannellini
½ lata (400g) de feijão fradinho
1 cebola média cortada em quatro pedaços
1 folha de louro
Suco de meio limão
1 colher de sopa de azeite de oliva
3 talos de aipo picados
Punhado grande de salsa picada
1 alface crespa pequena com folhas separadas
Pimenta-do-reino
10 azeitonas pretas, sem caroço e cortadas ao meio

Coloque os ovos em uma panela com água e cozinhe por 10 minutos. Em seguida, coloque-os em uma tigela com água fria e reserve em um local fresco.

Escorra a água das latas de feijões por uma peneira grande e lave-os bem. Coloque-os em uma panela grande em fogo brando a alto; junte a cebola e a folha de louro e, em seguida, cubra tudo com água. Leve os feijões ao ponto de fervura e deixe cozinhar por 5 minutos; em seguida, escorra a água.

Deixe os feijões esfriarem um pouco até que não estejam mais quentes, mas ainda mornos; retire a folha de louro e os pedaços de cebola. Descarte a folha de louro, mas corte em fatias bem finas duas das quatro partes da cebola (ou use todas as partes se quiser) e retorne-as para o feijão.

Em uma tigela grande, misture tudo com o suco de limão, o azeite de oliva, o aipo e a salsinha. Em seguida, acrescente os feijões mornos e a cebola e mexa tudo bem. Cubra os feijões e deixe-os absorver os temperos por 30 minutos.

Lave as folhas de alface, rasgue-as e divida-as entre os dois pratos de servir. Prove os feijões e acrescente pimenta-do-reino a gosto; em seguida, mexa mais uma vez antes de dividir entre os dois pratos. Descasque os ovos cozidos e corte-os em quatro partes. Decore a salada com os ovos e as azeitonas e sirva.

Um par de saladas de batatas

2 porções

250g de batatas pequenas com casca
2 colheres de chá de vinagre balsâmico
Pimenta-do-reino
100g de iogurte natural de baixo teor de gordura
2 colheres de chá de mostarda Dijon

Salada não vegetariana:
1 cebola roxa pequena cortada em rodelas
200g de cavala defumada
Suco de limão
½ a 1 colher de chá de molho de rábano silvestre
(a gosto e opcional)

PORÇÕES		INFORMAÇÕES NUTRICIONAIS	
Carboidratos	1	Calorias	501
Proteínas	3½	Carboidratos	28g
Gorduras	0	Proteínas	25g
Laticínios	½	Fibras	3g
Frutas	0	Sal	2,7g
Legumes	½		

Salada vegetariana:

6 cebolinhas picadas
1 abacate maduro cortado ao meio e sem caroço
½ pepino, sem semente e picado em pedaços pequenos
2 ovos cozidos

Para servir:
Pimenta-do-reino
Punhado de folhas de salada, cerca de 30g

PORÇÕES		INFORMAÇÕES NUTRICIONAIS	
Carboidratos	1	Calorias	371
Proteínas	1	Carboidratos	29g
Gorduras	2	Proteínas	15g
Laticínios	½	Fibras	7g
Frutas	0	Sal	1g
Legumes	1½		

Corte as batatas em pedaços de até 1,5cm e coloque-os em uma panela com água fria. Tampe e cozinhe até que fiquem macias. Escorra a água e coloque-as em uma tigela com o vinagre balsâmico e a pimenta-do-reino. Vire as batatas cuidadosamente com uma colher de pau; em seguida, junte o iogurte e a mostarda e mexa as batatas mais uma vez. Elas devem estar bastante quentes e absorverão os temperos muito melhor do que se estivessem frias.

Para uma versão não vegetariana, acrescente a cebola roxa às batatas e mexa bem. Cuidadosamente, corte a cavala defumada em pedaços de tamanho médio, removendo as espinhas e a pele e esprema limão por cima dela. Junte tudo às batatas quentes e ao rábano silvestre e misture bem.

Para uma versão vegetariana, acrescente as cebolinhas às batatas. Corte a carne do abacate em fatias, no sentido do comprimento, e depois ao meio (não corte a casca). Em seguida, puxe a casca para trás. Os pedaços sairão ou serão facilmente removíveis. Junte-os às batatas e ao pepino e, muito delicadamente, misture-os. Coloque algumas folhas de salada em pratos de servir e divida a salada entre eles. Descasque os ovos cozidos e pique-os bem; em seguida, salpique-os por cima da salada.

Prove o tempero, qualquer que seja a versão, e sirva sobre um leito de folhas de salada (a salada de cavala defumada é muito gostosa quando servida ligeiramente morna).

Salada quente de beterraba e queijo feta

2 porções

10 a 12 beterrabas de tamanho pequeno a médio, cruas (cerca de 150g)
1 porção de folhas de salada mistas, cerca de 120g
100g de queijo feta
1 cebola roxa pequena cortada em fatias finas
1 colher de chá de azeite de oliva
1 colher de chá de suco de limão
Folhas de broto de tomilho pequeno
Pimenta-do-reino

PORÇÕES		INFORMAÇÕES NUTRICIONAIS	
Carboidratos	0	Calorias	204
Proteínas	0	Carboidratos	12g
Gorduras	½	Proteínas	10g
Laticínios	1½	Fibras	4g
Frutas	0	Sal	2g
Legumes	2		

Preaqueça o forno a 200ºC. Delicadamente, limpe a beterraba crua, mas não a esfregue, raspe, ou retire as extremidades; simplesmente corte as folhas, deixando cerca de 1cm do talo. Coloque a beterraba sobre um pedaço grande de papel laminado e faça um embrulho. Coloque-o em uma assadeira e leve ao forno até que a beterraba ceda ligeiramente quando você apertar o embrulho. Isso levará, pelo menos, 30 minutos, mas o tempo de cozimento dependerá do tamanho da beterraba. Verifique se está cozida desfazendo o embrulho e perfurando a beterraba com uma faca — isso deve ser feito com cuidado e a pele deve também ficar um pouco enrugada.

Com o mesmo cuidado, desembrulhe todo o pacote e deixe a beterraba esfriar até que ela possa ser manipulada. Em seguida, retire a casca, que deve sair com facilidade, mas o auxílio de uma faca pode ser necessário. Reserve. (Se estiver usando beterraba cozida, veja a dica a seguir; limpe-a, se necessário, e coloque-a no forno preaquecido por 5 minutos — ela precisa ser apenas aquecida e não assada novamente.)

Divida as folhas de salada entre dois pratos. Corte a beterraba quente e salpique os pedaços sobre as folhas. Em seguida, lave o queijo feta, seque com uma toalha de papel e esfarele-o uniformemente sobre a beterraba. Junte as cebolas roxas por cima, a gosto. Faça um molho misturando azeite de oliva, suco de limão e as folhas de tomilho em uma tigela pequena e despeje-o sobre a salada. Acrescente a pimenta-do-reino e sirva imediatamente.

Dica:

- Se não for possível encontrar beterraba crua, use as cozidas — simplesmente pule as instruções de cozimento; em vez disso, esquente ligeiramente conforme as instruções no método descrito anteriormente. Se as únicas beterrabas cruas que encontrar forem enormes, então, definitivamente use as pequenas cozidas. As únicas beterrabas a serem evitadas são as conservadas em vinagre!

Salada de atum e feijões mistos

2 porções

1 lata (400g) de feijões mistos (grãos) em água
1 dente de alho inteiro e descascado
1 colher de sopa de azeite de oliva
1 colher de chá de vinagre balsâmico
½ colher de chá de mostarda Dijon
Suco de limão
10 cebolinhas bem fatiadas
5 rabanetes, aparados e cortados em duas partes e em fatias
Pequeno punhado de salsinha de folhas planas (opcional) bem picadas
1 lata (160 a 185g) de filé de atum conservado em água
Pimenta-do-reino
1 pacote de rúcula ou folhas de salada de sabor forte semelhante (cerca de 140g)

PORÇÕES		INFORMAÇÕES NUTRICIONAIS	
Carboidratos	0	Calorias	281
Proteínas	4	Carboidratos	25g
Gorduras	1	Proteínas	26g
Laticínios	0	Fibras	11g
Frutas	0	Sal	0,4g
Legumes	1½		

Escorra toda a água dos feijões, lave-os e coloque-os em uma panela com o alho. Cubra com água filtrada, coloque a panela em fogo brando a alto e coloque os feijões para cozinhar em fogo baixo. Desligue o fogo e tampe a panela; reserve por alguns minutos enquanto faz o tempero.

Coloque o azeite de oliva, o vinagre e a mostarda em uma tigela pequena e regue com o suco de um limão. Em seguida, bata bem para combinar todos os ingredientes em um molho vinagrete. Escorra os feijões quentes, retire o dente de alho e coloque os feijões em uma tigela grande. Reserve por 10 minutos mais ou menos para esfriar.

Junte as cebolinhas e os rabanetes aos feijões; em seguida, acrescente a salsinha (caso utilizada) e misture tudo.

Escorra a água do atum e esfarele-o em pedaços tão grandes quanto possível. Acrescente pimenta-do-reino e, em seguida, cuidadosamente misture o atum e os feijões, tentando não desmanchar muito o atum. Divida as folhas de salada entre dois pratos e, com uma colher, coloque o atum e a salada de feijões por cima. Sirva imediatamente.

Dica:

- Essa receita exige uma lata de grãos mistos — geralmente incluindo grão-de-bico, *borlotti*, feijão-roxo e feijões brancos. Contudo, não use feijões verdes!

Tabule

4 porções

100g de cuscuz ou triguilho
Suco de um limão grande
2 buquês grandes de salsinha de folha plana, cerca de 200g
Pequena quantidade de hortelã fresco
3 tomates grandes bem picados
2 cebolas roxas médias bem picadas
1 colher de sopa de azeite de oliva
Pimenta-do-reino

PORÇÕES		INFORMAÇÕES NUTRICIONAIS	
Carboidratos	1	Calorias	140
Proteínas	0	Carboidratos	24g
Gorduras	½	Proteínas	5g
Laticínios	0	Fibras	5g
Frutas	0	Sal	< 0,1g
Legumes	2		

Coloque o cuscuz ou triguilho em uma tigela e cubra bem com água fervente (ou siga as instruções do pacote). Mexa bem, então, cubra a tigela e reserve por cerca de 5 minutos; em seguida, mexa-a novamente e não deixe encaroçar. Prove alguns grãos — eles devem estar macios — mas deixe por mais alguns minutos se ainda estiverem duros. Escorra qualquer excesso de água peneirando e espremendo os grãos secos ao pressionar com as costas de uma colher de pau. Lave a tigela vazia e seque-a; em seguida, coloque o suco de limão. Junte os grãos quentes e mexa-os bem para misturá-los com o suco de limão.

Descarte os talos duros da salsinha e do hortelã (corte-os enquanto as ervas ainda estiverem nos buquês). Pique bem as folhas e coloque-as em uma tigela grande; em seguida, acrescente os tomates e a cebola picados. Junte o cuscuz ou triguilho e depois o azeite de oliva e pimenta-do-reino. Misture tudo bem; prove o tempero e sirva.

Dicas:

- Essa salada mediterrânea refrescante deveria ser feita com bastante salsinha, e é deliciosa como acompanhamento de frango frio, como o "Frango assado com alecrim" (veja página 248).
- Se disponível, prefira o cuscuz integral ao cuscuz comum; simplesmente siga as instruções do pacote.

Repolho vermelho com nozes e sementes

2 porções

100g de repolho vermelho
2 cenouras médias descascadas
1 talo de cebolinha grande (opcional)
1 cebola roxa média
3 colheres de sopa de maionese com baixo teor de gordura
4 metades de nozes picadas
2 colheres de chá de sementes de abóbora
Pimenta-do-reino

PORÇÕES		INFORMAÇÕES NUTRICIONAIS	
Carboidratos	0	Calorias	194
Proteínas	0	Carboidratos	15g
Gorduras	2	Proteínas	4g
Laticínios	0	Fibras	6g
Frutas	0	Sal	0,7g
Legumes	2½		

Com uma faca grande, corte o repolho em tiras pequenas e coloque-o em uma tigela grande. Grelhe as cenouras usando uma grelha comum e coloque-as em uma tigela. Retire os fiapos do aipo, corte-o no sentido do comprimento e, em seguida, pique-o bem. Corte a cebola em rodelas e depois em seções. Coloque o aipo picado e as cebolas em uma tigela e mexa, misturando bem.

Acrescente a maionese e uma dose generosa de pimenta-do-reino e, em seguida, mexa novamente para misturar a maionese com todos os legumes e verduras. Se servir o repolho imediatamente, corte as nozes e salpique-as sobre ele com as sementes de abóbora. Se pretender servir a salada mais tarde, cubra o repolho e refrigere-o; em seguida, acrescente as nozes e as sementes antes de servir.

Dicas:

- Esse repolho é gostoso puro ou, talvez, com um pãozinho integral com crosta grossa ou com bolinhos de aveia. É igualmente delicioso com frango frio e é excelente para levar para o almoço.
- Na falta de repolho roxo use repolho branco

Peixes e frutos do mar

Camarões com feijões, tomates e tomilho

2 porções

1 lata (400g) de feijões borlotti
250g de tomates frescos
200g de camarões crus
2 colheres de chá de azeite de oliva
1 dente de alho bem picado
1 raminho de tomilho
Pimenta-do-reino

PORÇÕES		INFORMAÇÕES NUTRICIONAIS	
Carboidratos	0	Calorias	241
Proteínas	4	Carboidratos	25g
Gorduras	½	Proteínas	27g
Laticínios	0	Fibras	9g
Frutas	0	Sal	0,6g
Legumes	1½		

Escorra toda a água dos feijões e lave-os. Pique os tomates e lave os camarões em água fria corrente.

Coloque o azeite de oliva em uma frigideira antiaderente em fogo brando. Quando estiver quente, junte os tomates e o alho e cozinhe por alguns minutos. Arranque as folhas do tomilho e coloque-as na frigideira e, em seguida, acrescente os feijões. Coloque os camarões e cozinhe por cerca de 5 minutos, até que fiquem rosados e estejam cozidos. Durante esse tempo, acrescente um pouco de água para evitar que a mistura grude no fundo da frigideira; algumas colheres de sopa devem ser suficientes — o prato não deve ter muito molho — mas isso dependerá da quantidade de suco de tomate nele. Prove o tempero e acrescente pimenta-do-reino a gosto. Sirva imediatamente, talvez com pão integral ou de cereais com crosta grossa para absorver o molho.

Dica:

- Se não conseguir comprar camarões crus, pode substituir por cozidos, mas isso aumentará o conteúdo de sal. Os camarões cozidos devem ser ligeiramente aquecidos para evitar que fiquem cozidos demais. Acrescente-os após cozinhar os feijões por cerca de 5 minutos.

Curry rápido de peixe

4 porções

750g de lombo de bacalhau
2 colheres de chá de óleo de canola ou outro óleo de sabor neutro
2 cebolas médias bem picadas
2 dentes de alho bem picados
2 colheres de chá de tempero garam masala
½ colher de chá de pimenta vermelha
½ colher de chá de açafrão
Pimenta-do-reino
1 colher de sopa de purê de tomate
350ml de água
1 pitada de suco de limão

PORÇÕES		INFORMAÇÕES NUTRICIONAIS	
Carboidratos	2	Calorias	415
Proteínas	3	Carboidratos	56g
Gorduras	0	Proteínas	40g
Laticínios	0	Fibras	4g
Frutas	0	Sal	0,3g
Legumes	½		

Para servir:
240g de arroz basmati, *integral, se possível*

É provável que o arroz leve mais tempo do que o curry (dependendo da marca e se ele é integral ou branco) para cozinhar, então, prepare-o de acordo com as instruções do pacote antes de começar o curry propriamente dito.

Com cuidado, retire a pele do peixe e descarte qualquer espinha que encontrar; em seguida, corte-os em quadrados não inferiores a 3cm. Aqueça o azeite de oliva em uma panela ou caçarola refratária em fogo brando e junte a cebola e o alho. Cozinhe tudo por cerca de 5 minutos, ou até que a cebola comece a amolecer, mas não doure muito.

Acrescente *garam masala*, pimenta vermelha, açafrão e pimenta-do-reino e misture tudo; em seguida, junte o purê de tomate. Misture tudo mais uma vez e rapidamente coloque água e deixe que o molho atinja um cozimento estável, mas lento. Com cuidado, junte os pedaços de peixe e tampe a panela.

Cozinhe o curry por 10 minutos; em seguida, levante a tampa e verifique se o peixe está cozinhando bem. Se o molho estiver bem reduzido, tampe novamente a panela e cozinhe o curry por mais 5 minutos; se ainda houver bastante molho, deixe a panela destampada para reduzi-lo ainda mais, mas tenha cuidado para que o curry não grude no fundo da panela. É importante não mexer demais o curry para que o peixe não desmanche. Antes de servir, regue com suco de limão, salpique um pouco de pimenta (prove antes de temperar) e mexa com cuidado. Sirva o curry com arroz.

Dica:

- Esse curry de peixe delicioso pode ser servido com espinafre no vapor.

Kedgeree com salmão fresco
2 porções

2 filés de salmão pequenos, sem pele, de cerca de 100g cada um
1 ovo grande cozido
60g de arroz basmati, *preferencialmente integral*
1 colher de chá de óleo de canola
1 cebola média, sem casca e picada
1 dente de alho bem picado (opcional)
½ colher de chá de tempero garam masala *ou pó de caril*
Punhado de salsinha de folhas planas picadas

PORÇÕES		INFORMAÇÕES NUTRICIONAIS	
Carboidratos	1	Calorias	388
Proteínas	4	Carboidratos	31g
Gorduras	0	Proteínas	28g
Laticínios	0	Fibras	3g
Frutas	0	Sal	0,3g
Legumes	½		

Coloque o salmão em uma travessa refratária. Cubra-a com filme e perfure-o em diversos lugares e depois coloque a travessa no forno de micro-ondas na potência mais alta por 1½ minuto. Verifique se o peixe descama com facilidade e reserve se ele estiver descamando (se não, cozinhe por mais 30 segundos, até que esteja pronto). Se não tiver um forno de micro-ondas, coloque os filés de salmão em uma panela com água até a metade. Escalde em fogo brando até que o peixe descame facilmente, o que provavelmente levará menos de 10 minutos, dependendo da espessura dos filés. Descame o peixe e reserve. Cozinhe o ovo, lave-o em água fria e mantenha-o em água fria para esfriar.

Lave o arroz em água corrente e coloque-o em uma panela antiaderente. Cubra com água, tampe a panela e cozinhe em fogo brando até que quase toda a água tenha sido absorvida e o arroz esteja macio (verifique sempre para evitar que grude). Isso levará de 15 a 25 minutos, dependendo do tipo de arroz, branco ou integral.

Enquanto o arroz estiver cozinhando, descasque o ovo cozido e corte-o em quatro pedaços. Aqueça o óleo em uma frigideira antiaderente grande. Cozinhe a cebola em pedaços, muito delicadamente, até que ela fique macia; e, em seguida, acrescente o alho (se estiver usando) e o tempero *garam masala*. Mexa para misturar tudo.

Escorra o arroz e coloque-o na panela; mexa-o bem para misturar tudo. Em seguida, com cuidado, acrescente o peixe descamado e mexa, muito delicadamente dessa vez, até que fique totalmente misturado. Certifique-se de que todo o salmão esteja morno; em seguida, divida o *kedgeree* entre os pratos em que for servir. Decore cada porção com pedaços de ovos cozidos e um punhado de salsinha picada. Sirva imediatamente.

Dica:

- O *kedgeree* é muito usado como um prato para ser servido no almoço/*brunch*, mas também é uma excelente escolha para o jantar. À noite, sirva-o com legumes cozidos no vapor ou saladas — uma de folhas verdes e uma com tomates e cebolinhas seria ótimo.

Salmão com lentilhas

2 porções

100g de lentilhas Puy (peso da lentilha crua)
1 cebola pequena, descascada e cortada em dois pedaços
1 dente de alho, descascado, mas inteiro
1 folha de louro
1 raminho de tomilho
½ colher de chá de azeite de oliva
1 colher de sopa de cream cheese com baixo teor de gordura
Pimenta-do-reino
2 filés de salmão, sem pele, de aproximadamente 120g cada

PORÇÕES		INFORMAÇÕES NUTRICIONAIS	
Carboidratos	0	Calorias	404
Proteínas	6	Carboidratos	28g
Gorduras	0	Proteínas	39g
Laticínios	½	Fibras	7g
Frutas	0	Sal	0,3g
Legumes	½		

Lave as lentilhas; em seguida, coloque-as em uma panela com metade da cebola, o dente de alho, a folha de louro e o raminho de tomilho. Cubra com água e cozinhe. Diminua o fogo para brando e cozinhe até as lentilhas ficarem tenras, mas não macias demais ou com consistência de mingau. Isso não deve levar mais de 30 minutos. Escorra toda a água das lentilhas e descarte a metade da cebola, do alho, da folha de louro e do raminho de tomilho — a maior parte das folhas deverá ter sido retirada.

Pique o restante da cebola. Coloque o óleo em uma panela em fogo brando e frite a cebola delicadamente por 3 a 4 minutos. Junte as lentilhas e cozinhe; em seguida, tire do fogo e deixe esfriar por dois ou três minutos antes de colocar o cream cheese. Tempere com pimenta-do-reino e tampe a panela para manter as lentilhas quentes enquanto cozinha o salmão.

Aqueça uma frigideira antiaderente em fogo brando a alto. Coloque os filés de salmão e cozinhe-os delicadamente de um lado por cerca de 2 minutos até que comecem a ganhar cor. Em seguida, vire-os e cozinhe do outro lado, também por cerca de 2 minutos. Verifique se o salmão está totalmente cozido (isso dependerá da espessura dos filés) e tire a frigideira do fogo.

Divida as lentilhas entre dois pratos aquecidos. Delicadamente coloque um filé de salmão e sirva imediatamente.

Dica:

- As lentilhas Puy podem ser facilmente encontradas e não precisam ficar de molho antes de serem usadas. Elas têm um delicioso sabor de nozes e são muito nutritivas.

Cuscuz de peixe

4 porções

500g de peixe branco firme (lombo de bacalhau, hadoque, rabo de tamboril)
1 lata (400g) de grão-de-bico
2 colheres de chá de azeite de oliva
2 cebolas médias bem picadas
2 dentes de alho bem picados
1 colher de chá de cominho moído
½ colher de chá de pimenta vermelha
½ colher de chá de ras el hanout *(ou "mistura de temperos tunisianos"), opcional*
2 cenouras médias, descascadas e picadas
1 pimentão vermelho de tamanho médio, sem sementes e picado

PORÇÕES		INFORMAÇÕES NUTRICIONAIS	
Carboidratos	2	Calorias	359
Proteínas	3	Carboidratos	48g
Gorduras	0	Proteínas	33g
Laticínios	0	Fibras	9g
Frutas	0	Sal	0,3g
Legumes	2		

1 pimentão amarelo médio, sem semente e picado
4 colheres de chá de massa de tomate dissolvida em 400ml de água quente
175g de cuscuz

Corte o peixe em pedaços grandes; coloque-os em uma tigela, cubra e coloque na geladeira. Se estiver usando tamboril, pode precisar cortar em filés primeiro. Corte os filés retirando a espinha central com uma faca bem afiada; em seguida, retire a membrana da parte externa. Descarte a espinha e a membrana e corte a carne do peixe em pedaços pequenos. Escorra toda a água e lave bem o grão-de-bico.

Coloque o azeite em uma panela grande em fogo brando. Junte as cebolas e cozinhe, mexendo, por 5 minutos. Em seguida, acrescente o alho e misture-o aos temperos, deixando cozinhar por mais um minuto, mexendo bem sempre. Acrescente a cenoura e os pimentões, mexa novamente, e junte o purê de tomates diluído em água. Cozinhe por 15 minutos e coloque o grão-de-bico e o peixe. É preciso que a água cubra tudo porque esse ensopado de peixe deve ser bastante líquido. Tampe a panela parcialmente e cozinhe por mais 6 a 10 minutos, dependendo do tipo de peixe usado. Os legumes e o peixe devem ficar cozidos, mas sem desmanchar, o grão-de-bico deve ficar bem macio e o líquido, um pouco reduzido.

Perto do fim do cozimento, prepare o cuscuz. Siga as instruções do pacote ou coloque o cuscuz seco em uma tigela grande e derrame água quente para cobri-lo bem. Mexa com um garfo, cubra a tigela e espere até os grãos absorverem a maior parte da água, o que só levará alguns minutos. Mexa algumas vezes; em seguida, escorra toda a água do cuscuz por uma peneira.

Coloque uma porção de cuscuz em cada prato e divida o peixe e os legumes, finalizando com o molho por cima dele. Sirva imediatamente.

Dica:

- Se disponível, escolha cuscuz integral. Essa receita também funciona bem com triguilho.

Bolinhos de peixe defumado

4 porções (8 bolinhos)

600g de filés de hadoque defumado, sem pele e cru, se possível
400g de batatas pequenas com casca e picadas
Pimenta-do-reino
8 cebolinhas aparadas e bem picadas
1 ovo batido
1 colher de sopa de farinha integral
2 colheres de sopa de migalhas de pão integral
2 colheres de sopa de óleo de canola ou outro óleo de sabor natural
1 limão cortado em quatro pedaços

PORÇÕES		INFORMAÇÕES NUTRICIONAIS	
Carboidratos	1½	Calorias	319
Proteínas	2½	Carboidratos	30g
Gorduras	1	Proteínas	35g
Laticínios	0	Fibras	3g
Frutas	0	Sal	3,2g
Legumes	0		

Cozinhe o peixe no forno de micro-ondas ou em uma panela. No micro-ondas, coloque os filés em um prato refratário, acrescente algumas colheres de sopa de água, cubra com papel-filme e fure-o em diversos pontos com uma faca. Em seguida, coloque no forno de micro-ondas em potência alta até que o peixe esteja cozido e a carne desgrude da pele com facilidade; isso deve levar cerca de 2 a 3 minutos a 800 w. Assim que o peixe estiver cozido, retire-o do prato e coloque-o em outro prato, mas reserve o líquido de cozimento. Se estiver cozinhando o peixe em um fogão, coloque os filés em uma panela grande em fogo brando, cubra com água quente até ficar pronto — novamente, reserve o líquido de cozimento. Isso levará cerca de 5 minutos dependendo da espessura do filé.

Cozinhe as batatas até ficarem macias e, em seguida, escorra toda a água. Acrescente a pimenta-do-reino e um pouco do molho que restou do cozimento do peixe — as batatas devem estar bem secas — e amasse-as até que virem uma massa homogênea; em seguida, transfira para uma tigela. Desmanche o peixe com um garfo e junte-o às batatas; em seguida, coloque as cebolinhas. Acrescente cerca de dois terços de um ovo batido e mexa bem com uma colher de pau. Em seguida, cubra a tigela e coloque-a na geladeira por 30 minutos mais ou menos.

Forre uma assadeira grande (ou duas menores) com papel resistente à gordura ou laminado. Espalhe farinha em uma tábua ou na mesa, coloque o restante do ovo batido em uma tigela e as migalhas de pão em um prato. Retire a massa de peixe da geladeira e, usando uma colher, divida-a em oito partes.

Passe farinha nas mãos, pegue a primeira porção e enrole fazendo uma bolinha; em seguida, pressione-a delicadamente entre as palmas das mãos para dar uma leve achatada. Mergulhe cada bolinho rapidamente no ovo e depois passe-o nas migalhas de pão até que todo bolinho fique coberto por elas. Coloque os bolinhos de peixe prontos na assadeira. Quando todos estiverem prontos, ponha a assadeira na geladeira por 20 a 30 minutos para esfriar.

Coloque o azeite em uma frigideira antiaderente grande em fogo brando. Assim que estiver quente, com cuidado, coloque os bolinhos de peixe, virando-os para que fritem de ambos os lados — o tempo de duração dependerá da espessura deles, mas não deverá levar mais de 8 minutos. Retire a gordura em excesso com papel toalha e, em seguida, sirva imediatamente com as quatro partes de limão e, talvez, acompanhados de espinafre cozido no vapor ou de uma salada de rúcula e tomate.

Camarões caribenhos e arroz

2 porções

1 tomate médio
100g de arroz integral de grão longo
1 colher de chá de azeite de oliva
1 cebola pequena, descascada e bem picada
2 dentes de alho amassados
1 pimentão vermelho, sem sementes e picado
1 chili sem semente e picado ou uma pitada de pimenta vermelha
500ml de caldo de legumes com baixo teor de sal
½ colher de chá de páprica
300g de camarões grandes crus
Punhado de folhas de coentro picadas (opcional)

PORÇÕES		INFORMAÇÕES NUTRICIONAIS	
Carboidratos	1½	Calorias	405
Proteínas	3	Carboidratos	59g
Gorduras	0	Proteínas	33g
Laticínios	0	Fibras	5g
Frutas	0	Sal	1,6g
Legumes	2		

Pique o tomate e reserve. Lave o arroz em água corrente.

Coloque o azeite em uma frigideira grande com tampa (uma panela comum servirá, se necessário) e aqueça-a em fogo brando. Acrescente a cebola, o alho, o pimentão vermelho e a pimenta, se estiver usando, e frite-os lentamente até que fiquem macios e comecem a mudar de cor. Em seguida, junte o caldo, o tomate picado, a porção de pimenta vermelha (se estiver usando no lugar do chili) e a páprica. Mantenha tudo em fogo brando e tampe a frigideira.

Coloque o arroz e cozinhe em fogo baixo até ficar macio e quase todo o líquido ter sido absorvido — o tempo vai variar, então, verifique regularmente, mas é provável que leve cerca de 25 minutos. Se o arroz estiver secando completamente, acrescente um pouco de água fervente; se parecer haver muito líquido, aumente a temperatura ligeiramente para cozinhar por completo. Assim que o arroz estiver pronto, acrescente os camarões e cozinhe até ficarem rosados e totalmente cozidos. Retire a frigideira do fogo e sirva imediatamente, com as folhas de coentro salpicadas por cima.

Dicas:

- Se desejar, faça esse prato bem mais picante — simplesmente acrescente mais chili.
- Um abacate em fatias e uma salada de aipo são acompanhamentos excelentes.
- Se você não conseguir comprar camarões crus, pode usar camarões cozidos, mas eles contêm um teor de sal mais alto. Camarões cozidos devem ser apenas aquecidos lentamente para evitar que fiquem cozidos demais.

Frango

Frango assado com alecrim

2 porções

2 peitos de frango sem pele, com cerca de 125g cada
1 colher de chá de azeite de oliva
3 ramos de alecrim
2 dentes de alho, cortados em quatro partes
Suco de 1 limão

PORÇÕES		INFORMAÇÕES NUTRICIONAIS	
Carboidratos	0	Calorias	159
Proteínas	4	Carboidratos	1g
Gorduras	0	Proteínas	28g
Laticínios	0	Fibras	<1g
Frutas	0	Sal	0,3g
Legumes	0		

Preaqueça o forno a 200ºC. Retire a pele dos peitos de frango (se já não estiverem sem a pele) e descarte. Pingue azeite em uma travessa refratária, espalhe de maneira uniforme e coloque a travessa no forno até que o azeite esteja quente.

Retire-a do forno e vire os peitos de frango no azeite para untá-los e dourá-los um pouco mais; em seguida, retire-os e coloque-os em um prato.

Coloque todo o alecrim em um prato; em seguida, salpique os pedaços de alho. Coloque os peitos de frango por cima do alecrim. Esprema um limão até ter 100ml de suco com água e derrame sobre o frango.

Retorne a travessa para o forno e cozinhe o frango por 20 minutos. Em seguida, vire os peitos, cozinhe por mais 5 a 10 minutos antes de virá-los para cima novamente e assá-los até que estejam prontos: um caldo ralo e transparente deverá escorrer quando você enfiar uma faca nas partes mais espessas. É provável que isso leve mais 10 minutos, dependendo do tamanho dos peitos de frango. Assim que o frango estiver pronto, retire a travessa do forno e deixe que o excesso de suco de limão absorva antes de servir. Sirva os peitos de frango imediatamente ou refrigere-os bem assim que tiverem esfriado.

Dicas:

- Esses peitos de frango são ideais quentes ou frios e acompanhados por legumes no vapor, uma salada de tomate ou uma batata assada.
- Massa é um bom acompanhamento com eles quentes, sobretudo se você colocar suco de limão por cima antes de servir.
- Frios e fatiados, esses peitos são bons como ingrediente para sanduíche ou parte de uma salada.

Caçarola de frango mediterrânea

4 porções

3 cebolas médias descascadas
1 colher de sopa de azeite de oliva
4 peitos de frango, sem pele, com cerca de 125g cada
1 pimentão verde grande, sem sementes e picado
2 dentes de alho descascados e bem picados
1 lata (400g) de tomates picados
2 ramos pequenos de tomilho, sem folhas
1 ramo pequeno de orégano fresco ou manjerona (se disponível), sem folhas
100ml de caldo de frango ou de verduras

PORÇÕES		INFORMAÇÕES NUTRICIONAIS	
Carboidratos	0	Calorias	233
Proteínas	4	Carboidratos	14g
Gorduras	1	Proteínas	31g
Laticínios	0	Fibras	4g
Frutas	0	Sal	0,9g
Legumes	1½		

15 azeitonas pretas sem caroço e cortadas ao meio

Corte uma das cebolas em rodelas e pique as outras duas. Aqueça o azeite de oliva em uma panela grande ou em uma caçarola refratária em fogo brando a alto. Corte os peitos de frango em pedaços quadrados de tamanho não superior a 1,5cm e coloque-os na panela assim que o azeite estiver quente. Você pode precisar fazer isso em lotes separados para evitar que cozinhe demais. Mexa para untá-los e torrá-los ligeiramente; em seguida, tire-os da panela e reserve.

Abaixe o fogo e acrescente as cebolas, o pimentão verde e o alho. Cozinhe a mistura lentamente no que restar do azeite até que comece a amaciar e dourar e continue mexendo para que não grudem no fundo da panela. Em seguida, volte com os pedaços de frango para a panela e acrescente os tomates picados. Junte as folhas do tomilho, de manjerona ou de orégano. Por fim, acrescente o caldo, coloque em fogo brando, tampe a panela e cozinhe lentamente por cerca de 30 a 35 minutos. Vigie e mexa de vez em quando durante o tempo de cozimento.

Após 35 minutos, acrescente as azeitonas e confira o nível de molho. O molho final deverá ser espesso. Portanto, se parecer um pouco ralo, aumente o fogo e destampe a panela. Cozinhe por mais 10 minutos ou até que o frango esteja bem macio e os legumes estejam macios e derretendo. Prove o tempero, mexa com cuidado e sirva.

Dicas:

- Esse prato de frango é excelente apenas com legumes no vapor ou com uma salada verde, mas também fica bom com arroz cozido ou batatas.
- Uma quantidade de ervas mistas secas — ervas de Provence ou uma mistura italiana — pode ser usada no lugar do tomilho fresco e da manjerona.
- Essa receita pode ser congelada.

Tagine de frango com cenoura e grão-de-bico

4 porções

425g de peito de frango sem pele
2 colheres de chá de azeite de oliva
1 cebola média cortada em pedaços grandes
3 cenouras médias picadas
¼ de colher de chá de gengibre moído
1/4 de colher de chá de canela
Suco de meio limão
1 lata (210g) de grão-de-bico, sem água e lavado
2 colheres de sopa de purê de tomate
400 a 500ml de água ou caldo de galinha
2 colheres de chá de mel

PORÇÕES		INFORMAÇÕES NUTRICIONAIS	
Carboidratos	½	Calorias	217
Proteínas	4	Carboidratos	16g
Gorduras	0	Proteínas	27g
Laticínios	0	Fibras	5g
Frutas	0	Sal	0,3g
Legumes	1		

Corte os peitos de frango em pedaços quadrados de até 2cm. Aqueça o azeite em uma caçarola grande de fundo duplo ou em uma caçarola refratária em fogo brando. Acrescente a cebola cortada e as cenouras e cozinhe lentamente até que a cebola comece a mudar de cor.

Coloque os pedaços de frango e mexa por 1 minuto mais ou menos. Continue mexendo para ter certeza de que os pedaços de frango não grudem no fundo da panela e, em seguida, junte os temperos e o suco de limão. Mexa tudo bem para cobrir o frango com os temperos; em seguida, coloque os grãos-de-bico, o purê de tomate e caldo suficiente ou água para cobrir o frango.

Cozinhe por 30 minutos, destampe; em seguida, acrescente o mel. Continue cozinhando por mais 10 minutos ou até que o molho esteja bastante reduzido. Se você tiver a intenção de servir o *tagine* com cuscuz ou triguilho, não reduza muito o molho.

Dica:

- No lugar de cenouras, substitua pela metade de uma abóbora goiabinha pequena, descascada, sem semente e cortada em pedaços.

Tortilhas de frango

4 porções

500g de peito de frango sem pele
2 limões
½ colher de chá de páprica
1 colher de chá de cominho moído
1 pimenta chili vermelha, sem semente e cortada em pedaços pequenos, ou ½ colher de chá de pimenta chili em pó
Pimenta-do-reino
2 colheres de chá de azeite de oliva
1 pimentão vermelho sem semente e bem picado
1 pimentão verde sem semente e bem picado
1 cebola roxa média
1 colher de chá de purê de tomate

PORÇÕES		INFORMAÇÕES NUTRICIONAIS	
Carboidratos	2	Calorias	381
Proteínas	4	Carboidratos	49g
Gorduras	0	Proteínas	36g
Laticínios	½	Fibras	5g
Frutas	0	Sal	0,8g
Legumes	2		

Um ramo de coentro, somente as folhas
150g de iogurte natural com baixo teor de gordura
4 tortilhas

Corte o peito de frango em tiras finas de até 3,5cm de comprimento e até 1cm de largura. Esprema os limões em uma tigela grande e acrescente a páprica, o cominho, a pimenta chili e uma boa quantidade de pimenta-do-reino moída. Junte também uma colher de chá de azeite de oliva; em seguida, misture tudo. Acrescente o frango e misture tudo com uma colher de pau. Reserve.

Enquanto isso, prepare os pimentões, corte a cebola ao meio e, em seguida, em fatias. Coloque os legumes na tigela com o frango e adicione o suco de outro limão, misturando tudo bem.

Coloque folhas crocantes de salada nos pratos em que for servir e retire as folhas do coentro. Despeje o iogurte em uma tigela pequena. Se quiser aquecer as tortilhas, preaqueça o forno (seguindo as instruções de temperatura do pacote) ou use o micro-ondas.

Aqueça uma frigideira antiaderente grande ou uma caçarola em fogo alto e coloque uma colher de chá de azeite. Quando estiver bem quente, acrescente a mistura de frango. Cozinhe por 5 minutos, mexendo constantemente para evitar que queime. Em seguida, misture o purê de tomate. Continue cozinhando e mexendo por mais alguns minutos ou até que você tenha a certeza de que o frango está cozido — ele deve começar a ficar um pouco crocante nas bordas e opaco por dentro. Retire-o do fogo.

Em seguida, monte as tortilhas: com uma colher, coloque iogurte em cada uma delas, salpique folhas de coentro e divida o frango entre elas. Acrescente um pouco mais de iogurte e, em seguida, enrole a tortilha. Sirva imediatamente.

Dica:

- Você também pode usar peito de peru ou carne nessa receita no lugar de frango e acrescentar uma porção de guacamole (ver página 180) quando estiver enrolando as tortilhas.

Carne

Hambúrguer clássico caseiro

4 porções (4 hambúrgueres)

500g de carne moída magra
Pimenta-do-reino
1 ramo grande de tomilho sem as folhas
2 colheres de chá de mostarda Dijon ou integral (opcional)
2 gemas de ovo pequenas ou 1 grande

PORÇÕES		INFORMAÇÕES NUTRICIONAIS	
Carboidratos	0	Calorias	254
Proteínas	4	Carboidratos	< 1g
Gorduras	0	Proteínas	29g
Laticínios	0	Fibras	0g
Frutas	0	Sal	0,6g
Legumes	0		

Coloque a carne em uma tigela, moa a pimenta-do-reino sobre ela e misture bem com uma colher de pau, desmanchando qualquer pedaço grande. Em seguida, acrescente as folhas do tomilho, a mostarda e as gemas dos ovos e misture tudo. A mistura ganhará consistência, mas não pressione demais a carne, pois isso endurecerá os hambúrgueres. Divida a massa de carne em quatro porções iguais e forme quatro bolos achatados.

Aqueça a grelha a uma temperatura alta. Forre a grelha com um pedaço grande de papel laminado; em seguida, com cuidado, coloque as porções em cima dele com uma espátula. Cozinhe por 5 a 10 minutos, virando uma vez. O tempo de cozimento depende da espessura assim como de seu gosto — malpassado, ao ponto, bem passado. Sirva imediatamente.

Alternativa vegetariana:
Escorra e lave as duas latas de 400g de feijões com água. Coloque os feijões em uma panela, cubra com água filtrada e ferva; em seguida, escoe a água dos feijões novamente (isso torna mais fácil amassá-los) e coloque-os em uma tigela. Acrescente 100g de farelos de pão integral e amasse tudo; junte o tomilho, a mostarda e as gemas dos ovos e misture bem. Forme 4 bolos achatados, como anteriormente; em seguida, coloque-os em uma assadeira e grelhe por 5 a 6 minutos de cada lado.

PORÇÕES		INFORMAÇÕES NUTRICIONAIS	
Carboidratos	1	Calorias	248
Proteínas	2	Carboidratos	41g
Gorduras	0	Proteínas	15g
Laticínios	0	Fibras	10g
Frutas	0	Sal	0,8g
Legumes	0		

Dicas:

- Esses hambúrgueres são simples, saudáveis e rápidos de fazer e você pode variar os temperos para adequá-los ao seu gosto pessoal. Experimente acrescentar cominho moído, pimenta bem picada e, talvez, folhas de coentro para chegar a um hambúrguer picante e condimentado, ou acrescente um pouco de canela e cominho para obter um sabor norte-africano forte.
- Batatas cozidas e uma salada de tomate seriam excelentes acompanhamentos.

Espetos de carneiro marinado e cebola roxa com molho de iogurte e ervas

2 porções

250g de bifes de carneiro magros
3 colheres de sopa de iogurte natural com baixo teor de gordura
1 colher de chá de azeite de oliva
1 folha de louro
Pimenta-do-reino
1 cebola roxa média

PORÇÕES		INFORMAÇÕES NUTRICIONAIS	
Proteínas	4	Calorias	374
Gorduras	0	Carboidratos	22g
Laticínios	1½	Proteínas	36g
Frutas	0	Fibras	2g
Legumes	½	Sal	0,6g

Para o molho:
250g de iogurte grego com baixo teor de gordura ou sem gordura
Punhado grande de folhas de hortelã bem picadas
1 pitada de páprica

Para servir:
Punhado de folhas de coentro

Observação: O carneiro precisa marinar por algumas horas ou por uma noite inteira — se for colocado na geladeira de manhã, estará pronto para cozinhar na mesma noite.

Corte os bifes de carneiro em cubos de 1,5cm e descarte qualquer gordura que for facilmente retirável. Coloque os cubos de carneiro em uma tigela juntamente com 3 colheres de sopa de iogurte e azeite sobre eles. Acrescente a folha de louro e passe a carne pelo iogurte até que fique totalmente coberta. Moa sobre os bifes uma pitada de pimenta-do-reino, cubra a tigela com papel-filme e coloque-a na geladeira para marinar.

Se pretende usar espetos de bambu, mergulhe-os em água por meia hora antes de cozinhar. Faça o molho de iogurte com ervas colocando o iogurte grego e as folhas de hortelã picadas em uma tigela. Mexa e depois salpique um pouco de páprica sobre a mistura. Coloque o molho na geladeira enquanto prepara e cozinha os espetos.

Preaqueça a grelha a uma temperatura alta. Corte a cebola roxa em quatro partes; em seguida, separe cada um dos pedaços e retire a carne do refrigerador. Enfie os pedaços de cebola e os cubos de carne nos espetos alternadamente; em seguida, enfie os espetos prontos em uma panela com grelha ou em uma assadeira de forma que a carne fique suspensa sobre ela.

Coloque os espetos na grelha e asse, virando-os algumas vezes até que estejam a seu gosto — isso provavelmente levará cerca de 10 a 15 minutos. Sirva imediatamente com uma colherada de molho de iogurte e um punhado de folhas de coentro.

Bife ligeiramente frito à tailandesa com limão, cebola roxa e pepino

2 porções

240g de bife ou lombo ligeiramente frito
1 ramo de capim-limão
2 limas da pérsia
1 pimenta vermelha (a gosto)
½ pepino
1 cebola roxa média
4 cebolinhas
2 colheres de chá de óleo de canola ou outro óleo de sabor natural

PORÇÕES		INFORMAÇÕES NUTRICIONAIS	
Carboidratos	2	Calorias	447
Proteínas	4	Carboidratos	57g
Gorduras	½	Proteínas	34g
Laticínios	0	Fibras	5g
Frutas	0	Sal	0,2g
Legumes	2		

Para servir:
120g de arroz basmati *integral*

Marine o bife e reserve por 30 minutos. Se usar lombo, primeiro corte-o em tiras finas. Corte o capim-limão em dois pedaços no sentido do comprimento, achate a extremidade bulbosa e coloque-os em uma tigela com o suco de uma das limas. Acrescente a carne, cubra a tigela e reserve.

Coloque o arroz para cozinhar (siga as instruções no pacote). Tenha tudo pronto para fritar ligeiramente. Corte a pimenta ao meio, no sentido do comprimento, retire as sementes e pique-a bem.

Descasque metade de um dos lados do pepino e, em seguida, usando um descascador de batatas, retire toda e qualquer fibra e reserve. Corte o restante do pepino em bastões pequenos com cerca de 4cm de comprimento. Corte a cebola na metade e, em seguida, em semicírculos finos. Pique bem as cebolinhas e acrescente algumas das partes brancas às tiras finas de pepino.

Aqueça o azeite em uma panela *wok* ou numa frigideira antiaderente grande em fogo alto. Tire a carne da tigela e retire o capim-limão dela. Assim que o azeite estiver bem quente, coloque a carne na *wok*. Frite ligeiramente mexendo constantemente por cerca de 3 minutos, até que esteja bem. Retire a carne da *wok* e coloque-a em um prato; em seguida, regue a *wok* ainda quente com o que sobrou do suco de limão siciliano do marinado e com o suco do segundo limão siciliano — ela vai chiar. Acrescente a cebola roxa, a pimenta, os bastões de pepino e as cebolinhas. Frite rapidamente por 2 a 3 minutos, até que tenham ganhado cor e amolecido. Em seguida, recoloque a carne e qualquer suco na *wok* e frite rapidamente por mais um minuto.

Escorra a água do arroz e divida-o entre os dois pratos. Coloque o bife frito por cima; em seguida, adorne com as tiras de pepino cru e a cebolinha. Esprema uma das limas para colocar mais algumas gotas de limão em cada prato e sirva imediatamente.

Almôndegas de carne bovina com molho

4 porções

400g de carne moída magra
2 cebolas médias
4 dentes de alho
Ramos grandes de tomilho, sem as folhas, ou 1 colher de chá de ervas italianas secas mistas
Pimenta-do-reino
4 colheres de chá de azeite de oliva
200g de cogumelos fatiados
1 lata (400g) de tomates cortados ou uma quantidade dobrada de "molho de tomate universal" (ver página 261)
Cerca de 200ml de água

PORÇÕES		INFORMAÇÕES NUTRICIONAIS	
Carboidratos	0	Calorias	256
Proteínas	3	Carboidratos	10g
Gorduras	½	Proteínas	25g
Laticínios	0	Fibras	3g
Frutas	0	Sal	0,3g
Legumes	1½		

Coloque a carne moída em uma tigela. Pique as cebolas e dois dentes de alho e junte-os à carne moída. Salpique as ervas sobre a carne e acrescente uma quantidade generosa de pimenta-do-reino moída; em seguida, mexa tudo bem com uma colher de pau. Faça 24 bolinhos com a mistura, cada um com cerca da metade do tamanho de uma bola de golfe.

Aqueça uma frigideira com duas colheres de sopa de azeite. Com cuidado, transfira os bolinhos de carne para a frigideira e toste-os uniformemente (isso pode ser feito em lotes). Retire-os da frigideira e coloque-os em um prato. Limpe a frigideira com um pedaço de papel-toalha e acrescente o restante do azeite. Pique a cebola e os dentes de alho restantes e frite-os até começarem a dourar. Acrescente os cogumelos e cozinhe por alguns minutos — eles também devem começar a dourar.

Coloque os tomates ou o "molho de tomate universal" em uma jarra de medida e acrescente água suficiente ou caldo de legumes para fazer 600ml de líquido. Transfira a mistura de cebola para uma caçarola e acrescente o molho de tomate. Com cuidado, coloque os bolinhos de carne na frigideira e ferva o molho; em seguida, reduza para fogo brando, tampe a frigideira e cozinhe por 30 minutos. Verifique a cada 10 minutos para ter certeza de que o molho não está grudando no fundo da frigideira e abaixe a temperatura se necessário. Se o molho parecer líquido demais, aumente o fogo um pouco pelos 10 minutos finais e destampe.

Dica:

- Esses bolinhos de carne são deliciosos com massa ou arroz cozido.

Vegetariano

Pimentões crocantes recheados com rúcula e molho indiano *raita*

2 porções

75g de arroz de grão longo integral
3 pimentões vermelhos grandes (ou um vermelho, um amarelo e um verde)
1½ colher de chá de azeite de oliva
1 cebola grande picada
2 dentes de alho bem picados
125g de cogumelos aparados e fatiados
3 colheres de chá de pinhão
10 amêndoas picadas em pedaços grandes
Pimenta-do-reino
100 a 150ml de água

Para a salada:
1 saco de rúcula
1 colher de chá de suco de limão

PORÇÕES		INFORMAÇÕES NUTRICIONAIS	
Carboidratos	1½	Calorias	431
Proteínas	0	Carboidratos	63g
Gorduras	2	Proteínas	15g
Laticínios	½	Fibras	12g
Frutas	0	Sal	0,2g
Legumes	5		

Para o raita*:*
100g de iogurte natural com baixo teor de gordura
5cm de pepino

Cozinhe o arroz de acordo com as instruções do pacote.

Preaqueça o forno a 190ºC. Corte os pimentões ao meio, no sentido do comprimento, e tire as sementes sem retirar o cabo (deixar os cabos ajuda a acomodar o recheio). Mantê-los intactos enquanto retira as sementes é um pouco trabalhoso, mas uma tesoura pode facilitar essa tarefa.

Coloque metade de uma colher de chá de azeite em um pedaço de toalha de papel e esfregue os pimentões com ela; em seguida, coloque-os em uma assadeira com a parte de dentro para cima. Asse por 12 a 15 minutos, dependendo do tamanho.

Aqueça a colher de chá de azeite que restou em uma frigideira antiaderente e acrescente a cebola. Cozinhe por 5 minutos e, em seguida, junte o alho e os cogumelos. Continue cozinhando por cerca de 4 minutos ou até que os cogumelos e as cebolas comecem a ganhar cor; em seguida, acrescente os pinhões, as amêndoas e uma boa quantidade de pimenta-do-reino moída. Mexa tudo e tire a panela do fogo. Escorra toda a água do arroz cozido e misture-o com os cogumelos e as nozes.

Com cuidado, retire as conchas de pimentão da assadeira e transfira para um pirex refratário (de cerâmica ou de vidro). Recheie cada um deles com uma colher e, em seguida, derrame água em torno deles — ela deve cobrir a base do pirex. Coloque no forno e asse por 20 minutos.

Prepare a salada e o molho de iogurte enquanto os pimentões assam. Espalhe folhas de rúcula em uma travessa e regue-as com o suco de limão. Com uma colher, coloque o iogurte em uma tigela pequena. Rale o pepino com um ralador; retire o máximo de líquido possível dele e, em seguida, misture-o ao iogurte. Quando os pimentões estiverem prontos, retire-os cuidadosamente com uma escumadeira grande deixando escorrer toda água que porventura ainda haja neles. Em seguida, coloque-os nos pratos em que for servir. Acrescente uma colherada generosa de molho de iogurte e sirva, acompanhado de rúcula regada com limão. Um molho de tomate temperado pode ser outro acompanhamento refrescante.

Massa *arrabbiata* (e molho de tomate universal)

2 porções

1 pimenta chili vermelha ou a gosto
½ colher de chá de azeite de oliva
1 cebola pequena picada
2 dentes de alho bem picados
1 lata (227g) de tomates picados
150g de macarrão do tipo penne integral
Folhas de manjericão

PORÇÕES		INFORMAÇÕES NUTRICIONAIS	
Para a massa arrabiata			
Carboidratos	2	Calorias	196
Proteínas	0	Carboidratos	45g
Gorduras	0	Proteínas	10g
Laticínios	0	Fibras	9g
Frutas	0	Sal	0,3g
Legumes	1½		
Para o molho			
Carboidratos	0	Calorias	48
Proteínas	0	Carboidratos	7g
Gorduras	0	Proteínas	2g
Laticínios	0	Fibras	2g
Frutas	0	Sal	0,1g
Legumes	1½		

Tenha cuidado quando preparar as pimentas — corte a parte de cima, pela metade, no sentido do comprimento e retire as sementes. Em seguida, pique bem e reserve.

Para fazer o molho de tomate, aqueça o azeite em uma panela pequena, junte as cebolas, o alho e as pimentas. Mexa bem e cozinhe muito lentamente por cerca de 10 minutos, ou até que as cebolas estejam transparentes e macias. Aumente o fogo e acrescente os tomates enlatados cozinhando em fogo brando até que o molho esteja reduzido à metade.

Enquanto o molho estiver cozinhando em fogo brando, coloque uma panela grande de água para ferver e cozinhe o penne por cerca de 10 minutos.

Você pode servir a massa pura ou com um molho de tomate cremoso. Se optar pelo molho, passe-o por uma peneira espremendo-o com uma colher de pau e raspe o que não passou pela peneira e coloque em uma tigela. Descarte a polpa, recoloque o molho em uma panela limpa e aqueça-o.

Quando a massa estiver pronta, escorra para retirar toda a água e coloque-a de volta na panela. Acrescente o molho, do jeito que está ou o cremoso, e misture bem. Divida entre dois pratos, salpique manjericão e sirva.

Molho de tomate universal

Para fazer um molho de tomate que sirva a qualquer propósito, faça o molho da mesma forma como descrito anteriormente, mas não coloque as pimentas e acrescente algumas ervas se desejar: tomilho, manjericão e orégano são excelentes. Em geral, ele fica cremoso, mas isso dependerá de como você deseja usá-lo. É fácil aumentar as quantidades para fazer mais molho, ou qualquer sobra de molho pode ser mantido na geladeira por dois dias. Ele também congela bem.

Dicas:

- Esse prato deve ser picante, mas não ao ponto de ser impossível comê-lo, e deve ser servido com pouco molho.
- O molho de tomate básico, sem a pimenta, pode ser usado em muitas outras receitas.
- Sirva a massa com camarões cozidos ou com um peito de frango assado fatiado por cima.

Feijões à moda de Boston

5 porções

2 latas (400g) de feijão branco ou de outro tipo
1 colher de chá de azeite de oliva
1 cenoura pequena bem picada
1 cebola média bem picada
1 talo de cebolinha bem picada
2 dentes de alho picados
¼ colher de chá de pimenta vermelha
1 colher de chá de orégano seco ou uma porção generosa de orégano fresco
1 lata (400g) de tomates picados ou duas vezes a quantidade do molho de tomate universal espesso.
2 colheres de chá de mel

PORÇÕES		INFORMAÇÕES NUTRICIONAIS	
Carboidratos	0	Calorias	140
Proteínas	1½	Carboidratos	25g
Gorduras	0	Proteínas	8g
Laticínios	0	Fibras	8g
Frutas	0	Sal	0,1g
Legumes	1		

Esses feijões não precisam ser assados no forno; podem ser cozidos na panela da maneira descrita a seguir. Se for mais conveniente assá-los, então, preaqueça o forno a 180ºC. Lembre-se apenas de vigiá-los durante o cozimento.

Escorra toda a água dos feijões e reserve. Aqueça o azeite em uma panela antiaderente e coloque a cenoura, a cebola e a cebolinha picadas. Cozinhe tudo lentamente por 10 minutos; em seguida, acrescente o alho e cozinhe por mais 5 minutos.

Junte a pimenta vermelha; depois os feijões e mexa para misturar. Acrescente o orégano, os tomates e o mel, e cozinhe em fogo brando a alto por 20 a 30 minutos, mexendo de vez em quando até que a maior parte do líquido tenha evaporado. Quando os feijões estiverem prontos, prove o tempero e sirva (se for congelar, não tempere).

Dicas:

- Feijões cozidos em casa são mais saudáveis do que os comprados prontos, pois aqueles contêm menos sal e açúcar.
- São bons para congelar e uma refeição pronta ideal.

Alternativa:

Os grãos de soja dão um gosto diferente e são muito usados por vegetarianos, uma vez que fornecem uma proteína completa. No entanto, levam mais tempo para cozinhar (você não pode usar grãos de soja frescos nessa receita). Deixe de molho 200g de grãos de soja secos durante a noite; em seguida, escorra toda a água, cubra com muita água e cozinhe por uma hora. Abaixe o fogo e cozinhe em fogo brando por mais uma hora, escorra bem a água e proceda como descrito anteriormente.

Orzotto com ervilhas e feijões-fava

2 porções

1 colher de chá de azeite de oliva
1 cebola pequena picada
1 dente de alho bem picado e amassado
80g de cevadinha
500 a 750ml de caldo de legumes picante com baixo teor de sal
100g de feijões-fava congelados
100g de ervilhas congeladas
Pimenta-do-reino

PORÇÕES		INFORMAÇÕES NUTRICIONAIS	
Carboidratos	2	Calorias	259
Proteínas	0	Carboidratos	48g
Gorduras	0	Proteínas	11g
Laticínios	0	Fibras	12g
Frutas	0	Sal	0,9g
Legumes	1½		

Aqueça o azeite em uma panela antiaderente em fogo brando e acrescente a cebola picada. Cozinhe a cebola e o alho lentamente, até ficarem transparentes, por cerca de 10 minutos e, em seguida, coloque a cevadinha. Mexa por 2 minutos, cobrindo-a com o azeite e torrando-a na panela quente, o que a deixará mais saborosa. Depois, acrescente algum caldo e deixe borbulhar até que ele tenha sido absorvido pelos grãos. Repita isso até que os grãos estejam começando a ficar bem macios, o que levará cerca de 35 a 45 minutos.

Quando os grãos estiverem quase prontos, coloque uma panela de água para ferver. Acrescente os feijões-fava, volte a ferver em fogo brando por alguns minutos. Em seguida, coloque as ervilhas e cozinhe em fogo brando até que ambos estejam macios. Escorra toda água e, assim que a cevadinha estiver cozida, mas ainda um pouco dura, coloque-a na panela e misture bem com o *orzotto*. Prove o tempero, acrescente pimenta a gosto e sirva imediatamente.

Dicas:

- Uma salada picante de tomate e cebola é um bom acompanhamento para esse *orzotto* específico.
- Você pode substituir a ervilha e os feijões-fava por muitos outros ingredientes — experimente cogumelos ou abóbora.
- O tempo de cozimento da cevadinha pode variar bastante; algumas levam mais tempo e absorvem mais água antes de finalmente ficarem macias e isso pode variar com a idade do grão — quanto mais frescos os grãos, menos tempo precisam para cozinhar. Por essa razão, recomenda-se cozinhar separadamente tudo que você quiser colocar em seu *orzotto* e depois acrescentar a cevadinha no último minuto: ele não passará do ponto.

Chili de feijão e pimentão verde

4 porções

2 latas (400g) de feijões conservados em água
1 lata (400g) de tomates picados
1 pimentão verde grande, sem sementes e picado
1 cebola grande bem picada
2 dentes de alho amassados
2 colheres de sopa de purê de tomate
1 colher de chá de pimenta vermelha ou pimenta em pó (ou mais, a gosto)
1 colher de chá de cominho moído
1 colher de chá de coentro moído
Pimenta-do-reino

PORÇÕES		INFORMAÇÕES NUTRICIONAIS	
Carboidratos	2	Calorias	390
Proteínas	2	Carboidratos	80g
Gorduras	0	Proteínas	17g
Laticínios	0	Fibras	14g
Frutas	0	Sal	0,2g
Legumes	2		

Para servir:
240g de arroz basmati

Escorra toda a água dos feijões e coloque-os em uma panela grande em fogo brando. Acrescente os tomates, a pimenta e a cebola picada. Junte o alho e depois o purê de tomates, a pimenta vermelha ou em pó, o cominho e o coentro moídos. Por fim, coloque pimenta-do-reino e mexa bem; em seguida, tampe a panela e deixe cozinhar em fogo brando por 30 minutos. Prepare o arroz de acordo com as instruções do pacote.

Vigie o chili enquanto cozinha mexendo de vez quem quando. Se houver caldo em excesso, destampe e aumente a temperatura; se parecer haver pouco caldo, acrescente um pouco de água. No entanto, o molho do chili deve ficar espesso e não ralo. Escorra toda a água do arroz e sirva-o com o chili.

Dica:

- Você pode substituir uma das latas de feijão por 300g de proteína vegetal texturizada.

Lasanha com pimentões vermelhos, abobrinha e cogumelos

4 porções

2 colheres de chá de azeite de oliva
1 cebola grande picada
2 dentes de alho bem picados
2 pimentões vermelhos, sem sementes e cortados em cubos de 1cm
1 abobrinha média cortada em rodelas
500g de cogumelos, secos e picados
1 x 400g lata de tomates picados
1 colher de chá de orégano seco ou um punhado de folhas de orégano fresco
8 tiras de lasanha integral ou de espinafre
2 colheres de chá de parmesão ralado

PORÇÕES		INFORMAÇÕES NUTRICIONAIS	
Carboidratos	2½	Calorias	374
Proteínas	0	Carboidratos	50g
Gorduras	0	Proteínas	15g
Laticínios	½	Fibras	10g
Frutas	0	Sal	0,4g
Legumes	3		

Para o molho bechamel:
35g margarina de azeite de oliva
35g de farinha simples
350ml de leite desnatado
1 pitada de pimenta-do-reino

Preaqueça o forno a 180ºC. Esquente o azeite de oliva em uma panela grande em fogo brando e coloque a cebola. Cozinhe por 5 minutos mais ou menos, até ficar ligeiramente transparente. Junte o alho e mexa; em seguida, os pimentões. Após 5 minutos, acrescente a abobrinha, os cogumelos, os tomates enlatados e o orégano. Cozinhe por mais 5 a 10 minutos, ou até que os legumes fiquem macios, depois tire a panela do fogo e reserve.

Coloque uma panela grande de água para ferver. Pegue uma travessa refratária grande de cerca de 6 a 7cm de profundidade (idealmente, 25x25cm ou 30x20cm). Em seguida, faça o molho. Derreta a margarina em uma panela antiaderente em fogo brando. Assim que estiver derretida, misture a farinha e continue mexendo até que esteja começando a mudar de cor. Em seguida, tire a panela do fogo e acrescente o leite, batendo levemente, aos poucos. Coloque a panela de volta no fogo e cozinhe o molho — ainda batendo — até que ele engrosse, o que deverá levar somente cerca de 3 minutos. Junte um pouco de pimenta-do-reino, bata novamente e, em seguida, diminua o fogo ou desligue-o, caso seja um fogão elétrico. Coloque as tiras de lasanha em uma panela de água fervente duas a duas, deixe-as amolecer ligeiramente, retire e seque-as com toalha de papel, ou siga as instruções no pacote.

Monte a lasanha. Coloque um pouco de molho bechamel no fundo da travessa refratária; com uma colher, pegue metade da mistura de legumes e coloque sobre a massa da lasanha. Faça uma camada com a outra metade de massa que sobrou. Em seguida, despeje metade do restante do molho por cima; coloque outra camada de legumes e cubra com o restante da massa. Despeje o que sobrou do molho sobre a massa e salpique queijo parmesão. Asse por 40 a 45 minutos, até que a superfície fique dourada e a lasanha esteja borbulhando.

Dica:

- Se preferir não usar o parmesão, esfarele um pouco de Edam sobre a lasanha.

Fritada de abobrinha

2 porções

2 abobrinhas grandes (cerca de 150 a 175g) aparadas
2 colheres de chá de óleo
1 cebola pequena picada
4 ovos
Pimenta-do-reino

PORÇÕES		INFORMAÇÕES NUTRICIONAIS	
Carboidratos	0	Calorias	233
Proteínas	2	Carboidratos	4g
Gorduras	½	Proteínas	17g
Laticínios	0	Fibras	2g
Frutas	0	Sal	0,4g
Legumes	1½		

Corte as abobrinhas ao meio, no sentido do comprimento, e depois em fatias. Aqueça uma colher de chá de óleo em uma frigideira de tamanho médio, junte as abobrinhas e a cebola e cozinhe em fogo brando até que amoleçam, mas sem desmanchar. Reserve.

Bata os ovos em uma tigela com uma pitada de pimenta-do-reino. Acrescente as abobrinhas e a cebola, escorrendo qualquer caldo primeiro, caso necessário, e mexa tudo bem.

Limpe a panela com uma toalha de papel e retorne-a para o fogo. Coloque o restante do óleo e deixe esquentar; em seguida, junte a abobrinha e a mistura de ovo. Espalhe pela frigideira, empurrando os pedaços de abobrinha com uma espátula e inclinando a frigideira de forma que o ovo escorra para as bordas. Cozinhe lentamente, balançando a frigideira levemente para evitar que grude, por cerca de 7 minutos ou até que a parte inferior esteja dourada quando você delicadamente a erguer com a espátula.

Aqueça a grelha e coloque a panela por baixo dela para assar a parte de cima (deixe o cabo virado para fora). Vigie a fritada, uma vez que ela inchará e ficará dourada muito rapidamente. Retire a panela da grelha, coloque a fritada em um prato e corte-a em quatro partes. Sirva imediatamente.

Dica:

- Fatias de batata e uma porção de ervilhas cozidas no vapor são acompanhamentos deliciosos.

Curry de berinjela com grão-de-bico, arroz e *raita* de manga

4 porções

2 berinjelas médias ou grandes (peso total de cerca de 850g)
1 lata (400g) de grão-de-bico
2cm de gengibre fresco, descascado e bem picado em quadradinhos
2 dentes de alho bem picados
1 colher de chá de óleo de canola ou outro óleo de sabor natural
1 cebola grande descascada e picada
1 pimenta chili bem picada (opcional)
2 colheres de chá de tempero garam masala
6 colheres de sopa de purê de tomate
500ml de água fervente, aproximadamente

Para servir:
240g de arroz basmati

PORÇÕES		INFORMAÇÕES NUTRICIONAIS	
Carboidratos	2½	Calorias	438
Proteínas	1	Carboidratos	81g
Gorduras	½	Proteínas	17g
Laticínios	½	Fibras	14g
Frutas	0	Sal	0,5g
Legumes	3		

Raita *de manga:*
300g de iogurte natural com baixo teor de gordura
2 colheres de chá de chutney *de manga*

Corte a berinjela em fatias e depois corte as fatias em cubos. Escorra e lave os grãos-de-bico e reserve ambos. Lave o arroz, coloque-o em uma tigela e cubra com água fria. Faça o *raita* colocando iogurte em uma tigela e aos poucos acrescente o *chutney* de manga. Cubra a tigela e coloque-a na geladeira.

Pique bem o gengibre e o alho, passando a faca várias vezes até que fiquem quase moídos. Aqueça o óleo em uma frigideira grande em fogo brando e acrescente o gengibre, o alho e as cebolas picadas. Cozinhe, mexendo sempre até a cebola ficar macia, mas não a deixe dourar, depois acrescente o chili (se for usar) e o *garam masala*. Cozinhe por alguns segundos, ainda mexendo, e depois acrescente as berinjelas.

Coloque o purê de tomate em uma jarra e acrescente água fervendo; mexa, depois despeje sobre a berinjela até cobri-la. Cozinhe em fogo brando por 10 minutos. Enquanto a berinjela cozinha, coloque o arroz com a água em uma panela e cozinhe de acordo com as instruções da embalagem.

Quando a berinjela tiver cozinhado por 10 minutos, junte o grão-de-bico e tampe a panela. Continue cozinhando por mais 10 minutos, vigiando o molho e acrescentando um pouco de água se necessário; mexa bem para evitar que grude no fundo da panela. Se houver muito molho, aumente o fogo nos últimos minutos para que possa evaporar um pouco — o prato deve ser quase seco. Sirva o *curry* com o arroz assim que ele e a berinjela ficarem prontos.

Dicas:

- O molho de iogurte (*raita* de manga) que acompanha esse curry também pode ser feito acrescentando-se uma quantidade semelhante do picles indiano de sua preferência, embora manga combine muito bem com berinjela.
- Você também pode acrescentar pepinos ou cebolas ralados ao iogurte para obter um *raita* mais autêntico — esprema o excesso de água do pepino antes.

Doces e sobremesas

Bolo de iogurte com limão e mirtilo

12 porções

200g de farinha integral com fermento
1 colher de chá de fermento em pó
100g de açúcar refinado
250g de iogurte grego com baixo teor de gordura
50ml de óleo de canola
150ml de leite semidesnatado
Suco e raspas da casca de 1 limão
3 ovos com gemas separadas
100g de mirtilos

PORÇÕES		INFORMAÇÕES NUTRICIONAIS	
Carboidratos	1	Calorias	174
Proteína	½	Carboidratos	23g
Gordura	½	Proteína	6g
Laticínios	0	Fibra	2g
Fruta	0	Sal	0,1g
Legumes	0		

Preaqueça o forno a 180°C.

Unte ligeiramente e alinhe a base de uma forma de assar de 20cm com papel-manteiga.

Peneire a farinha, o fermento e o açúcar refinado em uma tigela. Faça uma cavidade no centro.

Bata o iogurte, o azeite, o leite, as raspas da casca do limão, o suco de limão e as gemas dos ovos em uma tigela separada. Acrescente os mirtilos e misture tudo.

Em outra tigela, bata as claras em neve, mas não as deixe secar. Despeje a mistura de iogurte nos ingredientes secos e misture usando uma colher de metal, só até tudo começar a ficar homogêneo. Acrescente as claras aos poucos e depois coloque a mistura na forma. Asse por 30 minutos até que um palito espetado no meio dele saia limpo. Deixe na forma por 10 minutos antes de colocá-lo em um descanso para esfriar.

Sorvete de iogurte com framboesa

6 porções

200g de framboesas maduras, frescas ou congeladas
30g de açúcar
450g de iogurte natural com baixo teor de gordura

PORÇÕES		INFORMAÇÕES NUTRICIONAIS	
Carboidrato	½	Calorias	129
Proteína	0	Carboidratos	19g
Gordura	0	Proteína	7g
Laticínios	½	Fibra	3g
Fruta	½	Sal	0,2g
Legumes	0		

Examine com cuidado as framboesas e remova qualquer pedaço de folha; lave-as rapidamente e coloque-as em uma tigela. Se usar framboesas congeladas, descongele-as antes de continuar a fazer a receita. Misture açúcar a elas, partindo-as, e acrescente o iogurte. Bata tudo junto usando um mixer manual (ou coloque a mistura no liquidificador).

Mexa uma última vez para ter certeza de que está cremoso e de que tudo ficou bem misturado, depois despeje em uma vasilha rasa ou em algum utensílio que possa ser congelado. Congele a mistura de iogurte por uma hora ou até que cristais se formem nas bordas. Retire do congelador e bata bem; recoloque a vasilha no congelador. Volte a bater após uma hora (você pode usar um mixer manual — com uma colher, coloque a mistura em uma tigela, bata e coloque novamente no congelador) e depois congele o sorvete por, pelo menos, outras duas horas, ou até solidificar.

Retire o sorvete de iogurte do congelador cerca de 15 minutos antes de servir e deixe-o em temperatura ambiente para amolecer um pouco.

Dicas:

- Você pode usar qualquer fruta nesta receita, contanto que estejam maduras e suculentas.
- Sorvete de iogurte tem uma textura diferente de sorvete feito com leite, mas bater bem ajuda a torná-lo mais macio.

Cheesecakes individuais de limão e mel

2 porções

3 colheres de sopa de aveia jumbo
2 colheres de chá de creme vegetal, preferencialmente de girassol
1 pitada de gengibre moído (opcional)
150g de cream cheese natural com baixo teor de gordura
1 colher de sopa de iogurte grego com baixo teor de gordura ou sem gordura
2 colheres de chá de mel claro
Raspas de casca e suco de meio limão grande

PORÇÕES		INFORMAÇÕES NUTRICIONAIS	
Carboidrato	2	Calorias	213
Proteína	0	Carboidratos	23g
Gordura	1	Proteína	12g
Laticínios	2½	Fibra	2g
Fruta	0	Sal	0,9g
Legumes	0		

Coloque a aveia em uma panela seca em fogo brando. Mexa com uma colher de pau até que começar a cheirar a torrado e a mudar de cor (isso deve acontecer de repente). Retire a panela do fogo, despeje a aveia em uma tigela pequena, acrescente o creme vegetal e o gengibre moído (se estiver usando). Misture tudo imediatamente, integrando o creme vegetal com uma colher de pau; o calor da aveia o derreterá. Quando formar uma mistura homogênea, divida-a entre duas tigelas (ou duas taças de vinho ou de bebida alcoólica) e pressione-a na base. Coloque as tigelas na geladeira por, pelo menos, 1 hora.

Retire o cream cheese do congelador 10 minutos antes de fazer o recheio — para que amoleça até poder ser manipulado. Coloque o cream cheese, o iogurte e o mel em uma tigela e bata tudo. Acrescente o suco de limão e bata novamente. Divida com cuidado a mistura entre duas tigelas. Nivele em cima e coloque-as mais uma vez no congelador por outras 3 horas (ou mais). Logo antes de servir, salpique raspas de casca de limão por cima de cada cheesecake.

Torta crocante de amora silvestre e maçã

4 porções

320g de maçãs de sobremesa
1 limão
320g de amoras maduras

Para a cobertura da torta:
125g de mingau de aveia
25g de amêndoas moídas
25g de farinha integral
25g de açúcar mascavo light
50g de creme vegetal de azeitona ou semelhante
½ colher de chá de canela

PORÇÕES		INFORMAÇÕES NUTRICIONAIS	
Carboidrato	1½	Calorias	326
Proteína	0	Carboidratos	46g
Gordura	2	Proteína	7g
Laticínios	0	Fibra	10g
Fruta	2	Sal	0,3g
Legumes	0		

Preaqueça o forno a 180°C. Descasque as maçãs, retire o miolo e corte-as em pedaços. Depois, coloque-as em uma tigela. Esprema o limão sobre elas, acrescente as amoras e misture bem. Coloque a fruta em um refratário de tamanho médio (com cerca de 18 a 20cm de diâmetro).

Coloque a aveia, as amêndoas moídas, a farinha e o açúcar mascavo, e misture bem. Em seguida, acrescente o creme vegetal e amasse até a mistura lembrar farelo de pão fino. Junte a canela e misture tudo novamente. Com uma colher, coloque a mistura sobre a fruta e pressione. Coloque o refratário no forno e asse por cerca de 30 a 40 minutos, ou até que a parte de cima fique dourada.

Sirva com iogurte grego com baixo teor de gordura ou sem gordura.

Crepes

4 porções (faz 4 crepes, usando uma frigideira média)

85g de farinha branca
1 colher de sopa de farinha integral
1 ovo médio
250ml de leite semidesnatado
1 colher de chá de creme vegetal de girassol por crepe

Para servir:
Suco de 1 limão
4 colheres de chá de mel transparente

PORÇÕES		INFORMAÇÕES NUTRICIONAIS	
Carboidrato	1	Calorias	166
Proteína	0	Carboidratos	23g
Gordura	1	Proteína	7g
Laticínios	0	Fibra	1g
Fruta	0	Sal	0,2g
Legumes	0		
Com mel			
Proteína	0	Calorias	189
Gordura	1	Carboidratos	29g
Laticínios	0	Proteína	7g
Fruta	0	Fibra	1g
Legumes	0	Sal	0,2g

Coloque as farinhas em uma tigela e quebre os ovos sobre elas. Usando uma batedeira, misture tudo, depois gradualmente acrescente o leite, batendo até obter uma mistura consistente, homogênea e cremosa, sem encaroçar.

Aqueça uma frigideira antiaderente em fogo alto. Quando estiver quente, acrescente um pouco de creme vegetal e deixe derreter; incline-a para espalhar o creme vegetal por toda a superfície. Agora, coloque a massa — cerca de 3 a 4 colheres de sopa por crepe —, mas a quantidade depende do tamanho da frigideira: um crepe deve ser mais fino do que uma panqueca padrão. Novamente incline a frigideira em todas as direções, deixando a massa escorrer para os lados. Recoloque no fogo e, após alguns minutos cozinhando, delicadamente levante um dos lados do crepe: ele deve estar ligeiramente corado. Vire a massa (com uma concha ou uma espátula) e cozinhe o outro lado — isso levará menos tempo, cerca de um minuto.

Você pode fazer apenas um crepe e guardar o restante da massa no congelador, ou pode fazer o lote inteiro. Se fizer todos os quatro de uma vez, quando o primeiro crepe estiver pronto, coloque-o em um prato quente, cubra ligeiramente com papel laminado e mantenha aquecido no forno enquanto faz os outros. Quando estiver pronto para comer, coloque o crepe no prato em que for servir, pingue suco de limão e uma colher de chá de mel transparente e enrole. Sirva imediatamente.

Dica:

- Em vez de mel, sirva com banana picada ou amoras, framboesas ou morangos e acrescente uma colher de iogurte grego com baixo teor de gordura.

Salada de frutas com damasco e maçã

2 porções

4 damascos secos picados
50ml de suco de maçã gelado
4 damascos frescos
2 maçãs de sobremesa pequenas

PORÇÕES		INFORMAÇÕES NUTRICIONAIS	
Carboidratos	0	Calorias	94
Proteína	0	Carboidratos	23g
Gordura	0	Proteína	2g
Laticínios	0	Fibra	5g
Fruta	2	Sal	<0,1g
Legumes	0		

Coloque os damascos secos em uma tigela. Acrescente o suco de maçã, cubra a tigela e deixe-a na geladeira por, pelo menos, uma hora. Corte os damascos frescos, retire os caroços, pique em pedaços menores e coloque-os na tigela. Corte as maçãs em fatias finas e misture tudo. Divida a fruta entre duas tigelas de servir e, com uma colher, acrescente o suco de maçã que sobrou na tigela maior. Sirva imediatamente.

Dica:

- Damascos frescos são deliciosos, mas muito sazonais. Se você não conseguir encontrá-los, use ameixas maduras no lugar.

Nectarinas assadas recheadas com nozes

2 porções

2 nectarinas maduras
2 colheres de sopa rasas de amêndoas moídas
1 colher de chá de açúcar
15 amêndoas picadas
1 colher de chá de pistaches sem sal e picados (opcional. Caso não use, acrescente mais 5 amêndoas)
100ml de suco de laranja

PORÇÕES		INFORMAÇÕES NUTRICIONAIS	
Carboidratos	0	Calorias	219
Proteína	0	Carboidratos	18g
Gordura	3	Proteína	7g
Laticínios	0	Fibra	4g
Fruta	1½	Sal	<0,1g
Legumes	0		

Preaqueça o forno a 220°C. Você precisará de um refratário pequeno, mas suficientemente grande para conter quatro metades de nectarina sem que tombem.

Divida as nectarinas ao meio, cortando-as até atingir o caroço. Torça uma metade de cada fruta para retirar o caroço e depois tire o caroço da outra parte. Coloque as partes no vasilhame refratário, com o lado cortado para cima.

Coloque as amêndoas moídas em uma tigela e acrescente açúcar e nozes picadas, depois umedeça a mistura com um pouco de suco de laranja até formar uma massa homogênea. Misture bem e, com uma colher, coloque suco de laranja nas cavidades deixadas pelos caroços da nectarina. Despeje o resto do suco de laranja na vasilha ao redor da fruta.

Cubra o recipiente com papel laminado e coloque-o no forno. Cozinhe por 15 minutos, depois remova o laminado. Cozinhe por mais 5 minutos ou até ficar macio. Delicadamente, retire cada fruta do refratário com uma escumadeira e coloque em um prato de servir. Com uma colher, coloque um pouco de suco ao redor de cada fruta e sirva imediatamente.

Mousse de chocolate e laranja

Nota: Esta receita contém ovos crus e, portanto, não é apropriada para ser servida para grávidas ou pessoas com saúde delicada.

4 porções

125g de chocolate meio amargo, pelo menos 70% de cacau sólido
1 laranja pequena
3 ovos médios

PORÇÕES		INFORMAÇÕES NUTRICIONAIS	
Carboidrato	2	Calorias	245
Proteína	1	Carboidratos	24g
Gordura	2	Proteína	8g
Laticínios	0	Fibra	3g
Fruta	0	Sal	0,2g
Legumes	0		

Coloque um refratário de vidro sobre uma panela de maneira que seu fundo não toque o fundo da panela; deve sobrar um espaço de, pelo menos, três centímetros entre a tigela e o fundo da panela. Você também precisará de quatro taças ou potes pequenos.

Quebre o chocolate em pedaços pequenos e coloque-os na tigela. Raspe a casca da laranja, esprema o suco e reserve. Acrescente a maior parte do suco de laranja à tigela com o chocolate. Coloque cerca de 1,5cm de água na panela e deixe ferver em fogo brando constante. Coloque a tigela em banho-maria (certifique-se de que ela não está contato com a superfície) para que o chocolate derreta, mexendo-o com uma colher de pau.

Separe os ovos e coloque as claras em outra tigela. Bata as claras (usando uma batedeira elétrica se possível), até que formem picos macios. Neste momento, o chocolate já deverá ter derretido. Tire o refratário da panela e acrescente o resto do suco de laranja.

Despeje as gemas e bata vigorosamente. Quando as gemas estiverem bem misturadas e o chocolate tiver uma aparência brilhosa, acrescente uma parte das claras batidas. Usando uma colher de metal, misture delicadamente até atingir uma cor uniforme e, em seguida, repita até todas as claras terem sido acrescentadas à mistura. Agora, cuidadosamente, coloque o mousse de chocolate nas taças ou nos potes, batendo delicadamente na bancada para nivelar e depois coloque os recipientes na geladeira para esfriar por, pelo menos, cinco horas ou por uma noite inteira.

Logo antes de servir, salpique algumas raspas da casca de laranja reservadas sobre cada porção.

Dicas:

- Algumas framboesas frescas colocadas ao lado do mousse dão um toque charmoso a essa sobremesa.
- Essa versão mais saudável de uma sobremesa clássica ainda assim é deliciosamente densa (é possível que você descubra que dá para esticar e fazer 6 porções).
- A receita é adaptável: você pode usar café forte em vez de suco de laranja, por exemplo. Precisará de cerca de 4 colheres de sopa no total.

Delícia de ameixa

4 porções

200g de ameixas sem caroço
1 colher de sopa de mel claro
250g de iogurte grego com baixo teor de gordura ou sem gordura

PORÇÕES		INFORMAÇÕES NUTRICIONAIS	
Carboidratos	1	Calorias	147
Proteína	0	Carboidratos	29g
Gordura	0	Proteína	5g
Laticínios	½	Fibra	4g
Fruta	1½	Sal	0,1g
Legumes	0		

Coloque as ameixas em uma tigela e despeje uma caneca cheia de água sobre elas; mexa, cubra e reserve. Deixe-as de molho durante uma noite ou por várias horas.

Despeje as ameixas e o líquido em uma panela colocada em fogo alto e leve ao ponto de fervura. Em seguida, diminua o fogo e cozinhe por cerca de 15 minutos, quando então elas devem começar a se despedaçar. Faça um purê com um mixer manual ou um processador de alimentos e transfira para uma tigela limpa; alternativamente, passe as ameixas cozidas por uma peneira usando uma colher de pau. Reserve o purê de ameixas e deixe esfriar.

Misture bem o mel e o iogurte, e, depois, com uma colher, coloque a mistura sobre as ameixas frias. Mexa bem e transfira a mistura para a tigela em que for servir, ou para potes ou taças individuais. Deixe esfriar por, pelo menos, uma hora antes de servir.

Dica:

- Para fazer uma variação perfumada, deixe as ameixas de molho em um chá aromático, por exemplo, o Earl Grey.

Doce de maçã com mel de urze

4 porções

3 maçãs grandes
1 pitada de canela (opcional)
2 colheres de chá de mel de urze ou mel fortemente perfumado semelhante
300g de iogurte grego com baixo teor de gordura ou sem gordura
Suco de 1 laranja

PORÇÕES		INFORMAÇÕES NUTRICIONAIS	
Carboidratos	½	Calorias	122
Proteína	0	Carboidratos	22g
Gordura	0	Proteína	5g
Laticínios	½	Fibra	1g
Fruta	2	Sal	0,2g
Legumes	0		

Descasque, retire o miolo e pique as maçãs, colocando-as imediatamente na panela com um pouco de água — não mais do que 50ml. Acrescente a canela, se for usar, e o suco de laranja. Cozinhe as maçãs lentamente até ficarem bem macias, mexendo para garantir que não agarrem no fundo da panela. Retire a panela do fogo e deixe as maçãs esfriarem, depois misture-as até ficarem pastosas. Retire o purê de maçã com uma colher e passe para uma tigela grande, cubra-a com filme e coloque na geladeira para esfriar por, pelo menos, uma hora.

Quando o purê estiver totalmente frio, acrescente o mel e o iogurte. Misture delicadamente e depois coloque, com uma colher, nos pratos em que for servir. Pode ser servido imediatamente ou pode ser colocado na geladeira para ser consumido mais tarde.

Salada de frutas secas turca

2 porções

6 ameixas com caroço
6 damascos secos
2 colheres de chá de passas
1 colher de chá de pinhões
1 colher de chá de pistaches sem sal picados (opcional)
1 colher de sopa de lascas de amêndoas

PORÇÕES		INFORMAÇÕES NUTRICIONAIS	
Proteína	0	Calorias	249
Gordura	1½	Carboidratos	30g
Laticínios	0	Proteína	7g
Fruta	2	Fibra	7g
Legumes	0	Sal	<0,1g

Coloque as ameixas, os damascos, as passas e os pinhões em uma panela pequena com água suficiente para apenas cobrir tudo. Misture bem e coloque a panela em fogo brando. Cozinhe a fruta devagar por 20 a 25 minutos, depois despeje em uma tigela e deixe esfriar por algumas horas (ou por uma noite inteira). Coloque a salada em dois pratos e salpique amêndoas e pistache sobre ela antes de servir.

Dica:

▶ Tradicionalmente, os pinhões são macios. Se preferir mais crocante, acrescente-os no final com as amêndoas e o pistache.

Palavra final

Alguns dos seguidores que começaram a *dieta de 2 dias* nunca haviam tentado perder peso, mas muitos deles tentaram diversas vezes — às vezes emagreceram, mas engordaram novamente. O sucesso com esta nova dieta — que surpreendeu muitos deles e nos encantou — provou que existe uma outra maneira de perder peso e mantê-lo. Se você é uma dessas pessoas, ou simplesmente deseja uma alternativa para uma dieta constante, a *dieta de 2 dias* pode funcionar para você. A fórmula é simples: dois dias com restrição — alto teor de proteína e pouco carboidrato — e cinco dias de uma dieta mediterrânea saudável sem restrição e com exercícios regulares. Sabemos que não se trata de um milagre e pode levar um tempo para você ajustar seus hábitos alimentares, mas acreditamos que esta seja uma abordagem verdadeiramente inovadora — e saudável — à perda de peso. Continuaremos com nossas pesquisas para entender mais sobre os benefícios específicos dessa dieta à saúde e desse tipo de perda de peso, mas esperamos que a *dieta de 2 dias* funcione para você. Siga a dieta, continue com o programa de exercícios e, quando tiver perdido peso, siga a Dieta de Manutenção de 1 Dia e tenha o peso e o corpo saudável que sempre quis.

Apêndice A: Quanta gordura corporal eu tenho?

Calculadora rápida de porcentagem de gordura corporal feminina

IMC	Idade											
	18	20	25	30	35	40	45	50	55	60	65	70
18	20	20	21	22	23	24	26	27	28	29	30	31
19	22	22	23	24	25	26	27	28	29	30	31	32
20	24	24	25	26	27	28	29	30	31	32	33	33
21	26	26	27	28	29	29	30	31	32	33	34	35
22	27	28	29	29	30	31	32	33	34	34	35	36
23	29	30	30	31	32	33	33	34	35	36	36	37
24	31	31	32	33	33	34	35	36	36	37	38	38
25	33	33	34	34	35	36	36	37	38	38	39	40
26	34	34	35	36	36	37	38	38	39	39	40	41
27	36	36	37	37	38	38	39	39	40	41	41	42
28	37	37	38	39	39	40	40	41	41	42	42	43
29	39	39	39	40	40	41	41	42	42	43	43	44
30	40	40	41	41	42	42	43	43	43	44	44	45
31	41	42	42	42	43	43	44	44	45	45	45	46
32	43	43	43	44	44	44	45	45	46	46	46	47
33	44	44	44	45	45	45	46	46	47	47	47	48
34	45	45	46	46	46	46	47	47	47	48	48	48
35	46	46	47	47	47	47	48	48	48	49	49	49
36	47	47	48	48	48	48	49	49	49	50	50	50
37	48	48	49	49	49	49	50	50	50	50	51	51
38	49	49	50	50	50	50	50	51	51	51	51	52
39	50	50	50	51	51	51	51	51	52	52	52	52
40	51	51	51	51	52	52	52	52	52	53	53	53

Para encontrar a porcentagem de gordura corporal, localize seu IMC na linha vertical e encontre a idade mais próxima na linha horizontal. Você pode calcular seu IMC na página 37.

Por exemplo, uma mulher que está com um IMC de 22 e tem 42 anos tem uma porcentagem de gordura corporal de 31%.

Calculadora rápida de porcentagem de gordura corporal masculino

IMC	Idade											
	18	20	25	30	35	40	45	50	55	60	65	70
18	11	11	12	13	14	15	16	17	19	20	21	22
19	13	13	14	15	16	17	18	19	20	21	22	23
20	15	15	16	17	18	19	20	21	22	23	24	25
21	17	17	18	19	20	21	22	23	24	24	25	26
22	19	19	20	21	22	23	24	24	25	26	27	28
23	21	21	22	23	24	25	25	26	27	28	28	29
24	23	23	24	25	26	26	27	28	28	29	30	31
25	25	25	26	27	27	28	29	29	30	31	31	32
26	27	27	28	28	29	30	30	31	31	32	33	33
27	29	29	29	30	31	31	32	32	33	34	34	35
28	30	31	31	32	32	33	33	34	34	35	36	36
29	32	32	33	33	34	34	35	35	36	36	37	37
30	34	34	35	35	35	36	36	37	37	38	38	39
31	35	36	36	37	37	37	38	38	39	39	39	40
32	37	37	38	38	38	39	39	40	40	40	41	41
33	39	39	39	39	40	40	41	41	41	42	42	42
34	40	40	41	41	41	42	42	42	43	43	43	44
35	42	42	42	42	43	43	43	44	44	44	44	45
36	43	43	43	44	44	44	45	45	45	45	46	46
37	44	44	45	45	45	45	46	46	46	47	47	47
38	46	46	46	46	47	47	47	47	47	48	48	48
39	47	47	47	48	48	48	48	48	49	49	49	49
40	48	48	49	49	49	49	49	49	50	50	50	50

Para encontrar a porcentagem de gordura corporal, localize seu IMC na linha vertical e encontre a idade mais próxima da sua na linha horizontal. Você pode calcular seu IMC na página 37.

Por exemplo, um homem que está com um IMC de 22 e tem 42 anos tem uma porcentagem de gordura corporal de 23%.

Calculadora rápida baseada na equação CUN-BAE.[1]

As mulheres devem ter entre 20% e 34 % de seu peso como gordura, homens entre 8 e 25%.[2]

Apêndice B: Quanto posso comer em cada um dos dois dias com restrição?

As listas de alimentos abaixo mostram quanto você pode comer em cada um dos dois dias com restrição. Caso se sinta satisfeito, não precisa comer as porções máximas de gordura. Tente comer o mínimo de proteína e todos os legumes e verduras, laticínios e frutas permitidos. Para obter mais informações, incluindo as variações para vegetarianos, veja o Capítulo 3.

Carboidratos	
Carboidratos não são permitidos nos dias com restrições da *dieta de 2 dias*	0

Proteínas	**Uma porção é igual a:**
Mulheres: mínimo 4 – máximo 12 porções **Homens: mínimo 4 – máximo 14 porções**	
Peixe branco fresco ou defumado, por exemplo: hadoque ou bacalhau	60g (2 pedaços do tamanho de "dedito" de peixe)
Frutos do mar, por exemplo, camarões, mexilhões, caranguejo	45g
Atum enlatado conservado em salmoura ou água de nascente	45g
Peixe oleoso (fresco ou enlatado) conservado em molho de tomate ou em óleo (drenado), por exemplo: cavalinha, sardinhas, salmão, truta, atum, salmão defumado* ou arenque*	30g
Frango, peru, pato, faisão (cozido sem pele)	30g (fatia do tamanho de uma carta de baralho)
Carne magra de vaca, porco, carneiro, coelho, cervo, tripas	30g (fatia do tamanho de uma carta de baralho)
Bacon magro*	1 pedaço fino grelhado
Presunto magro*	2 fatias médias ou 4 fatias na espessura de um wafer

* Ver página 58.

Proteínas (continuação)	Uma porção é igual a:
Ovos	1 médio/grande
Tofu	50g

Inclua apenas *uma das porções* abaixo em *cada* um dos dias com restrição. Elas contam para sua quantidade diária de proteína.

Proteína	Máximo	Porções
Proteína vegetal texturizada	30g por dia	3
Soja ou edamame	60g por dia	2
Pasta de grão-de-bico com baixo teor de gordura	1 colher de sopa por dia	1
Proteína vegetal	115g por dia	4

Gordura	Uma porção é igual a:
Mulheres: máximo 5 porções **Homens: máximo 6 porções**	
Margarina ou creme vegetal com baixo teor de gordura (evite os tipos "como manteiga")	1 colher de chá (8g)
Azeite de oliva ou outro óleo (não de palma, coco ou *ghee*)	1 colher de sobremesa (7g)
Molho à base de óleo	1 colher de sobremesa (7g)
Nozes sem sal ou salgadas* ou torradas secas (sem serem torradas no mel)	1 colher de sobremesa por porção ou 3 metades de nozes, 3 castanhas-do-pará, 4 amêndoas, 8 amendoins, 10 castanhas-de-caju ou 10 pistaches (não castanhas)
Pesto	1 colher de chá (8g)
Maionese	1 colher de chá (5g)
Maionese com baixo teor de gordura	1 colher de sopa (15g)
Azeitonas*	10 unidades
Manteiga de amendoim (sem óleo de palma)	1 colher de chá (8g)

* Ver página 58.

Você pode comer um dos seguintes alimentos gordurosos em cada um dos dias com restrição uma vez que contêm algum carboidrato. Eles contam como sua porção de gordura permitida.

Gordura	Máximo	Porções
Abacate	½ fruta	2
Creme de abacate temperado	2 colheres de sopa	2
Creme de abacate temperado com baixo teor de gordura	2 colheres de sopa	1

Laticínios (3 porções por dia para todos)	Uma porção é igual a:
Leite (semidesnatado ou desnatado)	200ml
Leite de soja (adoçado ou não adoçado, acrescido de cálcio)	200ml
Iogurte: de fruta dietético, de soja; grego, natural ou de queijo branco (todos com baixo teor de gordura)	1 pote pequeno de 120 a 150g ou 3 colheres de sopa cheias
Iogurte natural de leite integral	80 a 90g ou 2 colheres de sopa cheias
Queijo cottage	75 g ou 2 colheres de sopa
Quark	1/3 pote ou 3 colheres de sopa (90g)
Cream cheese (light ou extralight)	1 colher de sopa (30g)
Queijos com baixo toer de gordura: cheddar, edam, da Bavária defumado, feta, Camembert, ricorta, muçarela, *halloumi*	Tamanho de uma caixa de fósforo – 30g por porção até um máximo de 120g para mulheres por semana e 150g para homens nos dias com restrição e também nos dias sem restrição

Legumes e verduras (5 porções por dia para todos)	Uma porção é igual a 80g
Alcachofras	2 corações inteiros
Aspargos enlatados	7 talos
Aspargos frescos	5 talos
Berinjela	½ média

Legumes e vegetais (continuação)	Uma porção é igual a 80g
Vagem francesa	4 colheres de sopa cheias
Vagem manteiga	4 colheres de sopa cheias
Broto de feijão fresco	2 punhados
Brócolis	2 talos
Couve-de-bruxelas	8 unidades
Repolho	1/6 de repolho pequeno ou 3 colheres de sopa cheias de folhas rasgadas
Couve-flor	8 buquês
Aipo-rábano	3 colheres de sopa cheias
Aipo	3 talos
Chicória	1/5 da "cabeça"
Abobrinha	½ grande
Pepino	Pedaço com 5cm
Couve cozida	4 colheres de sopa cheias
Funcho	½ xícara fatiado
Abóbora	½
Alho-poró	1 médio
Alface (folhas mistas ou rúcula)	1 tigela de cereal cheia
Vagem torta	1 punhado
Cogumelos frescos	14, ou 3 punhados de fatias
Cogumelos secos	2 colheres de sopa ou um punhado do tipo *porcini*
Quiabo	16 médios
Pak choi (repolho chinês)	2 punhados
Pimentão (apenas verde)	½
Abóbora	3 colheres de sopa cheias

Legumes e vegetais (continuação)	Uma porção é igual a 80g
Rabanete	10 unidades
Espinafre cozido	2 colheres de sopa
Espinafre fresco	1 tigela de cereal
Folhas verdes cozidas	4 colheres de sopa cheias
Cebolinha	8 unidades
Milho baby (inteiro, não grãos)	6 unidades
Tomate enlatado	2 tomates italianos ou ½ lata picados
Tomate fresco	1 médio ou 7 cerejas
Purê de tomate	1 colher de sopa cheia
Tomate seco	4 pedaços
Agrião	1 tigela de cereal cheia

Frutas (1 porção por dia para todos)	Uma porção é igual a 80g
Damasco	3, frescos ou secos
Amoras	1 punhado
Groselha preta	4 colheres de sopa cheias
Groselha vermelha	4 colheres de sopa cheias
Toranja	½ fruta inteira
Melão	Pedaço de 5cm
Abacaxi	1 fatia grande
Mamão papaia	1 fatia
Framboesa	2 punhados
Morangos	7 unidades

Frutas (continuação)	Uma porção é igual a 80g
Ruibarbo refogado ou amoras com adoçante	3 colheres de sopa cheias

Aromatizantes	
Suco de limão: ervas frescas ou secas; condimentos; pimenta-do-reino; mostarda; raiz-forte; vinagre; alho picado previamente ou fresco; pimenta fresca ou seca, picada previamente ou fresca; molho de soja; pasta missô; caldo de peixe; molho inglês	À vontade

Bebidas	Pelo menos 8 bebidas ou 2 litros por dia
Água (com ou sem gás)	À vontade
Chá e café, com cafeína e descafeinado	À vontade
Chás de frutas, ervas ou verde	À vontade
Bebidas sem açúcar ou gasosas ou sucos dietéticos	Até o máximo de 9 latas (3 litros) por semana

Apêndice C: Quanto posso comer em cada um dos dias sem restrição da dieta de 2 dias?

Recomendamos que você siga uma dieta mediterrânea saudável nos dias sem restrição. Ela permite uma gama maior de alimentos do que nos dois dias com restrição e inclui carboidratos, proteína, laticínios com baixo teor de gordura e uma ampla gama de frutas, legumes e verduras. As tabelas abaixo são um guia para o que compõe uma porção única de um determinado alimento. Você pode escolher a quantidade de porções de cada grupo de alimento, dependendo de seu gênero, peso e idade. As tabelas do Apêndice D aconselharão a quantidade certa dessas porções para você. Para obter mais informações detalhadas sobre a dieta mediterrânea, veja o Capítulo 4.

Carboidratos (as quantidades variam — veja a calculadora rápida)	Uma porção é igual a:
Cereal matinal integral ou de aveia	3 colheres de sopa rasas ou 1 cereal tipo "biscoito" de trigo ou aveia integral
Mingau de aveia ou muesli sem açúcar	1 colher de sopa cheia (20g)
Pão integral, de centeio, sete grãos	Fatia média, ½ rolo
Pão árabe, indiano, tortilha (versões integral ou multigrãos)	½ grande
Torradas de centeio	2 unidades
Biscoito de água e sal integral	2 unidades
Bolo de aveia (escolha uma variedade sem óleo de palma)	1 unidade
Massa ou arroz integral	1 colher de sopa cru (30g) ou 2 colheres de sopa cozido (60g)
Cuscuz, triguilho, cevada, quinoa	1 colher de sopa cru (30g) ou 2 colheres de sopa cozido (60g)
Lasanha (preferencialmente integral)	1 folha

Carboidratos (continuação)	Uma porção é igual a:
Noodles (preferencialmente integral)	Metade de um bloco seco ou ninho (50g)
Batata assada ou cozida (com pele)	Uma pequena pesada crua (120g)
Mandioca, inhame, batata doce	Um pequeno pesado cru (90g)
Massa de pizza integral	½ de massa de pizza média fina
Milho	½ milho na espiga ou 2 colheres de sopa dos grãos
Farinha integral	1 colher de sopa rasa
Pipoca não adoçada	20g

Proteínas (as quantidades variam - veja a calculadora rápida)	Uma porção é igual a:
Peixe branco fresco ou defumado* (por exemplo, hadoque ou bacalhau)	60g (dois pedaços do tamanho de "dedinho")
Atum enlatado em salmoura ou água de nascente	45g
Peixe oleoso (fresco ou enlatado) em molho de tomate ou óleo (drenado), por exemplo, cavalinha sardinhas, salmão, truta, atum, salmão defumado* ou truta* ou arenque defumado*	30g
Frutos do mar, por exemplo: camarões, mexilhões, caranguejo	45g
Frango, peru ou pato (cozido sem pele)	30g (uma fatia do tamanho de uma carta de baralho)
Carne magra, porco, carneiro, coelho, cervo, ou tripas (gordura retirada)	30g por porção para um máximo de 500g por semana para mulheres, e 600g por semana para homens
Bacon magro	1 fatia fina
Ovos	1 médio/grande
Presunto	2 fatias médias ou 4 fatias bem finas

* Tente comer esses alimentos salgados uma vez durante seus cinco dias sem restrição.

Proteínas (continuação)	Uma porção é igual a:
Feijões assados	2 colheres de sopa rasas (60g)
Lentilhas, grão-de-bico e feijões	1 colher de sopa (20g) cru ou 1½ colher de sopa cozido ou enlatado (65g)
Proteína vegetal, por exemplo, em pedaços, moídas ou em filés	30g
Salsicha vegetariana	½
Tofu	1/8 do pacote (50g)
Proteína vegetal texturizada	1 colher de sopa rasa (10g) sem estar cozida
Moído vegetariano congelado	30g
Grão-de-bico com baixo teor de gordura	1 colher de sopa rasa (30g)

Gorduras (as quantidades variam de acordo com o sexo, idade e peso — veja a calculadora rápida)	Uma porção é igual a:
Margarina ou creme vegetal com baixo teor de gordura (evite manteiga)	1 colher de chá (8g)
Azeite de oliva ou outro óleo	1 colher de sobremesa (7g)
Molho de salada com óleo	1 colher de sobremesa (7g)
Nozes/sementes sem sal	1 colher de sobremesa ou 3 metades de nozes, 3 castanhas-do-pará, 4 amêndoas, 8 amendoins, 10 castanhas-de-caju ou pistaches
Abacate	¼ pera média
Pesto	1 colher de chá rasa (8g)
Azeitonas	10 unidades
Maionese	1 colher de chá (5g)
Guacamole ou maionese com baixo teor de gordura	1 colher de sopa (15g)
Guacamole com baixo teor de gordura	2 colheres de sopa (30g)

Continuação da gordura	Uma porção é igual a:
Manteiga de amendoim (escolha uma variedade sem óleo de palma)	1 colher de chá cheia (11g)

Leite e laticínios (3 porções por dia para todos)	Uma porção é igual a:
Leite (semidesnatado ou desnatado)	200 ml
"Leites" alternativos, por exemplo, de soja, aveia (adoçado ou não adoçado)	200 ml
Leite evaporado com gordura reduzida	1 colher de sopa rasa (15g)
Iogurte: de fruta dietético, de soja; grego, natural ou de queijo branco (todos com baixo teor de gordura)	1 pote pequeno (120-150g) ou 2 colheres de sopa cheias
Iogurte: de frutas com baixo teor de gordura, de frutas integral e natural, de frutas com soja	80 a 90g ou 2 colheres de sopa cheias
Queijo cottage	¼ de pote (75g) ou 2 colheres de sopa
Cream cheese (light)	1 colher de sopa rasa (30g)
Queijo quark	⅓ do pote ou 3 colheres de sopa rasas (30g)
Queijos com baixo teor de gordura: cheddar com gordura reduzida; Edam, da Bavária defumado, feta, camembert, ricota, muçarela, *halloumi* com gordura reduzida	30g ou uma porção do tamanho de uma caixa de fósforos. Não mais do que 120g por semana para mulheres e 150g para homens

Legumes e verduras (pelo menos 5 porções por dia para todos)	Uma porção é igual a 80g
Qualquer legume ou verdura cozido ou no vapor (exceto batata, inhame, milho, que são carboidratos; ou leguminosas, os quais são contatos como proteínas	2 a 3 colheres de sopa cheias
Salada	1 tigela

Legumes e verduras (continuação)	1 porção é igual a 80g
Sopa de legumes caseira	½ tigela
Suco de legumes e verduras*	200ml
Purê de tomate	1 colher de sopa rasa

Frutas (2 porções por dia para todos)	Uma porção é igual a:
Banana	1 pequena
Amora, groselha preta, groselha vermelha, framboesa e morango	1 xícara (80g)
Frutas secas	3 damascos secos/1 punhado de passas
Suco de fruta	Copo pequeno (125ml)*
Uva, Cereja	15 unidades
Toranja	½ fruta inteira
Melão/abacaxi/mamão papaia	1 fatia
Laranja, pera, maçã	1 fruta
Frutas pequenas, tangerina, damasco	2 frutas
Frutas cozidas (sem adição de açúcar ou com adoçante)	3 colheres de sopa rasas
Fruta enlatada (em suco natural)	3 colheres de sopa rasas

* Limite de 1 copo de suco de fruta ou de legumes por dia

Bebidas	Pelo menos 8 bebidas ou 2 litros por dia para homens e mulheres
Água (com ou sem gás)	À vontade
Chá e café, com cafeína ou descafeinado	À vontade
Chá de frutas, ervas ou verde	À vontade
Sucos ou refrigerante (light ou diet)	Até o máximo de 9 latas por semana
Álcool	Até o máximo de 7 unidades (70g) por semana (ver página 85)

Guloseimas (até 3 porções por semana nos dias sem restrições)	Uma porção é igual a:
Batatas fritas com baixo teor de gordura	1 pacote pequeno (25 a 30g)
Biscoitos simples ou de chocolate	2 unidades
Chocolate (preferencialmente amargo, 70% de cacau ou mais)	5 quadrados pequenos ou 30g
Sorvete	2 bolas padrão ou 1 bola grande
Pão de malte	1 fatia
Brioche de canela	1 unidade
Bolinho de fruta	1 unidade
Minicupcake	2 pequenos com cobertura fina ou sem cobertura
Barra de cereais	2 "minimordidas" (3cm)
Bolo com recheio de geleia de laranja ou biscoito com gotas de chocolate pequenos	3 unidades
Chocolate individual ou trufa	3 unidades

Apêndice D: Referência rápida para quantidades de comida permitidas

Use essas tabelas para conferir as quantidades de calorias ou porções de alimentos que você pode consumir de acordo com seu gênero, idade e peso. Elas incluem informações para perder peso e também para manter o peso atingido.

- As necessidades energéticas foram determinadas segundo as equações Henry[3] com base em seu gênero, idade e peso. Você vai emagrecer mais rápido se também seguir as recomendações de exercícios físicos deste livro.
- É importante consumir um volume adequado de proteína, laticínios, frutas, legumes e verduras nos dois dias com restrição e nos cinco sem restrição da *dieta de 2 dias*. Essa é a razão pela qual há quantidades mínimas para proteína e quantidades recomendas para laticínios, frutas, legumes e verduras por dia. Esses planos alimentares foram elaborados para que você atinja a quantidade recomendada de 1,2g de proteína por quilo de peso corporal por dia.[4]
- Você não precisa comer as quantidades máximas apresentadas na tabela. No entanto, é importante equilibrar corretamente os alimentos. Por exemplo, se consumir as três terços das porções máximas de proteínas, também procure consumir aproximadamente três terços das porções máximas de gordura e carboidratos.
- Tente consumir 24g de fibras nos dois dias com restrição (ver página 305).

Calculadora rápida | Perda de peso | Homens

Até 79kg

	2 dias com restrição	5 dias sem restrição														
		Menos de 54kg			54 a 60kg			60 a 67kg			67 a 73kg			73 a 79kg		
		Idade 18 a 29	Idade 30 a 60	Idade 60+	Idade 18 a 29	Idade 30 a 60	Idade 60+	Idade 18 a 29	Idade 30 a 60	Idade 60+	Idade 18 a 29	Idade 30 a 60	Idade 60+	Idade 18 a 29	Idade 30 a 60	Idade 60+
Máximo de kcal por dia	1.100	1.600	1.600	1.400	1.700	1.600	1.400	1.900	1.800	1.600	2.000	1.900	1.700	2.100	2.000	1.800
Porções de carboidratos	0	Máx. 7	Máx. 7	Máx. 6	Máx. 7	Máx. 7	Máx. 6	Máx. 8	Máx. 8	Máx. 7	Máx. 9	Máx. 9	Máx. 7	Máx. 11	Máx. 9	Máx. 8
Porções de proteínas	Mín. 4	Mín. 3	Mín. 3	Mín. 3	Mín. 4	Mín. 4	Mín. 4	Mín. 5	Mín. 5	Mín. 5	Mín. 6	Mín. 6	Mín. 6	Mín. 7	Mín. 7	Mín. 7
	Máx. 14	Máx. 9	Máx. 9	Máx. 8	Máx. 10	Máx. 9	Máx. 8	Máx. 12	Máx. 11	Máx. 9	Máx. 14	Máx. 12	Máx. 10	Máx. 14	Máx. 14	Máx. 11
Porções de gorduras	Máx. 6	Máx. 4	Máx. 4	Máx. 3	Máx. 5	Máx. 4	Máx. 3	Máx. 5	Máx. 5	Máx. 4	Máx. 5	Máx. 5	Máx. 5	Máx. 5	Máx. 5	Máx. 5
Porções de laticínios	3 (recomendado)	3 (recomendado para todos os grupos de peso)														
Porções de verduras e legumes	5 (recomendado)	5 (recomendado para todos os grupos de peso)														
Porções de frutas	1 (recomendado)	2 (recomendado para todos os grupos de peso)														

Calculadora rápida | Perda de peso | Homens

Acima de 79kg

	2 dias com restrição	5 dias sem restrição											
		79 a 86kg			86 a 92kg			92 a 98kg			Acima de 98kg		
		Idade 18 a 29	Idade 30 a 60	Idade 60+	Idade 18 a 29	Idade 30 a 60	Idade 60+	Idade 18 a 29	Idade 30 a 60	Idade 60+	Idade 18 a 29	Idade 30 a 60	Idade 60+
Máximo de kcal por dia	1.100	2.300	2.200	2.000	2.500	2.300	2.100	2.500	2.400	2.200	2.500	2.500	2.300
Porções de carboidratos	0	Máx. 12	Máx. 11	Máx. 9	Máx. 13	Máx. 12	Máx. 11	Máx. 13	Máx. 12	Máx. 11	Máx. 13	Máx. 13	Máx. 12
Porções de proteínas	Mín. 4	Mín. 8	Mín. 8	Mín. 8	Mín. 9	Mín. 9	Mín. 9	Mín. 10	Mín. 10	Mín. 10	Mín. 11	Mín. 11	Mín. 11
	Máx. 14	Máx. 16	Máx. 15	Máx. 14	Máx. 17	Máx. 16	Máx. 14	Máx. 17	Máx. 17	Máx. 15	Máx. 17	Máx. 17	Máx. 16
Porções de gorduras	Máx. 6	Máx. 6	Máx. 5	Máx. 5	Máx. 7	Máx. 6	Máx. 5	Máx. 7	Máx. 6	Máx. 5	Máx. 7	Máx. 7	Máx. 6
Porções de laticínios	3 (recomendado)	3 (recomendado para todos os grupos de peso)											
Porções de verduras e legumes	5 (recomendado)	5 (recomendado para todos os grupos de peso)											
Porções de frutas	1 (recomendado)	2 (recomendado para todos os grupos de peso)											

Calculadora rápida | Perda de peso | Mulheres

Até 79 kg

	2 dias com restriçao	5 dias sem restrição														
		54kg			54 a 60kg			60 a 67kg			67 a 73kg			73 a 79kg		
		Idade 18 a 29	Idade 30 a 60	Idade 60+	Idade 18 a 29	Idade 30 a 60	Idade 60+	Idade 18 a 29	Idade 30 a 60	Idade 60+	Idade 18 a 29	Idade 30 a 60	Idade 60+	Idade 18 a 29	Idade 30 a 60	Idade 60+
Máximo de kcal por dia	1.000	1.500	1.400	1.400	1.500	1.400	1.400	1.700	1.500	1.400	1.800	1.600	1.500	1.900	1.700	1.600
Porções de carboidratos	0	Máx. 6	Máx. 6	Máx. 6	Máx. 6	Máx. 6	Máx. 6	Máx. 7	Máx. 6	Máx. 6	Máx. 8	Máx. 7	Máx. 6	Máx. 9	Máx. 7	Máx. 7
Porções de proteínas	Mín. 4	Mín. 3	Mín. 3	Mín. 3	Mín. 4	Mín. 4	Mín. 4	Mín. 5	Mín. 5	Mín. 5	Mín. 6	Mín. 6	Mín. 6	Mín. 7	Mín. 7	Mín. 7
	Máx. 12	Máx. 8	Máx. 8	Máx. 8	Máx. 8	Máx. 8	Máx. 8	Máx. 10	Máx. 8	Máx. 8	Máx. 11	Máx. 9	Máx. 8	Máx. 12	Máx. 10	Máx. 9
Porções de gorduras	Máx. 5	Máx. 4	Máx. 3	Máx. 3	Máx. 4	Máx. 3	Máx. 3	Máx. 5	Máx. 4	Máx. 3	Máx. 5	Máx. 4	Máx 4	Máx. 5	Máx. 5	Máx. 4
Porções de laticínios	3 (recomendado)	3 (recomendado para todos os grupos de peso)														
Porções de verduras e legumes	5 (recomendado)	5 (recomendado para todos os grupos de peso)														
Porções de frutas	1 (recomendado)	2 (recomendado para todos os grupos de peso)														

Calculadora rápida | Perda de peso | Mulheres

Acima de 79kg

	2 dias com restrição	5 dias sem restrição											
		79 a 86kg			86 a 92kg			92 a 98kg			Acima de 98kg		
		Idade 18 a 29	Idade 30 a 60	Idade 60+	Idade 18 a 29	Idade 30 a 60	Idade 60+	Idade 18 a 29	Idade 30 a 60	Idade 60+	Idade 18 a 29	Idade 30 a 60	Idade 60+
Máximo de kcal por dia	1.000	2.000	1.800	1.700	2.000	1.900	1.800	2.000	2.000	1.800	2.000	2.000	1.900
Porções de carboidratos	0	Máx. 9	Máx. 8	Máx. 7	Máx. 9	Máx. 9	Máx. 8	Máx. 9	Máx. 9	Máx. 8	Máx. 9	Máx. 9	Máx. 9
Porções de proteínas	Mín. 4	Mín. 8	Mín. 8	Mín. 8	Mín. 9	Mín. 9	Mín. 9	Mín. 10	Mín. 10	Mín. 10	Mín. 11	Mín. 11	Mín. 11
	Máx. 12	Máx. 14	Máx. 11	Máx. 10	Máx. 14	Máx. 12	Máx. 11	Máx. 14	Máx. 14	Máx. 11	Máx. 14	Máx. 14	Máx. 12
Porções de gorduras	Máx. 5	Máx. 5	Máx. 5	Máx. 5	Máx. 5	Máx. 5	Máx. 5	Máx. 5	Máx. 5	Máx. 5	Máx. 5	Máx. 5	Máx. 5
Porções de laticínios	3 (recomendado)	3 (recomendado para todos os grupos de peso)											
Porções de verduras e legumes	5 (recomendado)	5 (recomendado para todos os grupos de peso)											
Porções de frutas	1 (recomendado)	2 (recomendado para todos os grupos de peso)											

Calculadora rápida | Manutenção do peso atingido | Homens

Até 73kg

	1 dia com restrição	6 dias sem restrição											
		Menos de 54kg			54 a 60kg			60 a 67kg			67 a 73kg		
		Idade 18 a 29	Idade 30 a 60	Idade 60+	Idade 18 a 29	Idade 30 a 60	Idade 60+	Idade 18 a 29	Idade 30 a 60	Idade 60+	Idade 18 a 29	Idade 30 a 60	Idade 60+
Máximo de kcal por dia	1.100	1.900	1.800	1.600	2.000	1.900	1.700	2.100	2.000	1.800	2.300	2.200	2.000
Porções de carboidratos	0	Máx. 8	Máx. 8	Máx. 7	Máx. 9	Máx. 9	Máx. 7	Máx. 11	Máx. 9	Máx. 8	Máx. 12	Máx. 11	Máx. 9
Porções de proteínas	Mín. 4	Mín. 3	Mín. 3	Mín. 3	Mín. 4	Mín. 4	Mín. 4	Mín. 5	Mín. 5	Mín. 5	Mín. 6	Mín. 6	Mín. 6
	Máx. 14	Máx. 12	Máx. 11	Máx. 9	Máx. 14	Máx. 12	Máx. 10	Máx. 14	Máx. 14	Máx. 11	Máx. 16	Máx. 15	Máx. 14
Porções de gorduras	Máx. 6	Máx. 5	Máx. 5	Máx. 4	Máx. 5	Máx. 5	Máx. 5	Máx. 5	Máx. 5	Máx. 5	Máx. 6	Máx. 5	Máx. 5
Porções de laticínios	3 (recomendado)	3 (recomendado para todos os grupos de peso)											
Porções de verduras e legumes	5 (recomendado)	5 (recomendado para todos os grupos de peso)											
Porções de frutas	1 (recomendado)	2 (recomendado para todos os grupos de peso)											

Calculadora rápida | Manutenção do peso atingido | Homens

Mais de 73kg

	1 dia com restrição	6 dias sem restrição											
		73 a 79kg			79 a 86kg			86 a 92kg			Acima de 92		
		Idade 18 a 29	Idade 30 a 60	Idade 60+	Idade 18 a 29	Idade 30 a 60	Idade 60+	Idade 18 a 29	Idade 30 a 60	Idade 60+	Idade 18 a 29	Idade 30 a 60	Idade 60+
Máximo de kcal por dia	1.100	2.400	2.300	2.100	2.500	2.400	2.200	2.500	2.500	2.300	2.500	2.500	2.500
Porções de carboidratos	0	Máx. 12	Máx. 12	Máx. 11	Máx. 13	Máx. 12	Máx. 11	Máx. 13	Máx. 13	Máx. 12	Máx. 13	Máx. 13	Máx. 13
Porções de proteínas	Mín. 4	Mín. 7	Mín. 7	Mín. 7	Mín. 8	Mín. 8	Mín. 8	Mín. 9	Mín. 9	Mín. 9	Mín. 10	Mín. 10	Mín. 10
	Máx. 14	Máx. 17	Máx. 16	Máx. 14	Máx. 17	Máx. 17	Máx. 15	Máx. 17	Máx. 17	Máx. 16	Máx. 17	Máx. 17	Máx. 17
Porções de gorduras	Máx. 6	Máx. 6	Máx. 6	Máx. 5	Máx. 7	Máx. 6	Máx. 5	Máx. 7	Máx. 7	Máx. 6	Máx. 7	Máx. 7	Máx. 7
Porções de laticínios	3 (recomendado)	3 (recomendado para todos os grupos de peso)											
Porções de verduras e legumes	5 (recomendado)	5 (recomendado para todos os grupos de peso)											
Porções de frutas	1 (recomendado)	2 (recomendado para todos os grupos de peso)											

Calculadora rápida | Manutenção do peso atingido | Mulheres

Até 73kg

	1 dia com restrição	6 dias sem restrição											
		Menos de 54kg			54 a 60kg			60 a 67kg			67 a 73kg		
		Idade 18 a 29	Idade 30 a 60	Idade 60+	Idade 18 a 29	Idade 30 a 60	Idade 60+	Idade 18 a 29	Idade 30 a 60	Idade 60+	Idade 18 a 29	Idade 30 a 60	Idade 60+
Máximo de kcal por dia	1.000	1.700	1.600	1.500	1.800	1.700	1.500	1.900	1.800	1.600	2.000	1.900	1.700
Porções de carboidratos	0	Máx. 7	Máx. 7	Máx. 6	Máx. 8	Máx. 7	Máx. 6	Máx. 9	Máx. 8	Máx. 7	Máx. 9	Máx. 9	Máx. 7
Porções de proteínas	Mín. 4	Mín. 3	Mín. 3	Mín. 3	Mín. 4	Mín. 4	Mín. 4	Mín. 5	Mín. 5	Mín. 5	Mín. 6	Mín. 6	Mín. 6
	Máx. 12	Máx. 10	Máx. 9	Máx. 8	Máx. 11	Máx. 10	Máx. 8	Máx. 12	Máx. 11	Máx. 9	Máx. 14	Máx. 12	Máx. 10
Porções de gorduras	Máx. 5	Máx. 5	Máx. 4	Máx. 4	Máx. 5	Máx. 5	Máx. 4	Máx. 5	Máx. 5	Máx. 4	Máx. 5	Máx. 5	Máx. 5
Porções de laticínios	3 (recomendado)	3 (recomendado para todos os grupos de peso)											
Porções de verduras e legumes	5 (recomendado)	5 (recomendado para todos os grupos de peso)											
Porções de frutas	1 (recomendado)	2 (recomendado para todos os grupos de peso)											

Calculadora rápida | Manutenção do peso atingido | Mulheres

Acima de 73kg

	1 dia com restrição	6 dias sem restrição											
		73 a 79kg			79 a 86kg			86 a 92kg			Acima de 92kg		
		Idade 18 a 29	Idade 30 a 60	Idade 60+	Idade 18 a 29	Idade 30 a 60	Idade 60+	Idade 18 a 29	Idade 30 a 60	Idade 60+	Idade 18 a 29	Idade 30 a 60	Idade 60+
Máximo de kcal por dia	1.000	2.000	1.900	1.800	2.000	2.000	1.900	2.000	2.000	2.000	2.000	2.000	2.000
Porções de carboidratos	0	Máx. 9	Máx. 9	Máx. 8	Máx. 9	Máx. 9	Máx. 9	Máx. 9	Máx. 9	Máx. 9	Máx. 9	Máx. 9	Máx. 9
Porções de proteínas	Mín. 4	Mín. 7	Mín. 7	Mín. 7	Mín. 8	Mín. 8	Mín. 8	Mín. 9	Mín. 9	Mín. 9	Mín. 10	Mín. 10	Mín. 10
	Máx. 12	Máx. 14	Máx. 12	Máx. 11	Máx. 14	Máx. 14	Máx. 12	Máx. 14	Máx. 14	Máx. 14	Máx. 14	Máx. 14	Máx. 14
Porções de gorduras	Máx. 5	Máx. 5	Máx. 5	Máx. 5	Máx. 5	Máx. 5	Máx. 5	Máx. 5	Máx. 5	Máx. 5	Máx. 5	Máx. 5	Máx. 5
Porções de laticínios	3 (recomendado)	3 (recomendado para todos os grupos de peso)											
Porções de verduras e legumes	5 (recomendado)	5 (recomendado para todos os grupos de peso)											
Porções de frutas	1 (recomendado)	2 (recomendado para todos os grupos de peso)											

Apêndice E: Os dez alimentos mais ricos em fibras

As duas tabelas a seguir mostram os dez alimentos mais ricos em fibras para seus dias com restrição e sem restrição.[5,6] Tente incluir o máximo de porções permitidas.

Alimento	Tamanho da porção		Total de fibras (g)	Fibras solúveis (g)	Fibras insolúveis (g)
	Descrição	g			
Dias com restrição					
Framboesas	1 punhado	80	5,5	1,5	4,0
Grãos de soja congelados	4 col. de sopa	60	3,7	1,8	1,9
Vagem macarrão	4 col. de sopa	80	2,5	0,6	1,9
Brócolis	2 buquês	80	2,4	1,2	1,2
Damascos secos	3 unidades	25	2,2	1,2	1,0
Couve-flor	8 buquês	80	2,2	0,9	1,3
Espinafre (cozido)	2 col. de sopa	80	2,2	0,7	1,5
Couve-de-bruxelas	8 unidades	80	2,1	1,1	1,0
Semente de linhaça	2 col. de chá	7	1,9	0,6	1,3
Amêndoas	4 unidades	8	0,8	0,1	0,7
Dias sem restrição					
Cereal de farelo de trigo com alto teor de fibras	3 col. de sopa	24	5,9	1,0	4,9
Framboesas	1 punhado	80	5,5	1,5	4,0
Ervilhas	3 col. de sopa	80	5,4	1,6	3,8
Feijões roxos	1 col. de sopa	40	3,2	0,8	2,4
Flocos de farelo de trigo	3 col. de sopa	24	3,1	0,3	2,9
Torradas de centeio	2 unidades	20	3,1	1,3	1,8
Cevadinha	colher de sopa rasa não cozida	20	3,1	0,8	2,3
Figos, prontos para comer	3 unidades	25	3,0	1,4	1,6
Cereal integral	3 col. de sopa	24	2,8	0,8	2,0
Massa de trigo integral cozida	2 col. de sopa	60	2,8	0,6	2,2

Apêndice F: Como incluir mais atividade física no seu dia a dia

O quadro a seguir mostra como você pode queimar mais calorias durante o dia simplesmente fazendo alguns ajustes à sua rotina normal. Você deve combinar exercícios planejados com pequenas quantidades de outras atividades durante o dia para obter melhores resultados.

Dia de ginástica com o mínimo de atividade diária	Calorias gastas*
Pegar um ônibus para ir ao trabalho (20 min)	30
Pegar o elevador para subir dois andares, 5 vezes ao dia	3
Passar um e-mail para um colega	8
Comprar um sanduíche	3
Pegar um ônibus de volta para casa (20 min)	30
Dirigir até a academia (7 min)	20
Aula de aeróbica (45 min)	262
Dirigir para casa (7 min)	20
Reaquecer refeições prontas (5 min)	5
Assistir televisão (1h25)	128
Fazer compras de alimentos on-line (30 min)	26
Deixar o cachorro sair para o jardim	2
Ler (1h15)	115
Total de calorias	**652**

Dia sem ginástica com atividades diárias	Calorias gastas*
Descer do ônibus 5 min antes do tempo normal e andar 15 min	84
Subir e descer dois andares de escada, 5 vezes ao dia	54
Andar 2 min até o colega, ficar em pé e conversar por 5 min, andar 2 min de volta para sua mesa	33
Andar até a loja de sanduíche, 5 min na ida e 5 min na volta	35
Descer do ônibus 5 min antes e andar 15 min	84
Assistir televisão (1 hora)	90
Preparar uma refeição (30 min)	70
Aspirar o pó (30 min), passar roupas (30 min)	178
Andar até as lojas (15 min ida e 15 min volta) Fazer compras no mercado (30 min)	193
Andar com o cachorro (30 min)	105
Ler (15 min)	23
Total de calorias	**859**

* Valor estimado para uma mulher de 70kg

Apêndice G: Meu plano de exercícios de 12 semanas

Esse programa de caminhada de 12 semanas foi elaborado para que possa gradualmente aumentar o nível de exercícios ao longo de várias semanas. Se sentir que a primeira semana está fácil demais, comece na Semana 3 ou 4; se achar que está difícil, repita aquela semana até estar pronto para passar para a seguinte. Trabalhe as 12 semanas em sequência.

Na Semana 12, você consegue fazer 150 minutos de exercício moderado, que abrange cerca de meia hora por cinco dias na semana — sem considerar onde estava no início. O passo de exercício moderado é definido como estando entre 4 a 6,4km por hora em terreno plano.

Semana		1	2	3	4	5	6	7	8	9	10	11	12
Iniciante Não faz nenhum exercício atualmente	Tempo (min)	5	5	5	10	10	15	15	20	20	25	25	30
	Velocidade (km/h)	2,4	2,4	2,4	2,4	3,2	3,2	3,2	3,2	3,2	3,2	4	4
	Frequência (sessões/semana)	1	2	3	3	3	4	4	4	5	5	5	5
Intermediário Atualmente faz, pelo menos, uma sessão de exercícios por semana	Tempo (min)	10	10	10	15	15	20	20	25	25	30	30	30
	Velocidade (km/h)	3,2	3,2	4	4	4	4	4	4,8	4,8	4,8	4,8	4,8
	Frequência (sessões/semana)	2	3	3	4	4	4	5	5	5	5	5	5
Avançado Atualmente, faz, pelo menos, duas sessões de exercícios por semana	Tempo (min)	15	15	15	20	20	20	25	25	30	30	30	30
	Velocidade (km/h)	4,8	4,8	4,8	4,8	4,8	5,6	5,6	5,6	5,6	5,6	6,4	6,4
	Frequência (sessões/semana)	3	4	4	4	5	5	5	5	5	5	5	5

É recomendável que você continue a se exercitar por 150 minutos por semana em um nível moderado durante mais 12 semanas e realmente torne isso um hábito antes de começar a aumentar para 300 minutos de exercício moderado por semana.

Quando tiver completado o plano de caminhada de 12 semanas de 0 a 150 minutos, você estará pronto para passar para o passo seguinte de 12 semanas de 150 a 300 minutos, o qual pode ser encontrado em www.thetwodaydiet.co.uk (em inglês).

Informações adicionais

Todos os sites mencionados nessa seção estão em inglês.

Site da Dieta de 2 Dias

www.thetwodaydiet.co.uk

Informações sobre estilo de vida saudável

NHS Change for Life (campanha para melhorar a saúde familiar): www.nhs.uk/Change4Life/Pages/change-for-life.aspx
NHS Live Well: www.nhs.uk/livewell/Pages/Livewellhub.aspx

Informações sobre problemas de saúde

Genesis Breast Cancer Prevention research: www.genesisuk.org
British Heart Foundation: www.bhf.org.uk/heart-health/prevention.aspx
Diabetes no Reino Unido: www.diabetes.org.uk
Cuidados com a artrite: www.arthritiscare.org.uk

Fonte de periódicos

Fonte de periódicos eletrônicos PubMed: www.ncbi.nlm.nih.gov/entrez
Centro para controle e prevenção de doenças: www.cdc.gov/Publications
NICE (National Institute of Clinical Excellence): www.nice.org.uk
Estatísticas de saúde no Reino Unido: www.ons.gov.uk/ons/publications/index.html

Alimentos

Food Standards Agency: www.food.gov.uk
The Nutrition Society: www.nutritionsociety.org/index.asp

Controle do peso

British Dietetic Association Weight Wise: www.bdaweightwise.com
Weight Concern: www.weightconcern.org.uk
National Obesity Forum: www.nationalobesityforum.org.uk
Orientações do National Heart, Lung and Blood Institute sobre controle de peso: identificação e avaliação, tratamento de adultos acima do peso e obesos
www.nhlbi.nih.gov/guidelines/obesity/ob_home.htm

Atividade física

Caminhar para ter saúde: www.walkingforhealth.org.uk
Conselho esportivo para a Inglaterra: www.sportengland.org
Conselho para aplicativo de treinamento gratuito 5K:
www.nhs.uk/LiveWell/c25k/Pages/couch-to-5k.aspx
American College of Sports Medicine: www.acsm.org
Sustrans: www.sustrans.org.uk
Ramblers Association: www.ramblers.org.uk
Página de capacidade física e de exercícios (comercial): www.netfit.co.uk
Australian Physio Website (comercial): www.physioadvisor.com

Para saber sobre lugares ou organizações locais onde possa fazer exercício físico, pesquise usando um site de busca ou tente a página na internet de sua cidade.

Agradecimentos

Agradecemos muito a Anne Montague, Jo Godfrey Wood e Mary Pegington por editar o manuscrito; Kate Santon e Emily Jonzen por planejar as receitas; Paula Stavrinos por suas ideias de receita e Kath Sellers por analisá-las e reuni-las para este livro. Agradecemos também a Debbie McMullan e Rebecca Dodd-Chandler pelos conselhos e opiniões para o capítulo sobre exercícios físicos e ao ilustrador, Stephen Dew.

Este livro se desenvolveu a partir de nossa pesquisa (que continua até hoje) sobre dietas intermitentes para perder peso e reduzir o risco de desenvolver doenças. Portanto, agradecemos a nossos colaboradores e colegas que tornaram este trabalho possível. Em primeiro lugar, a Mark Mattson, do National Institute on Ageing, Baltimore, e Margot Cleary, da University of Minnesota, por compartilharem suas pesquisas, as quais nos inspiraram a empreender nossos estudos sobre alimentação. Em segundo lugar, a equipe de cientistas e pesquisadores que nos ajudou nesses estudos: Gareth Evans, Claire Wright, Ellen Mitchell, Helen Sumner, Rosemary Greenhalgh, Jenny Affen, Jayne Beesley, no Nightingale Centre and Genesis Breast Cancer Prevention. Somos gratos para os resto da equipe de Mark Mattson, incluindo Bronwen Martin e Roy Cutler, Jan Frystyk e Alan Flyvbjerg (Arhus University Hospital, Dinamarca), Roy Goodacre, Andrew Vaughan, Will Allwood, Robert Clarke, Kath Spence (todos da University of Manchester), Andy Sims (University of Edinburgh), Wendy Russell (Rowett Institute) por terem auxiliado a avaliar o impacto das dietas sobre o corpo e o risco de desenvolver doenças. Agradecemos também às seguintes pessoas por seus conselhos valiosos: Susan Jebb (manutenção do peso), Julie Morris (estatísticas) e Louise Donnelly (psicologia da saúde e comportamentos durante a dieta).

Nossos agradecimentos a Lester Barr, Pam Glass e aos diretores da Genesis Breast Cancer Prevention que consistentemente apoiaram nossa pesquisa alimentar durante os últimos 11 anos. Da mesma forma, Nikki Hoffman, Michelle Cohen, à equipe do escritório da Genesis e aos voluntários que cederam seu tempo para nos ajudar no escritório e realizar clínicas de pesquisa, sobretudo Jane Eaton, Susan Roe, Pauline Sadler, Philippa Quirk, Louise Blacklock, Alison Rees e Angela Foster.

Agradecemos aos numerosos seguidores de dietas que trabalharam conosco nos estudos durante os últimos 11 anos, sem os quais estas pesquisas seriam impossíveis, e à equipe da Nightingale Centre and Genesis Breast Cancer Prevention que obtiveram sucesso com a *dieta de 2 dias* e nos inspiraram a escrevê-lo.

Finalmente, a Susanna Abbott e Catherine Knight, na Ebury, por sua paciência e trabalho árduo na elaboração deste livro.

Referências

1. Por que a dieta de 2 dias funciona?

1. Harvie M, Howell A et al., "Association of gain and loss of weight before and after menopause with risk of postmenopausal breast cancer in the Iowa women's health study", *Cancer Epidemiology, Biomarkers & Prevention*, 14/3 (2005), 656-61.
2. Wing RR et al., "Long-term weight loss maintenance", *The American Journal of Clinical Nutrition*, 82/1 Suppl (2005), 222S–225S.
3. http://www.ic.nhs.uk/statistics-and-data-collections/health-andlifestyles-related-surveys/health-survey-for-england/health-survey-forengland-2010-trend-tables (em inglês).
4. http://epp.eurostat.ec.europa.eu/statisticsexplained/index.php/Overweight_and_obesity_-_BMI_statistics (em inglês).
5. Cleary MP, et al., "Weight-cycling decreases incidence and increases latency of mammary tumors to a greater extent than does chronic caloric restriction in mouse mammary tumor virus-transforming growth factor-alpha female mice", *Cancer Epidemiology, Biomarkers & Prevention*, 11/9, (2002), 836-43.
6. Anson RM, Mattson MP et al., "Intermittent fasting dissociates beneficial effects of dietary restriction on glucose metabolism and neuronal resistance to injury from calorie intake", *Proceedings of the National Academy of Sciences of the United States of America*, 100/10 (2003), 6216-20.
7. Harvie MN, Howell A et al., "The effects of intermittent or continuous energy restriction on weight loss and metabolic disease risk markers: a randomized trial in young overweight women", *International Journal of Obesity* (Londres), 35/5 (2011), 714-27.
8. Harvie Howell et al., P3-09-02: "Intermittent Dietary Carbohydrate Restriction Enables Weight Loss and Reduces Breast Cancer Risk Biomarkers", Thirty-Fourth Annual CTRC-AACR San Antonio Breast Cancer Symposium (San Antonio, TX) (6 a 10 de dezembro de 2011).
9. Veldhorst MA et al., "Presence or absence of carbohydrates and the proportion of fat in a high-protein diet affect appetite suppression but not energy expenditure in normal-weight human subjects fed in energy balance", *British Journal of Nutrition*, 104/9 (2010), 1395-1405.

10. Johnson F et al., "Dietary restraint and self-regulation in eating behavior", *International Journal of Obesity* (Londres), 36/5 (2012), 665-674.
11. Jacobsen SC et al., "Effects of short-term high-fat overfeeding on genome-wide DNA methylation in the skeletal muscle of healthy young men", *Diabetologia*, 12 (2012), 3341-9.
12. Timmers S et al., "Calorie restriction-like effects of 30 days of resveratrol supplementation on energy metabolism and metabolic profile in obese humans", *Cell Metabolism*, 14/5 (2011), 612-22.
13. Peeters A et al., "Obesity in adulthood and its consequences for life expectancy: a life-table analysis", *Annals of Internal Medicine*, 138/1 (2003), 24-32.
14. http://www.ons.gov.uk/ons/rel/disability-and-healthmeasurement/health-expectancies-at-birth-and-age-65-in-the-unitedkingdom/2008–10/index.html (em inglês).
15. Carlson O et al., "Impact of reduced meal frequency without caloric restriction on glucose regulation in healthy, normal-weight middle aged men and women", *Metabolism*, 56/12 (2007), 1729-1734.
16. Sandholt CH et al., "Beyond the fourth wave of genome-wide obesity association studies", *Nutrition & Diabetes*, 2/e37 (2012).
17. Garaulet M et al., "CLOCK gene is implicated in weight reduction in obese patients participating in a dietary programme based on the Mediterranean diet", *International Journal of Obesity* (London), 34/3 (2010), 516-523.
18. Matsuo T et al., "Effects of FTO genotype on weight loss and metabolic risk factors in response to calorie restriction among Japanese women", *Obesity* (Silver Spring), 20/5 (2012), 1122-1126.
19. Lovelady C., "Balancing exercise and food intake with lactation to promote postpartum weight loss", Proceedings of the Nutrition Society, 70/2 (2011), 181–184.
20. http://bda.uk.com/news/news.php (em inglês).

2. Preciso perder peso?

1. Shea JL et al., "Body fat percentage is associated with cardiometabolic dysregulation in BMI-defined normal weight subjects", *Nutrition, Metabolism & Cardiovascular Diseases*, 22/9 (2012), 741-747.
2. Sternfeld B et al., "Changes over 14 years in androgenicity and body mass index in a biracial cohort of reproductive-age women", *The Journal of Clinical Endocrinology & Metabolism*, 93/6 (2008), 2158-65.
3. Harvie M, Howell AH et al., "Central obesity and breast cancer risk: a systematic review", *Obesity Reviews*, 4/3 (2003), 157-73.
4. Beck R.J. et al., "Choral singing, performance perception, and immune system changes in salivary immunoglobulin A and cortisol", *Music Perception*, 18 (1999), 87-106.

5. Nackers LM et al., "The association between rate of initial weight loss and long-term success in obesity treatment: does slow and steady win the race?" *International Journal of Behavioral Medicine*, 17/3 (2010), 161-167.
6. Paulweber B et al., "A European evidence-based guideline for the prevention of type 2 diabetes", *Hormone and Metabolic Research*, 42 Suppl 1 (2010), S3-36.
7. Maruthur NM et al., "Lifestyle interventions reduce coronary heart disease risk: results from the PREMIER Trial', *Circulation*, 119/15 (2009), 2026-2031.
8. Harvie M, Howell A et al., "Association of gain and loss of weight before and after menopause with risk of postmenopausal breast cancer in the Iowa women's health study", *Cancer Epidemiology, Biomarkers & Prevention*, 14/3 (2005), 656-661.
9. Larson-Meyer DE et al., "Effect of calorie restriction with or without exercise on insulin sensitivity, beta-cell function, fat cell size, and ectopic lipid in overweight subjects", *Diabetes Care*, 29/6 (2006), 1337-44.

3. Como fazer os dois dias com restrição

1. Pearce KL, et al., "Egg consumption as part of an energy-restricted high-protein diet improves blood lipid and blood glucose profiles in individuals with type 2 diabetes", *British Journal of Nutrition*, 105/4 (2011), 584-92.
2. Lieberman HR et al., "A double-blind, placebo-controlled test of 2 d of calorie deprivation: effects on cognition, activity, sleep, and interstitial glucose concentrations", *The American Journal of Clinical Nutrition*, 88/3 (2008), 667-676.
3. Brinkworth GD et al., "Long-term effects of a very low-carbohydrate diet and a low-fat diet on mood and cognitive function", *Archives of Internal Medicine*, 169/20 (2009), 1873-1880.
4. Krikorian R et al., "Dietary ketosis enhances memory in mild cognitive impairment", *Neurobiology Aging*, 33/2 (2012), 425-427.

4. Como comer nos cinco dias sem restrição

1. Willett WC., "The Mediterranean Diet: Science and practice", *Public Health Nutr*, 9/1A (2006), 105-10.
2. Sevastianova K et al., "Effect of short-term carbohydrate overfeeding and long-term weight loss on liver fat in overweight humans", *The American Journal of Clinical Nutrition*, 96/4 (2012), 727-34.
3. Bofetta J et al., "Fruit and vegetable intake and overall cancer risk in the European Prospective Investigation into Cancer and Nutrition (EPIC)", *Journal of the National Cancer Institute*, 102/8 (2010), 529-37.
4. Houchins JA et al., "Effects of fruit and vegetable, consumed in solid vs. beverage forms, on acute and chronic appetitive responses in lean and obese adults", *International Journal of Obesity* (London) (20 de novembro de 2012).

5. Stookey JD et al., "Drinking water is associated with weight loss in overweight dieting women independent of diet and activity", *Obesity* (Silver Spring), 16/11 (2008), 2481-2488.
6. Flood-Obbagy JE et al., "The effect of fruit in different forms on energy intake and satiety at a meal", *Appetite*, 52/2 (2009), 416-422.
7. Backhed F., "Host responses to the human microbiome", *Nutrition Reviews*, 70 Suppl 1 (2012), S14-S17.
8. http://www.dh.gov.uk/health/2012/06/sodium-intakes/ (em inglês).
9. Aune D., "Soft drinks, aspartame and the risk of cancer and cardiovascular disease", *The American Journal of Clinical Nutrition*, 96/6 (2012), 1249-51.
10. Chapman CD, et al., "Lifestyle determinants of the drive to eat: a meta-analysis", *The American Journal of Clinical Nutrition*, 96/3 (2012), 492-7.
11. Chobanian AV, et al., "Seventh report of the Joint National Committee on Prevention, Detection, Evaluation, and Treatment of High Blood Pressure", *Hypertension*, 42/6 (2003), 1206-1252.
12. Nawrot P et al., "Effects of caffeine on human health", Food Addititves and Contaminants, 20/1 (2003), 1-30.
13. Almoosawi S, et al., "The effect of polyphenol-rich dark chocolate on fasting capillary whole blood glucose, total cholesterol, blood pressure and glucocorticoids in healthy overweight and obese subjects", *British Journal of Nutrition*, 103/6 (2010), 842-850.

5. Fazendo a dieta de 2 dias funcionar

1. Wansink B., "Environmental factors that unknowingly influence the consumption and intake of consumers", *Annual Review of Nutrition*, 24 (2004), 455-479.
2. Dennis EA, et al., "Water consumption increases weight loss during a hypocaloric diet intervention in middle-aged and older adults", *Obesity* (Silver Spring), 18/2 (2010), 300-7.
3. Rolls BJ et al., "The effect of large portion sizes on energy intake is sustained for 11 days", *Obesity*, 15/6 (2007), 1535-43.
4. Rolls BJ et al., "Reductions in portion size and energy density of foods are additive and lead to sustained decreases in energy intake", *The American Journal of Clinical Nutrition*, 83/1 (2006), 11-7.
5. Bellisle F., "Cognitive restraint can be offset by distraction, leading to increased meal intake in women", *The American Journal of Clinical Nutrition*, 74/2 (2001), 197-200.
6. Hirsch, A.R et al., "Effect of Television Viewing on Sensory-Specific Satiety: Are Leno and Letterman Obesogenic?", 89th Annual Meeting Endocrine Society (Abstract) (2007).

7. Byrne NM et al., "Does metabolic compensation explain the majority of less-than-expected weight loss in obese adults during a short-term severe diet and exercise intervention?" *International Journal of Obesity*, 36/11 (2012), 1472-1478.
8. Bellisle F et al., 'Meal frequency and energy balance', *British Journal of Nutrition*, 77/1 (1997), S57-70.
9. Holmback U et al., "The human body may buffer small differences in meal size and timing during a 24-hour wake period provided energy balance is maintained", *Journal of Nutrition*, 133/9 (2003), 2748-55.
10. Nedeltcheva, AV et al., "Sleep curtailment is accompanied by increased intake of calories from snacks", *The American Journal of Clinical Nutrition*, 89 (2009), 126-133.
11. Buxton OM et al., "Adverse metabolic consequences in humans of prolonged sleep restriction combined with circadian disruption", Science Translational Medicine, 4/129 (2012), 12.
12. Morgan PJ et al., "Efficacy of a workplace-based weight loss program for overweight male shift workers: the Workplace POWER (Preventing Obesity Without Eating like a Rabbit) randomized controlled trial. *Preventive Medicine*, 52/5 (2011), 317-25.
13. Halsey LG et al., "Does consuming breakfast influence activity levels? An experiment into the effect of breakfast consumption on eating habits and energy expenditure", *Public Health Nutrition*, 15/2 (2012), 238-245.
14. Ratliff J, et al., "Consuming eggs for breakfast influences plasma glucose and ghrelin, while reducing energy intake during the next 24 hours in adult men", *Nutrition Research*, 30/2 (2010), 96-1003.
15. Mason C, et al., "History of weight cycling does not impede future weight loss or metabolic improvements in postmenopausal women", *Metabolism*, 62/1 (2013), 127-36.
16. Smeets AJ et al., "Acute effects on metabolism and appetite profile of one meal difference in the lower range of meal frequency", *British Journal of Nutrition*, 99/6 (2008), 1316-1321.
17. Wing RR, et al., "Prescribed 'breaks' as a means to disrupt weight control efforts", *Obesity Research*, 11/2 (2003), 287-291.
18. May et al., "Elaborated Intrusion Theory: A Cognitive-Emotional Theory of Food Craving", *Current Obesity Reports*, 1 (2012), 114-121.
19. Campagne DM, 'The premenstrual syndrome revisited', *European Journal of Obstetrics & Gynecology and Reproductive Biology*, 130/1 (2007), 4-17.

6. Como ser mais ativo

1. Redman LM et al., "Metabolic and behavioral compensations in response to caloric restriction: implications for the maintenance of weight loss", *PLoS One* 4, e4377 (2009).

2. Garrow JS et al., "Meta-analysis: effect of exercise, with or without dieting, on the body composition of overweight subjects", *European Journal of Clinical Nutrition*, 49 (1995), 1-10.
3. Gill JM et al., "Exercise and postprandial lipid metabolism: an update on potential mechanisms and interactions with high-carbohydrate diets (review)". *The Journal of Nutritional Biochemistry*, 14/3 (2003), 122-32.
4. Byberg L et al., "Total mortality after changes in leisure time physical activity in 50 year old men: 35 year follow-up of population based cohort", *BMJ* 338 (2009), b688.
5. © Canadian Society for Exercise Physiology PAR-Q, www.csep.ca (em inglês e francês).
6. Wilmot EG et al., "Sedentary time in adults and the association with diabetes, cardiovascular disease and death: systematic review and meta-analysis", *Diabetologia* 55 (2012), 2895-2905.
7. Dunstan DW et al., "Breaking up prolonged sitting reduces postprandial glucose and insulin responses", *Diabetes Care*, 35/5 (2012), 976-83.
8. O'Donovan et al., "The ABC of Physical Activity for Health: a consensus statement from the British Association of Sport and Exercise Sciences", *Journal of Sports Sciences*, 28/6 (2010), 573-91.
9. King NA et al., "Individual variability following 12 weeks of supervised exercise: identification and characterization of compensation for exercise-induced weight loss". *International Journal of Obesity*, 32 (2008), 177-184.
10. Ainsworth BE et al., "2011 Compendium of Physical Activities: a second update of codes and MET values", *Medicine and Science in Sports and Exercise*, 43/8 (2011), 1575-1581.
11. Ismail I et al., "A systematic review and meta-analysis of the effect of aerobic vs. resistance exercise training on visceral fat", *Obesity Reviews*, 13/1 (2012), 68-91.
12. Brinkworth GD et al., "Effects of a low carbohydrate weight loss diet on exercise capacity and tolerance in obese subjects". *Obesity* (Silver Spring), 17/10 (2009), 1916-1923.
13. Farah NM et al., "Effects of exercise before or after meal ingestion on fat balance and postprandial metabolism in overweight men", *British Journal of Nutrition* (26 Oct 2012) 1-11.

7. Como se manter magro

1. Sumithran Pet al., "Long-term persistence of hormonal adaptations to weight loss", *The New England Journal of Medicine*, 365/17 (2011), 1597-1604.
2. Baldwin KM et al., "Effects of weight loss and leptin on skeletal muscle in human subjects", *The American Journal of Physiology – Regulatory, Integrative and Comparative Physiology*, 301/5 (2011), R1259-R1266.

3. Hall KD et al., "Quantification of the effect of energy imbalance on Bodyweight", *The Lancet*, 378/9793 (2011), 826-837.

Apêndices

1. Gomez-Ambrosi J, Silva C, Catalan V, Rodriguez A, Galofre J C, Escalada J et al., "Clinical usefulness of a new equation for estimating body fat", *Diabetes Care*, 35/2 (2012), 383-388.
2. Shea JL, King MT, Yi Y, Gulliver W, Sun G., "Body fat percentage is associated with cardiometabolic dysregulation in BMI-defined normal weight subjects", *Nutrition, Metabolism & Cardiovascular Diseases*, 229 (2012), 741-747.
3. Henry, CJK, "Basal metabolic rate studies in humans: measurement and development of new equations", *Public Health Nutrition*, 8/7a (2005), 1133-1152.
4. Krieger JW et al., "Effects of variation in protein and carbohydrate intake on body mass and composition during energy restriction: a meta-regression" *The American Journal of Clinical Nutrition* 83/2 (2006), 260-274.
5. http://huhs.harvard.edu/assets/file/ourservices/service_nutrition_fiber.pdf (em inglês).
6. *Plant Fiber in Foods* (2nd ed., 1990) (HCF Nutrition Research Foundation Inc., PO Box 22124, Lexington, KY 40522).

Este livro foi composto na tipologia Adobe Caslon Pro,
em corpo 10,5/14,5, impresso em papel off-white,
no Sistema Cameron da Divisão Gráfica
da Distribuidora Record.